ullstein

Das Buch

Fear and Loathing in Nürnberg: Dominik Forster hat alles mitgemacht. Als Kind träumte er noch von einer Karriere als Profifußballer, sein Vater war auf dem Bolzplatz sein großer Held. Doch als Dominik auf eine soziale Brennpunktschule kam, auf der er ausgegrenzt und gemobbt wurde, während sein Vater immer mehr in den Alkoholismus und seine Mutter immer weiter in eine Angststörung abrutschte, verlor auch Dominik den Halt. Und so kam er vom gelegentlichen Grasrauchen zu MDMA, Speed und schließlich Crystal. Mit dem Drogenkonsum verlor sich der Kontakt zur Außenwelt, zu Ausbildung und Familie. Also machte Dominik das, was er gut konnte: konsumieren und dealen. Was ihm zunächst wie der Weg zum großen Geld erschien, zeigte bald seine Kehrseite: Statt Millioneneinnahmen und Machtmonopol folgten Absturz und Gefängnisstrafe. Und so musste sich Dominik durch Psychoterror und Entzug kämpfen. Doch er ließ sich nicht unterkriegen.
Heute führt er ein selbstbestimmtes Leben, engagiert sich ehrenamtlich in der Suchtprävention und leistet Aufklärungsarbeit über Drogenmissbrauch bei Jugendlichen.
Das ist seine Geschichte.

Der Autor

Dominik Forster wurde 1988 in Nürnberg geboren. Es folgten Gefängnisaufenthalte und Therapie von 2010 bis 2012. Heute arbeitet Dominik Forster selbständig in der Suchtprävention. Er besucht regelmäßig Schulen und klärt dort über die Gefahren von Drogenmissbrauch auf. Er ist Mitbegründer des Mountain Activity Clubs, einem gemeinnützigen Verein für Prävention und Peerarbeit, und beteiligt am Projekt Spotting – selektive Prävention für junge Risikokonsumenten/innen.

DOMINIK FORSTER

CRYSTAL.KLAR

Mein Leben als Junkie, Dealer, Häftling

Ullstein

Besuchen Sie uns im Internet:
www.ullstein-taschenbuch.de

Einige Personennamen und Ortsangaben wurden zum Schutz der Privatsphäre geändert.

MIX
Papier aus verantwortungsvollen Quellen
FSC® C083411
FSC
www.fsc.org

Vollständig überarbeitete Lizenzausgabe
im Ullstein Taschenbuch
1. Auflage März 2017

Umschlaggestaltung: zero-media.net, München
Titelabbildung: © FinePic®, München
Satz: Pinkuin Satz und Datentechnik, Berlin
Gesetzt aus der Quadraat
Druck und Bindearbeiten: CPI books GmbH, Leck
Printed in Germany
ISBN 978-3-548-37701-8

Für Julia, meine erste aufrichtige Liebe

Vorwort

»Die können es riechen, wenn du Angst hast!«

2010 habe ich die Hölle auf Erden betreten: die Jugendvollzugsanstalt. Und zwar nicht irgendeine, sondern die gefürchtetste und berüchtigtste in ganz Bayern. Hochsicherheitstrakt. Endstation. Zwei Jahre und sechs Monate. Neunhundertzwölf Tage.

»Am besten, du schlägst jedem gleich in die Fresse«, war der Rat, den ich von Mithäftlingen in der Untersuchungshaft bekam. Einen auf Macker machen, sonst ist man gleich das Opfer, und das für die gesamte Haftzeit. Die Gerüchte haben sich bewahrheitet. Was im Knast abgeht, kann sich niemand vorstellen, der es nicht am eigenen Leib erfahren hat. Dort gilt das Recht des Stärkeren. Fressen oder gefressen werden. Fickst du sie nicht, ficken sie dich.

»Da haben Sie ja richtig Glück gehabt, dass Sie Ihre Strafe im Jugendvollzug absitzen durften. Da geht's ja nicht so zur Sache wie bei den Erwachsenen«, hat eine Journalistin mal zu mir gesagt. Bullshit. Stellt euch Hunderte von testosterongeladenen, aggressiven Jugendlichen vor, die ununterbrochen beweisen wollen, wer den Längsten hat, und das auf möglichst brutale Art. Und man kann ihnen nicht entkommen. Die Wärter können da nicht viel machen, die sind den Knastregeln genauso unterworfen wie die Häftlinge: Wer Schwäche zeigt, wird bestraft. Und wer es den Wärtern petzt, ist etwas noch Schlimmeres als ein Opfer: eine Ratte. Und so hatte ich jeden Tag in der JVA Angst um mein Leben und kam als gebrochener Mann wieder raus.

Zurück in Freiheit haben mir meine Mitmenschen mit einem Lächeln im Gesicht zu verstehen gegeben, dass ich ein süchtiger Ex-Knacki bin, der mit vierundzwanzig Jahren sein Leben gegen die Wand gefahren hat. Ich wusste nicht, was ich machen sollte. Also habe ich geschrieben.

Im September 2012 habe ich die ersten Sätze von *crystal.klar* in den PC eines Mitbewohners gehackt. Zu diesem Zeitpunkt war ich arbeitslos, habe auf einer Luftmatratze gepennt und war ständig besoffen, weil ich die Wirklichkeit nicht ertragen habe. Ich saß nicht mehr im Gefängnis, war aber immer noch gefangen. Türen konnte ich öffnen, traute mich aber nicht, hindurchzugehen.

Drei Jahre lang habe ich jeden Tag geschrieben. Ich musste schreiben, um irgendwie klarzukommen. Wenn du auf acht Quadratmetern sitzt, auf kahle Wände starrst und das Gefühl hast, langsam irre zu werden, musst du dir die vierundzwanzig Stunden des Tages aufteilen: Körperhygiene, Liegestütze, Sit-ups, Kippe drehen – sich beschäftigen.

2015 gab mir dann ein kleiner Verlag aus Berlin die Chance, mein Werk zu veröffentlichen: »Wir haben kein Geld für Werbung, aber wir bringen dein Buch raus!«

Norbert Wittmann hat mir beigebracht, einen Fuß vor den anderen zu setzen. Egal, wie weit und steinig dein Weg auch sein mag, irgendwann bist du am Gipfel. Aus wackligen Tapsern wurden schließlich feste Schritte und weite Strecken. Heute bin ich seit sieben Jahren clean. Ich rauche und trinke nicht, versuche ein Vorbild zu sein.

Als Jugendlicher hielt ich es für die größte Herausforderung, ein Leben wie im Film zu führen. Heute weiß ich, dass das Leben selbst die Herausforderung ist. Ich habe gerade noch so die Kurve gekriegt. Nach unzähligen lebensbedrohlichen Situationen, nach Sucht, Dealen, Knast, Entzug, stationärer und ambulanter Therapie stehe ich heutzutage vor Schulklassen, Polizeibeamten, Justizvollzugsbeamten, Psychologen, Sozialarbeitern und Eltern und erzähle ihnen meine Geschichte. Aufklärungsarbeit und Suchtprävention sind jetzt meine Aufgaben. Meine Droge: das Leben selbst. Die Arbeit mit Jugendlichen, die Beziehung zu meiner Freundin, das Schreiben dieses Buches.

Wenn ich heute vor einer Schulklasse stehe, kann ich mir oftmals gar nicht mehr vorstellen, dass ich es gewesen bin, der all diese Dinge erlebt hat. Und wenn ich in die Augen dreizehnjähriger Kinder blicke und diese sich für einen kurzen Moment verstanden fühlen, weiß ich: Es hat sich gelohnt, weiterzumachen.

Von diesem Weitermachen erzähle ich hier, ehrlich und ungeschminkt, sowohl was die Geschehnisse als auch was die Sprache angeht. Das ist nicht immer leicht und auch nicht immer schön.

»Muss die Sprache denn so hart sein?«, fragen sich viele, wenn sie meine Geschichte lesen. Die Antwort: ja. Weil es echt ist. Weil es meinen persönlichen Weg beschreibt, der so und nicht anders war, an den ich mich so und nicht anders erinnere. Wenn manche Teile des Buches abgehackt oder unzusammenhängend wirken, dann genau deswegen: weil ich einfach nicht mehr alles weiß. Die Drogen haben Teile meines Gedächtnisses zerstört. Meine Lektoren und ich haben versucht, alles möglichst nachvollziehbar wieder zusammenzusetzen, aber letztendlich bleibt immer ein Rest übrig, bei dem man sich fragt: What the fuck?

Willkommen in meiner Welt.

Absturz

Nur mit Boxershorts bekleidet stehe ich im Badezimmer. Nervös tappe ich hin und her, kann nicht still stehen, rauche eine Kippe nach der anderen, ununterbrochen, und schnippe die Stummel in die Badewanne. Das Fenster ist geschlossen. Der Qualm steht förmlich in der Luft und brennt in meinen Augen. Mein Körper ist übersät mit Tausenden kleinen, blutigen Kratern. Das Blut der aufgestochenen Methpickel läuft mir über den Rücken, tropft auf den verschmierten Boden. In meiner linken Hand halte ich einen kleinen Spiegel, in meiner rechten eine mittlerweile rotschwarze Nagelschere. Auf der Waschmaschine liegt ein Feuerzeug. Bevor ich mir die Spitze der Schere in die Haut ramme, desinfiziere ich sie mit der Flamme.

»Geil, geil, geil, wieder einen erwischt!«

Seit Stunden bin ich damit beschäftigt, mir kleine Käfer aus der Haut zu schneiden und in einem Gefäß zu sammeln. In Akkordarbeit bearbeite ich meine Schultern, meine Brust, die Innenseite meiner Oberschenkel – vergeblich! Mit jedem rausgeschnittenen Käfer schlüpfen drei neue …

Mittlerweile nehme ich jeden Tag etwa fünf Gramm Speed, Koks oder Crystal. XTC läuft noch nebenbei. Dazu zig Joints und Kippen. Doch trotz all der Drogen bin ich ständig mehr und mehr angepisst und deprimiert. Das Hochgefühl, das sich anfangs mit dem Konsum eingestellt hat, kommt schon lange nicht mehr auf. Ständig dämmere ich tagelang in einer Art Wachkoma vor mich hin, während dessen ich nichts von der Welt mitbekomme. Der Rekord sind dreizehn Tage. Dreizehn Tage wach. Klingt wie ein schlechter Partyspruch, ist aber bittere Realität. Nichts mit Krawall und Remmidemmi. Eher Abfuck und Depression.

Du musst einfach noch mehr nehmen, dann wird es schon wieder, lautet mein selbstmörderisches Konzept.

Die Tage, an denen ich halbwegs wach bin, sehen immer gleich aus: Ich rauche einen Kopf nach dem anderen. Wenn ich dann der Meinung bin, genug gekifft zu haben, gehe ich ins Schlafzimmer, hole mir einen Stein, hacke den auf und beginne, Linien quer über den Glastisch zu legen und eine nach der anderen zu ziehen. Mein Konsum ist längst völlig außer Kontrolle geraten. Habe ich die jemals gehabt? Keine Ahnung.

Kindheit

Ich bin in einer gewöhnlichen Gegend in der Nürnberger Südstadt aufgewachsen. Ich habe dort mit meinen Eltern und meinem jüngeren Bruder in einer Vierzimmerwohnung gelebt, zweites Obergeschoss, typisches Mietshaus, eins von tausenden.

Unsere Hausverwalterin war eine alte, verbitterte Hexe. Sie hatte es sich offensichtlich zur Lebensaufgabe gemacht, allen auf den Nerv zu gehen. Ihr Lebensinhalt bestand darin, stets darauf zu achten, welcher Mieter wann und wo gegen eine ihrer heiligen Regeln verstieß.

Ihr Mann war eigentlich ganz cool, leider stand er voll unter dem Pantoffel seiner Frau.

Ihr Sohn war definitiv nicht das hellste Licht am Kronleuchter. Wenn der von seinem Vater ein neues Fahrrad bekommen hatte, sah man seine Freunde am Spielplatz neben ihm herrennen. Die konnten sich so ein Bike natürlich nicht leisten, was er natürlich super fand. Er fühlte sich wie ein König. Ich hasste diesen Typen. Allerdings war auch ich selbst einige Male dort zu Besuch, um Süßigkeiten abzustauben. Für zwei Stunden gemeinsames Spielen gab es Schokolade und Gummibären ohne Ende. Die ganze Wohnung stand voller schwerer Holzmöbel, richtig spießig. Im Fernsehen lief immer Das Erste.

Ich kannte den Nachrichtensprecher, über den hat sich

mein Papa oft aufgeregt. Papas Lieblingsbeschäftigung war es, auf dem Sofa zu sitzen und fernzuglotzen. Er hat dort stundenlang getrunken und geraucht. Zwischendurch gab es »Veschper«. Ich habe da gerne mitgegessen, aber lange hab ich es neben ihm nicht ausgehalten. Ich habe es gehasst, wenn er Bier trank, weil er stank und immer blöd lachte und redete.

Diese klebrigen braunen Flaschen standen überall in der Wohnung herum. Wenn ich am Wochenende früh aufgestanden bin, um meine Zeichentrickserien zu schauen, musste ich immer zuerst den Tisch leer räumen. Ich habe mich so vor den Aschenbechern und Bierflaschen geekelt, dass ich mir vorher meine Winterhandschuhe angezogen habe.

Mama hat sich immer fürchterlich darüber aufgeregt, dass Papa so einen Schweinestall hinterlässt.

Im untersten Schub unseres Vorratsschranks standen stets zwei Kästen Wolfshöher. Im Sommer hat Papa oft seine Bierflaschen ins Eisfach gestellt und da drin vergessen. Mama musste dann immer das Eisfach abtauen und alle Lebensmittel wegwerfen.

»Meine Nerven«, hat sie gestammelt und dabei eine nach der anderen geraucht. Ich glaube, das Rauchen war die einzige wirkliche Gemeinsamkeit meiner Eltern.

Damit es Mama in solchen Situationen schnell wieder besser ging, nahm sie Beruhigungstabletten. Die lagen in einer silbernen Schüssel, in der auch die Nagelscheren lagen. Ich durfte da nicht ran, und deshalb stand die Schüssel auch weit oben. Natürlich bin ich trotzdem rangekommen.

Mit meinem jüngeren Bruder Joris habe ich mich nie besonders gut verstanden. Ich habe ihn lieb, aber irgendwie sind wir nicht auf einer Wellenlänge. Wir haben uns damals oft gestritten, ich habe häufig meine Wut an ihm ausgelassen.

Joris wurde immer von den anderen verarscht, weil er pummelig war und schielte.

»Da kommt der Bruder vom Fettsack-Schieler!«, haben die Gleichaltrigen immer gerufen, wenn ich zum Fußballspielen kam.

Einmal habe ich dem Jungen, der meinen Bruder immer verarscht hat, die Nase gebrochen. Ich habe ihm mit voller Wucht eine Kopfnuss verpasst. Als er am Boden lag, habe ich auf ihn eingetreten. Meinen Eltern oder Joris habe ich davon nie etwas erzählt.

***

Ich spielte damals ständig Fußball mit den Nachbarskindern. Ich fand es toll, als kleiner Scheißer schon mit den Großen kicken zu dürfen. Mein Traum war es, später als Profi viel Geld zu verdienen und irgendwann mit Ronaldo zusammen in einer Mannschaft zu spielen. Fußball war einfach super. Ich bolzte jeden Tag – egal mit wem und gegen wen –, bis die Straßenlaternen angingen und ich nach Hause musste.

Das Größte war für mich, wenn mein Vater abends nach der Arbeit noch zu uns auf den Bolzplatz kam und mit mir und den anderen aus der Nachbarschaft gekickt hat. Beim Fußballspielen war mein Papa einfach super. Das hat die ganze Raucherei und Trinkerei für mich überblendet, in diesen Momenten konnte er mein Held sein. Er kam mir dann immer riesig vor, obwohl er nur eins siebzig groß ist. Damals hatte er kräftiges, langes schwarzes Haar, eine runde Brille und einen runden Bauch. Dafür Arme wie Popeye, der Seemann. Zusammen waren wir ein super Team und verstanden uns blind. Jeder meiner Freunde hätte gerne so einen Papa gehabt. Ich war mächtig stolz auf ihn. So stolz, dass ich in der siebten Klasse einen ganzen Aufsatz über ihn geschrieben habe. Thema: *Wie ich einmal werden will!* Die meisten wollten Superheld oder Polizist werden. Ich wollte einfach nur werden wie mein Papa. Zumindest auf dem Bolzplatz.

***

Mit neun Jahren bin ich vom Werkstattdach gefallen. Eigentlich sollte ich da schon tot sein.

Mein Dad besaß eine kleine Autovermietung. Für die Firma veranstaltete er jeden Sommer ein kleines Grillfest im Hinterhof. Ich fand es furchtbar langweilig, die ganze Zeit mit den Erwachsenen am Tisch zu sitzen, zwischen den blöden Aschenbechern und Bierflaschen. Also habe ich lieber in der Einfahrt Fußball gespielt. Dabei habe ich meinen Ball aufs Werkstattdach geschossen. Also stieg ich zunächst auf einen kleinen Zaun, vom Zaun auf einen Baum und vom Baum auf ein kleines Trafohäuschen, von dort schließlich rüber aufs Werkstattdach. Wow, ich war mächtig stolz auf mich und wollte meinem Papa zeigen, wie ich da alleine hochgekommen war. Nur habe ich ihn gar nicht mehr gesehen. Er mich vermutlich auch nicht. Keiner hat mich gesehen. Als ich vom Dach hinunterschaute, bekam ich voll die Panik. Es waren locker fünf Meter, und ich hatte keine Ahnung, wie ich da je wieder heil runterkommen sollte. Ich beschloss, auf die andere Seite zu gehen. Auf halbem Weg stieß ich auf so eine Kuppel aus Kunststoffglas. Da wollte ich unbedingt durchschauen! Ab dem Moment weiß ich nichts mehr.

Aufgewacht bin ich auf der Intensivstation im Krankenhaus, mit Schläuchen und Drähten im Körper. Die Ärzte erzählten mir später, ich hätte ununterbrochen geschrien. Vermutlich, weil ich nichts mehr hören konnte. Ich bin aus fünf Metern ungebremst mit dem Kopf auf den Betonboden gekracht. Diagnose: dreifacher Schädelbasisbruch mit Innenohrabriss. Die Knorpel in meinem Ohr hatte es in die Schädelmitte gedrückt und mein Trommelfell zerfetzt. Ich hätte eigentlich tot oder behindert sein müssen.

Drei lange Wochen blieb ich im Krankenhaus, davon eine Woche auf der Intensivstation. Mein Vater wich die ganze Zeit nicht von meiner Seite, er war immer da. Als ich im Koma lag, las er mir aus meinem Lieblingscomic vor. Immer und immer wieder, so lange, bis ich aufgewacht bin. Meine Mutter kam jeden Tag mit meinem kleinen Bruder zu Besuch.

Sie erzählte mir später, dass die eine Seite meines Kopfes ganz normal ausgesehen habe, während die andere auf die dreifache Größe angeschwollen gewesen sei.

Dennoch ging es mir überraschend schnell wieder besser. Allerdings dachten die Ärzte, dass mein Kopf etwas abbekommen hätte, weil ich den ganzen Tag lachte. Aber das war Blödsinn! Ich war einfach nur froh und glücklich, so viel Zeit mit meinem Vater verbringen zu können. Gemeinsam erforschten wir das Südklinikum, das erst neu gebaut worden war. Mein Papa schob mich dabei mit dem Rollstuhl durch die Gegend, und jedes Mal bekam ich eine Pizza. Ich fand das alles herrlich aufregend, es ging mir gut.

Meine Verletzungen sind schnell abgeheilt, übrig blieb nur eine große Narbe hinter dem linken Ohr. Nach sechs Monaten habe ich wieder Fußball gespielt, als wäre nix gewesen, und selbst Kopfbälle waren für mich kein Problem. Das Kicken war natürlich gegen den ärztlichen Rat, aber nichts konnte mich davon abhalten, auf dem Bolzplatz zu stehen. Zu diesem Zeitpunkt konnte ich mir überhaupt nicht vorstellen, was das Leben noch mehr zu bieten hätte.

Meinte Mutter ist aus diesem Erlebnis nicht so unbekümmert hervorgegangen. Nach meinem Unfall entwickelte sie eine chronische Angststörung, eine Nervenkrankheit, die sie mit noch stärkeren Beruhigungstabletten erträglich zu machen versuchte. Ich habe als Kind gar nicht realisiert, was da mit ihr passierte, und mein saufender Vater war ihr auch keine große Hilfe. So hat meine Mutter einfach weitergemacht, sie hatte ja zwei Kinder zu versorgen und einen Haushalt zu führen. Es sollte mit der Zeit immer schlimmer werden mit ihrer Vereinsamung, und auch ihr Gesundheitszustand hat sich immer weiter verschlechtert. Das alles hat zu einer immer größeren Entfremdung in unserer Familie beigetragen, so dass meine Eltern von den Problemen, die ich später in der Schule bekam, so gut wie nichts mitbekamen und ich damit auf mich allein gestellt war.

***

Bis zu meinem dreizehnten Geburtstag ging ich echt gerne in die Schule. Alle meine Freunde waren dort. Dummerweise habe ich dann den Sprung auf die Realschule verpasst und musste auf eine Hauptschule wechseln, und das nicht auf irgendeine, sondern auf eine sogenannte Brennpunktschule, die in dem Ruf stand, eine der schlimmsten Schulen Nürnbergs zu sein. Es gingen Gerüchte um, dass jeder Neue sich dort prügeln müsse und mit dem Kopf in die Toilette getaucht würde, lauter solche Dinge. Dort sollten selbst Lehrer immer wieder mal bedroht und geschlagen worden sein.

Von heute auf morgen änderte sich alles. Ich kam in eine Klasse, die wild zusammengewürfelt war. Ich kannte niemanden, und ich fand auch keinen cool, mich wohl auch keiner. Vom ersten Tag an hatte ich überhaupt keine Lust, in diese Schule zu gehen, geschweige denn in diese Klasse.

Ich war schon immer sehr klein und dünn, nur war mir das bis zu diesem Zeitpunkt nie so bewusst gewesen. Hatte ja auch nie jemanden gestört. Jetzt aber waren alle in meiner Klasse mindestens einen Kopf größer. Selbst die Mädchen! Das war echt krass.

Vor meinem ersten Tag bin ich schon mit einem mulmigen Gefühl eingeschlafen. Eigentlich war mir die ganze Woche schon kotzübel gewesen, wenn ich nur daran dachte, dass ich bald auf diese verrufene Schule musste.

Am nächsten Morgen fuhr ich mit dem Fahrrad. Der Regen und die dicken Wolken am Himmel machten mir den Schulweg auch nicht gerade erträglicher. An meiner alten Schule war alles bunt und neu gewesen. Die jetzige war rostrot und alt, der Pausenhof grau in grau. Vor der Schule standen lauter Jugendliche, die rauchten. Mir rutschte schon jetzt das Herz in die Hose. Ich wollte mich eigentlich mit einem Fußballkumpel treffen und mit ihm zusammen in die Schule gehen, damit es leichter fällt. Doch daraus wurde nichts, weil seine Klasse erst später Schulbeginn hatte. So musste ich meinen ersten Gang also alleine antreten. Schritt für Schritt ging ich auf die Eingangstür zu. Ich erinnere mich noch gut an diesen enormen Geräuschpegel. Das lag vermutlich auch daran, dass diese Schule mehr als doppelt so groß war wie meine alte Schule, und so erschien mir auch mit jedem Meter alles größer und größer. Ich hätte mich am liebsten in meinem Scout-Ranzen, auf den Dinosaurier gedruckt waren, versteckt. Apropos Schulranzen: Keiner außer mir hatte eine Büchertasche! Alle hatten einen coolen Eastpak-Rucksack, der lässig über eine Schulter geschwungen wurde.

Ich schlängelte mich also, es war bereits kurz vor acht, total gehetzt durch das Treppenhaus. Da war es – mein neues Klassenzimmer. Ich atmete dreimal tief durch und öffnete die Tür. Für einen Moment herrschte völlige Stille. Die Sonnenstrahlen, die durch die Fenster blitzten, blendeten mich kurzzeitig. Für ein paar Sekunden sah ich nur noch Sternchen. Alle Blicke waren wohl auf mich gerichtet. Ich wollte etwas Cooles sagen, doch ein fetter Kloß schnürte mir den Hals zu. Jeder Tisch war besetzt, außer, na klar: der ganz vorne.

Ohne jemanden eines Blickes zu würdigen, ging ich dorthin, setzte mich und verschränkte die Arme. Ich hatte große Mühe, mit meinen Füßen den Boden zu berühren. Dann wurde es wieder lauter.

Als die Lehrerin hereinkam, blickte ich unauffällig durch die Meute: alles komische Typen. Ich konnte mir nicht vorstellen, mit irgendeinem von denen ein Gespräch zu beginnen, geschweige denn mich mit jemandem anzufreunden.

Ich saß da und begann mir leidzutun. Die Zeit schleppte sich dahin. Dann kam der erste Pausenschlag. Und damit die Angst!

Die Pausen hatte ich mir richtig schlimm vorgestellt, sehr viel schlimmer als den Unterricht, da war ja zumindest ein Lehrer im Zimmer! *Bitte, bitte ich will nicht den Kopf ins Klo getaucht bekommen*, stammelte meine innere Stimme. Und jetzt drückte meine Angst unaufhörlich auf meine Blase, da war nichts zu machen. Vorsichtig betrat ich die Schultoilette. Uff, alleine! Es roch nach Urin und Rauch. Um mich herum beleuchteten Neonröhren vergilbte Fliesen. Schnell rein in eine Kabine und die Tür verschließen. Mein Blick wanderte nach oben. Über mir waren Gitter montiert. Wofür die wohl gut sein sollten? Damit da keiner drüber klettern konnte? In der Grundschule hatte es so was jedenfalls nicht gegeben!

Ich versuchte zu pinkeln. Bei mir ist das etwas eigen. Ich habe Probleme zu pinkeln, wenn ich mich unwohl fühle. Auch wenn ich dringend muss, es kommt einfach nichts!

In dem Moment knallte die Tür auf, und ich hörte Schritte und Gepolter. Mehrere Personen schrien herum und traten gegen die Kabinen.

»Ey, Kleiner, raus mit dir, aber schnell. Los, Mann, mach die Tür auf!«

Oh Gott! Ich atmete schneller, wurde nervös. Scheiße, genau so etwas hatte ich doch vermeiden wollen. Es polterte erneut.

»Mach jetzt die Scheißtür auf!«

Zitternd und total verängstigt öffnete ich die Tür, nicht wissend, was gleich passieren würde. Vor mir standen drei Schüler mit Kippe im Mund. Der eine zog an seiner Zigarette, pustete mir den Rauch ins Gesicht, packte mich mit beiden Händen am Kragen, riss mich aus der Toilette und drückte mich gegen die Wand.

»Du hast hier nichts zu suchen, verstanden! Verschwinde, und wenn du jemandem was sagst, dann fick ich dich. Verstanden?!«

Ich war noch nie in meinem Leben so brutal angegangen worden. In mir stieg die Panik hoch, drückte mir den Atem ab.

Ich konnte nur irgendwas dämlich daherstammeln: »Ich wollte doch nur auf die Toilette«, oder so ähnlich.

»Was willst du, Toilette? Mann! Werd bloß nicht frech, sonst setzt es gleich was! Geh woanders in die Hose kacken! Verpiss dich!«

Er packte mich am Nacken, stieß die Tür auf und schubste mich in den Waschraum. Ich verlor das Gleichgewicht und knallte mit dem Kopf voll gegen die Tür. Sofort stand ich wieder auf und rannte auf den Gang, als wäre der Teufel persönlich hinter mir her. Mein Atem ging schwer, mein Kopf schmerzte und war knallrot. Ich konnte gar nicht mehr aufhören zu zittern. Auf dem Gang lief ich wie ein aufgeschrecktes Huhn hin und her. Von links und rechts bekam ich Rempler ab, die ich nur noch teilweise wahrnahm. Langsam tauchte alles in einen stummen Nebel ab, wie in Zeitlupe tobte das Leben um mich weiter, drang kaum noch zu mir durch. Mir war kalt, und ich wollte weinen, oder noch besser, sterben. Am liebsten wäre ich heulend nach Hause gerannt und hätte alles meiner Mutter erzählt. Aber ich wollte nicht, dass sie sich die nächsten Jahre über jeden Tag Sorgen um mich machte. Ich wollte nicht, dass sie wegen mir wieder zu ihren Tabletten greifen musste. Papa wäre dann nur noch später als sonst von der Arbeit heimgekommen, und die beiden hätten sich noch mehr angeschrien.

Ich wollte nicht, dass sie sich wegen mir stritten, dass es ihnen wegen mir schlechtging. Ich wollte ihnen nicht zur Last fallen. Also hielt ich den Mund

Den restlichen Tag bekam ich vom Unterricht so gut wie nichts mehr mit. Mein Blick galt einzig der Uhr. Ob die Typen wohl auf mich warteten? Ich hatte denen doch überhaupt nichts getan. Die zweite Pause blieb ich allein im Klassenzimmer.

Nach dem Ende des Unterrichts stürmten alle nach draußen. Ich ließ mir extra viel Zeit und überlegte, ob ich der Lehrerin vielleicht den Vorfall schildern sollte, ließ es aber letztendlich. Ich schlich zu meinem Fahrrad, das ich am Hintereingang der Schule abgestellt hatte.

Von weitem sah ich die drei am Ausgang stehen.

»Oh Mann, bitte nicht«, wimmerte ich leise vor mich hin.

Eine Weile stand ich völlig ratlos da. Wie sollte ich denn jetzt an denen vorbei zu meinem Fahrrad kommen? Stehenlassen konnte ich es auf keinen Fall. Andererseits war es nur eine Frage von Augenblicken, bis sie mich entdecken würden.

»Ey, Junge, komm mal her! Hast du Geld?«

Ich wollte weglaufen, blieb aber wie angewurzelt stehen. Meine Füße gehorchten mir nicht. Die Typen kamen näher und näher. Dann standen sie in einem Halbkreis um mich herum.

Warum ich, warum ausgerechnet ich? Was zum Teufel wollen die bloß von mir?

»Junge, was schaust du mich so dämlich an? Brauchst du ein neues Passbild oder was?«

»Lass mich doch in Ruhe, ich hab dir gar nix getan!«

Er lachte mich aus. Die anderen beiden sagten die ganze Zeit über kein Wort, hatten die Arme verschränkt und glotzten mich an.

»Ich muss dir wohl eine Lektion erteilen, oder was?«, setzte der Erste mich unter Druck. Er ballte die Faust, als plötzlich ein Lehrer auftauchte.

»Hey, was ist denn hier los? Lasst den Jungen in Ruhe!«

»Scheiße, Mann! Kommt, Jungs, wir verziehen uns.«

Der Anführer fuchtelte mit seiner Hand vor meinem Gesicht herum und grinste mich fies an: »Wir beide sind noch lange nicht fertig, Kleiner. Ich finde dich!«

Und weg waren sie.

»Ist alles in Ordnung? Was wollten die denn von dir?«, fragte mich der Lehrer. Er wirkte sehr nett und ernsthaft besorgt.

»Ich weiß nicht. Ich muss jetzt aber gehen. Vielen Dank für Ihre Hilfe.«

Ich rannte schnell zu meinem Fahrrad. Der Rucksack, halb so groß wie ich, wippte auf und ab und zog mich förmlich zu Boden. Die Entfernung zu meinem Rad kam mir wie eine Ewigkeit vor. Hastig sprang ich auf und fuhr nach Hause.

Noch im Hausgang fiel mir das Atmen schwer. Kaum hatte ich den Schlüssel in das Schloss gesteckt und umgedreht, spürte ich endlich die vertraute Wärme.

»Na, wie war der erste Schultag?«, flötete meine Mutter mit erwartungsvoller Stimme aus der Küche. Ich schloss erst einmal die Tür. Meine Mutter war gerade am Kochen, was mir ganz recht war. Sie hätte bestimmt gemerkt, dass etwas nicht in Ordnung war, also atmete ich einmal kurz durch.

»Alles in Ordnung. Bin nur total erledigt. Ich lege mich noch ein bisschen hin, okay?«, antwortete ich und versuchte dabei fröhlich zu klingen.

»Na klar, mein Schatz. Ich hebe dir was vom Essen auf.«

Ich schmiss mich aufs Bett. Decke über den Kopf. Mir war speiübel. Mir graute vor dem morgigen Tag.

Die kommenden Tage und Monate über wurde ich mehr und mehr zum Außenseiter. So sehr, dass ich mich selbst nicht mehr wiedererkannte.

Ich gewöhnte mich allmählich an die Sticheleien von meinen Mitschülern, die zum Beispiel meine Federmappe hochhielten und hin und her warfen, weil ich zu klein war, um ranzukommen.

Zu Hause habe ich weiterhin nichts davon erzählt und versucht, die negativen Erlebnisse zu verdrängen. Zugleich aber wuchs in mir eine ungeheure Wut.

***

Sobald ich aus der Schule kam, ging ich auf den Fußballplatz, um abzuschalten und Spaß zu haben. Beim Kicken hatte ich ihn wenigstens noch. Auf dem Bolzer war ich immer noch der alte Domi. Umgeben von meinen Freunden fühlte ich mich wohl, bis, ja, bis wir im Winter dann Eisfußball gespielt haben. Eisfußball war eine coole Sache. Durch das Herumgerutsche war es einfach sehr viel schwerer, mit dem Ball zu jonglieren, und wir landeten dauernd auf der Fresse. Es machte uns höllisch Spaß. Zu viel Spaß! Diagnose: schwere Leistenzerrungen auf beiden Seiten.

Der Arzt versicherte mir, dass dies keine schlimme

Verletzung sei, er so etwas schon tausendmal behandelt habe und ich in drei Wochen wieder spielen könne. Das war für mich aber schwer vorstellbar, denn ich konnte nicht einmal richtig laufen. Und wie ich befürchtet hatte, sollten sich meine Verletzungen noch eine ganze Weile hinziehen. Um genau zu sein: Ich sollte bis zu meinem sechzehnten Lebensjahr dauerhaft Schmerzen haben. Mein Traum vom Fußballinternat war damit geplatzt.

Ich erinnere mich, wie ich auf meinem Holzbett saß und mit starrem Blick auf meine Posterwand vor mich hin trauerte. Ich sammelte Poster von Superhelden und Fußballstars. *Wie schnell sich doch alles ändern kann,* dachte ich. *Die Schule ist zum Kotzen, und mit meiner Verletzung kann ich nicht mehr raus auf den Bolzplatz.* Alles entwickelte sich immer düsterer.

Um wenigstens irgendetwas zu unternehmen, habe ich mich mit Damian und Rolli aus meiner Klasse angefreundet: den beiden anderen Vollnerds! Was blieb mir anderes übrig?

Trotz anfänglicher Schwierigkeiten wurden wir irgendwann tatsächlich richtig gute Kumpels.

Rolli war ein absoluter Computerspielfreak: groß, spargeldürr und mit dünnem Haar. Ich weiß noch ganz genau, dass er in einer Tour geredet hat, zumindest mit mir. Bei Fremden war Rolli eher schweigsam, extrem schüchtern. Wenn er dann doch mal was erzählt hat, geschah das ohne Punkt und Komma. Meistens ging es um irgendwelche Videospiel-Cheats, die er angewandt hat, um das nächste Level zu erreichen. Wenn ich ihm aber mal was erzählen wollte, hat er nie richtig zugehört. Und weil er ununterbrochen gezockt hat und ich kein Fußball mehr spielen konnte, entschied ich mich irgendwann, das Gleiche zu tun.

Damian war total schräg. Er hat auch nicht wirklich zu uns gepasst. Eigentlich hat er zu niemandem gepasst. Er war seltsam, und sein Hobby war es auch: Er fuhr Straßenbahnhaltestellen ab und prägte sich deren Namen ein. Er kannte jede Haltestelle im Nürnberger Netz auswendig, jede Linie inklusive deren Abfahrtszeiten. Mit so einem unternimmt doch keiner was! Außer mir. Dennoch habe ich mir einige seiner Gewohnheiten abgeschaut und nachgeahmt. Damian kam zum Beispiel oft mit ungekämmten Haaren oder nur mit einer Scheibe Toastbrot und Wasser in die Schule. Ich habe dann dasselbe gemacht. Er war auch richtig gut in der Schule und hat viel gelernt, auch daran hab ich mir ein Beispiel genommen.

Irgendwann hab ich mitbekommen, dass er in einer widerlichen Drecksbude hausen musste. Dermaßen eklig und schimmlig, dass ich dafür überhaupt keine Worte finde. Wahrscheinlich war er deswegen so merkwürdig und zurückgezogen. Wenn ich es mir genau überlege, ist das auch die Antwort auf die Frage, warum er immer nur eine Scheibe Toast dabeihatte, alte, dreckige Klamotten trug und sich nicht gekämmt hat.

***

Mir gefiel es überhaupt nicht auf der Hauptschule. Ich wollte unbedingt auf die Realschule wechseln, aber Damian hat mich überredet, zu bleiben. Außerdem meinte er, dass ich mit dem M-Zweig ein Jahr sparen und denselben Abschluss erreichen würde. Eine M-Klasse ist eine

Art Sonderklasse auf der Hauptschule, in der man seinen mittleren Bildungsabschluss anstrebt, der dem Realschulabschluss gleichgestellt ist. Damian, Rolli und ich hatten also den gleichen Plan. Wir wurden richtig gute Freunde. Die Nerds!

In der Schule waren wir ein Dreiergespann. Bekannt als die Lieblinge der Lehrer und der Erwachsenen. Alle in unserem Alter fanden uns merkwürdig, und niemand wollte etwas mit uns zu tun haben, was allerdings auf Gegenseitigkeit beruhte. Ich habe meine Mitschüler gehasst. Jeden einzelnen von ihnen.

Ich habe oft mitbekommen, wie sie schlecht über mich geredet haben. Um mich lächerlich zu machen, streichelte mich einer von ihnen mitten im Unterricht am Ohr, immer wenn der Lehrer etwas an die Tafel geschrieben hat. Alle lachten, und ich wusste mir nicht zu helfen. Ich hätte ihm am liebsten den Stuhl in die Fresse geschlagen, aber davor hatte ich zu große Angst.

Angst hatte ich generell; sie war mein ständiger Begleiter. Ich kann gar nicht genau sagen, vor was. Eben vor allem. Ich war völlig verunsichert und hilflos. So habe ich einfach versucht, jeden Tag zu überstehen, ohne Freude, ohne Ziel.

Oft habe ich mich stundenlang im Spiegel betrachtet, um herauszufinden, was den anderen an mir nicht passte. Dann habe ich aufgezählt, was mir selbst an mir nicht passte: Ich sah mit vierzehn Jahren aus wie mit elf, ich war mit Abstand der Kleinste und Schmächtigste in meiner Klasse, ich war überhaupt nicht zufrieden mit mir und schon gar nicht damit, wie sich mein Leben so entwickelt hatte.

Durch den Schulwechsel sah ich meine alten Freunde

vom Fußballplatz nicht wieder. Nicht, dass der Weg viel weiter gewesen wäre, aber es rief mich keiner mehr an. Recht schnell war von dem aufgeweckten, bei allen beliebten kleinen Jungen nicht mehr viel übrig.

Zudem trug ich, weil das meiner Mama immer sehr gefallen hatte, einen Topfschnitt. Als meine Haare dann die entsprechende Länge hatten, klemmte ich sie mir auch noch hinter die Ohren. Ich sah echt beschissen aus! Meine Klamotten habe ich immer viel zu groß getragen. Ich hab wohl gehofft, dass ich so schneller hineinwachsen würde. Es ist einige Male vorgekommen, dass mich Kinder, mit denen ich früher gebolzt hatte, auf dem Pausenhof verprügelt haben.

Nach der Schule flüchtete ich mich jedes Mal in eine Traumwelt, die ich mir durch Mangas wie *Dragon Ball Z* oder Filme wie *Karate Tiger* erschaffen hatte. Egal ob Comic oder Film, die Geschichten blieben im Prinzip immer dieselben: Ein merkwürdiger, schwächlicher Junge, ein Außenseiter, den keiner leiden mochte, trainierte plötzlich Tag für Tag wie ein Verrückter und hatte irgendwann die Superkraft, exakt die Idioten zu retten, vor denen er immer Angst gehabt hatte. So wurde er zum Superhelden, den alle bewunderten und liebten! Jede Nacht träumte ich davon, dieser Junge zu sein. Also begann ich zu trainieren: Liegestütze, Klimmzüge und Sit-ups bis zum Umfallen. Außerdem ging ich zum Karate-, Judo- und Kung-Fu-Training. Das Fußballspielen war vorbei.

Den Kampfsport habe ich hauptsächlich betrieben, um mein Selbstbewusstsein zu steigern und mich im Notfall wehren zu können. Durch das Krafttraining habe ich versucht, meine kindliche Seite endlich loszuwerden. Anders als in den Filmen, die ich mir ständig angesehen habe, wollte ich jedoch die Idioten, die mich erniedrigt hatten, nicht beschützen, sondern mich an ihnen rächen.

Zunehmend faszinierte mich Gewalt. Klar, im wirklichen Leben hätte ich meine Phantasien niemals ausleben können, also mussten Videospiele her wie *Manhunt*, ähnlich wie *Counter Strike*, nur viel brutaler. In dem Spiel ging es darum, so viele Menschen wie möglich umzubringen, und das auf möglichst brutale Art und Weise. Dem Opfer die Plastiktüte von hinten über den Kopf ziehen und dann so lange auf die Nase schlagen, bis das Opfer qualvoll an seinem eigenen Blut erstickt. Das fanden wir geil. Wenn man einen bestimmten Level erreichte, konnte man seine Opfer auch in Brand stecken. Richtig irre, wenn das Opfer brennend herumsprang und versuchte, sich zu löschen, es aber natürlich nicht schaffte und letztendlich krepierte. Gebannt saßen wir so stundenlang vor der Kiste und waren total fasziniert. Wie das wohl wäre, wenn wir wirklich jemanden anzündeten?

***

Eines Nachmittags saßen Damian und ich bei Rolli in der Wohnung und haben PlayStation gezockt. An jenem Tag war auch Torben mit von der Partie. Er war dreizehn und musste eine Schule für Schwererziehbare besuchen. Soweit wir das mitbekommen hatten, litt er unter einer geistigen Behinderung, die mit siebzig Prozent eingestuft wurde. Unkontrollierbare Wutausbrüche und ein paar spezielle Ticks waren die Folge.

Wir waren also alle bei Rolli.

»Ey, Rolli, sprüh mal den Arm von Torben mit Deo ein, dann zünden wir ihn an!«, feuerte Damian die ausgelassene Stimmung an. Keine Ahnung, wo er die schwachsinnige Idee aufgeschnappt hatte. Torben war krass, für jeden Scheiß zu haben. Keine Sekunde später brannte sein Arm. Rolli hat die Flammen gleich wieder mit einem Tuch erstickt. Nichts war passiert. Gebrülle und Gejohle!

»Los, Mann, weiter, weiter!«, grölte Damian.

Immer wieder haben wir Torben eingesprüht, angezündet und wieder gelöscht, jeder durfte einmal. Nicht dass er Angst gehabt hätte oder das alles unter Zwang passierte, ich glaube, Torben fand es irgendwie geil, von allen beklatscht zu werden. Wir besprühten ihn immer großflächiger und zögerten das Löschen immer länger hinaus. Ich fand es superaufregend, was da in Rollis Zimmer abging, gleichzeitig hatte ich auch zunehmend Angst, dass Torben ernsthafte Verbrennungen davontragen könnte.

Torben hat kein einziges Mal »Hör auf« oder »Schluss« oder Ähnliches gesagt; stattdessen hat er wie blöd gegrinst. Vermutlich konnte er die Situation gar nicht richtig einschätzen

»Ich glaub, jetzt reicht's dann!«, murmelte ich irgendwann. Ich glaubte, dass Torben es inzwischen auch nicht mehr ganz so witzig fand.

Aber Rolli war wie besessen davon, Torben brennen zu sehen. Er sprühte ihm Kreise und Pentagramme auf den Rücken und Kreuze auf die Brust. Er und Damian haben dabei immer lauter und abgedrehter gelacht. Irgendwie lief es aus dem Ruder.

»Los, Damian, halt ihn fest!«

»Haut ab, ihr blöden Wichser!«

Jetzt war der Fun für Torben definitiv vorbei. Plötzlich stand er komplett in Flammen. Er schrie auf vor Schmerz. Augenblicklich lachte keiner mehr.

»Wirf dich auf den Boden!«, schrie ich.

Total panisch haben wir Torben in Decken gewickelt, das hatte ich irgendwo mal aufgeschnappt. Dann lag er einfach nur da, keiner wusste so recht, was jetzt zu tun war. Schlagartig wurde uns klar, was wir gerade getan hatten.

»Hallo, jemand zu Hause?«, rief Rollis Mutter, die gerade zur Wohnungstür hereinkam.

»Verdammte Scheiße, fuck, fuck, fuck!«, fluchten wir im Kanon und rannten wie die Duracell-Hasen durchs Zimmer.

»Was machen wir denn jetzt?«, wimmerte Rolli.

Ich stieß ihn zur Tür hinaus.

»Los, lenk deine Mutter ab! Schnell!«

Ein wahnsinniges Angstgefühl schoss mir durch den Körper. So einen Adrenalinstoß hatte ich noch nie erlebt. Damian half Torben auf die Beine, und der begann tatsächlich zu lachen. Wäre fast verbrannt, aber lachte sich einen Ast!

»Ich hab euch doch gesagt, ich halte das Feuer aus!«

»Puh! Torben, du Arsch!« Damian klopfte ihm auf die Schulter.

Mir fielen hundert Steine vom Herzen. Wir lachten wie die Wahnsinnigen. Gutgegangen!

So wie es aussah, roch Torben nur etwas verbrannt und war krebsrot im Gesicht!

»Los, Leute, wir hauen ab. Rolli lenkt seine Mutter ab, das ist unsere Chance.«

Im Vorbeirennen warfen wir einen Gruß in die Küche und waren schon zur Tür raus. Wir haben nie wieder ein Wort über diesen Tag verloren.

***

In der neunten Klasse ging es auf Klassenfahrt nach Burg Hoheneck. Klassenfahrt! In der Grundschule hatte das für mich Schnitzeljagd bedeutet, Spiele, Tischtennisturniere, Kinderdisco und den ganzen Tag Fußball spielen.

Die Pläne meiner jetzigen Mitschüler sahen jedoch anders aus. Nun bedeutete Klassenfahrt: dem Lehrer das Leben schwer machen, Scheiße bauen, heimlich rauchen, nachts in andere Zimmer schleichen und so viel Alk in sich hineinpressen, bis man fast ohnmächtig würde. Und zu guter Letzt noch den Forster verprügeln.

Da wollte ich auf keinen Fall dabei sein! Bevor ich mit den ganzen Idioten, die mich sowieso nicht leiden konnten, irgendwo hinfuhr, beantragte ich zusammen mit Damian lieber eine Prüfungsvorbereitung in einer anderen Klasse. Klingt nicht nur total nach Nerd, war es auch!

Ich hätte es auch definitiv durchgezogen, nur meinte unser Superpädagoge und Klassenleiter, dass wir uns ohnehin schon zu sehr von der Gruppe abkapselten und eine Klassenfahrt doch die perfekte Gelegenheit sei, um sich anzunähern und besser kennenzulernen.

Annähern? Tickte der noch ganz richtig?

Ich wollte mich weder annähern noch irgendjemanden von den Idioten besser kennenlernen. Ich wäre froh gewesen, wenn ich diese Saftsäcke nicht mehr hätte sehen müssen. Keine Chance! Widerwillig ging ich für fünf Tage auf Klassenfahrt.

Außerhalb der gezwungenen Gruppenaktivitäten verbrachten wir Nerds unsere Freizeit auf dem Zimmer. Keine drei Minuten nach Gruppenende hatten wir, also Damian und ich, uns in unserem Zimmer verbarrikadiert. Rolli war zwar auch mit uns im Zimmer, aber der blieb dann doch die meiste Zeit bei den anderen. Wenn wir mal länger aufgeblieben sind, dann so bis 21 Uhr. Nachts haben wir manchmal mit Damians Laserpointer in die Zimmer der anderen Mitschüler geleuchtet. Was waren wir doch für verdammt wilde Hunde!

Die Waschräume befanden sich auf dem Gang. Ich habe in den fünf Tagen kein einziges Mal geduscht. Es war für mich unvorstellbar, mich vor den anderen auszuziehen. All das hat dazu beigetragen, dass wir uns noch weiter von den anderen distanzierten.

Dann kam der vierte Tag.

Die Gruppenaktivitäten waren früher zu Ende. Es war gerade erst fünfzehn Uhr. Damian und ich wollten noch einige Arbeitsblätter für die anstehende Klassenarbeit durcharbeiten. Wir kamen zügig voran, als plötzlich unsere Zimmertür aufgestoßen wurde.

Nathanael, Maik und Roland standen in der Tür.

»Damian, Dominik, was seid ihr eigentlich für krasse Schwuchteln! Wir suchen euch schon die ganze Zeit. Ihr seid hier tatsächlich am Lernen, oder was?«, starrten sie uns ungläubig an. »Was ist eigentlich mit euch los! Wir haben uns schon gefragt, was ihr den ganzen Tag macht«, Nathanael blickte abschätzig auf uns herab. Ich habe gewettet, dass ihr irgendwelche Nerd-Kartenspiele oder so was zockt, aber das hier. Ihr seid solche verdammten Loser!«

Wir blieben stumm.

Roland und Maik packten unsere Unterlagen und zerrissen sie. Nathanael randalierte, schmiss Stühle und Tische durch das Zimmer. Er riss sogar unser Waschbecken runter, als er versuchte, sich draufzusetzen. Damian saß erstarrt da und blickte auf den Boden. Ich wusste, dass er kurz davor war, sich in die Hose zu machen. Genau wie ich!

Herr Leutner, unser Klassenleiter, war natürlich stinksauer. Alle drei bekamen einen Verweis und mussten sich eine ewig lange Standpauke vor der versammelten Mannschaft anhören.

Letztlich wurden Nathanael und Co. in den Augen der anderen durch diesen Verweis noch ein bisschen cooler. Damian und mich beförderte die Standpauke des Lehrers endgültig ins Abseits. Zumal er keinen Zweifel daran ließ, dass wir die Lieben seien.

Danach wurde alles nur noch schlimmer. Jeder Schultag war eine Qual.

***

Ein Jahr später hatte ich endlich die Abschlussprüfungen hinter mich gebracht. Knapp zwei Wochen später war Zeugnisübergabe. Unser Klassenleiter gab die Noten bekannt. Ich war tierisch aufgeregt.

Damian und Rolli ging es wie mir: feuchte Hände! Den Rest der Klasse schien das alles nicht groß zu interessieren. Der Großteil kam schon angetrunken zum letzten Schultag.

»Nun«, begann Herr Leutner seine Abschlussrede, »es freut mich sehr, dass zwei der drei Jahrgangsbesten aus meiner Klasse stammen. Wie zu erwarten sind das Damian und Dominik. Damian hat einen überdurchschnittlichen Wert von eins Komma drei, und Dominik, du hast einen ebenfalls sehr guten Notendurchschnitt von zwei Komma drei.«

Stille in der Klasse! Er hatte wohl erwartet, dass alle für Damian und mich Beifall klatschen würden oder so was. Bei jedem weiteren Zeugnis, das er anschließend übergab, jubelte die hohle Menge. Ich hatte nichts anderes erwartet. Für meinen Lehrer tat es mir fast ein wenig leid.

Jugendfreizeit

Eigentlich wollten Damian und ich nach unserem Abschluss in den Urlaub fahren, und so buchten wir eine Jugendfreizeit bei der AWO nach Cesenatico. Damian fuhr letztendlich doch nicht mit, seine Mutter konnte sich die Reise nicht leisten. Als ich das erfuhr, wäre ich am liebsten auch daheim geblieben, aber meine Eltern hatten schon das Geld dafür bezahlt, und da wollte ich sie nicht enttäuschen. Also Augen zu und durch.

Diesmal wollte ich nicht mehr der Außenseiter sein, ich hatte die Schnauze voll.

Ich bin ein super Typ, und diese Reise wird toll, versprach ich mir selber und polierte als Erstes meine Optik auf. Ich schnitt mir die Haare und kaufte haufenweise coole Klamotten – Hip-Hop-Style.

Dann ging es los. Ich war der Letzte, der den Bus betrat, und alle starrten mich wieder an. Genau wie in der Schule. Na, prima! Mir wurde flau im Magen, und ich war mir sicher, jeder konnte meine Unsicherheit riechen. Ich setzte mich zu einem noch kleineren, schmächtigeren Jungen. Neben dem wirkte sogar ich richtig cool.

Die Hälfte der Busfahrt redete ich mit niemandem und nahm heimlich meine Reisetabletten gegen den rebellierenden Magen auf der Bordtoilette ein. Mir wurde auf Reisen immer ziemlich schnell schlecht, und natürlich wollte ich vermeiden, dass ich alles vollkotzte. Außerdem hatte ich mir vor der Abreise noch eine BRAVO gekauft. Nicht, dass mich etwa interessierte, was da drin stand, aber ich hielt es für ein angemessenes Statussymbol. Also saß ich da und blätterte betont lässig so darin herum, bis …

»Hey, du mit der BRAVO, kann ich die auch mal lesen, wenn du fertig bist?«, fragte mich ein Mädchen zwei Reihen vor mir.

»Ja, klar. Hier, kannst du haben.« Krasser Erfolg! »Sag mal, ist das deine erste Jugendreise?«, fragte ich hastig hinterher.

Mit dieser harmlosen Frage begann der beste Urlaub meines Lebens. Nach und nach kam ich mit den meisten Mitreisenden ins Gespräch. Es bildeten sich schnell zwei Gruppen. Auf der einen Seite die Skaterboys, die sich alle schon vor der Fahrt kannten. Acht Jungs mit langen Haaren und Skaterklamotten. Die konnte ich gleich nicht leiden und sprach auch kein Wort mit denen. Auf der anderen Seite ein bunt durcheinandergewürfelter Haufen. Und ich mittendrin!

Teddy, den ich beim Vortreffen kennengelernt hatte, war riesig, mindestens eins neunzig groß und fast genauso breit. Dabei war er gerade mal fünfzehn Jahre alt. Er stellte mir seinen Cousin Tomsen vor. Tomsen selbst stellte sich mir noch weitere dreimal auf der Hinfahrt vor. Das lag daran, dass er ziemlich bekifft war.

Die anderen Jungs aus unserem Achtmannzimmer waren auch lässig drauf. Vor allem Jakob war der Hit, auch wenn der alles andere als cool war. Er sah aus wie Jesus mit Zahnspange, hatte immer ein weißes T-Shirt an, kombiniert mit braunen Sandalen, und wog vielleicht dreißig Kilo. Das Zimmer hat er so gut wie nie verlassen und ununterbrochen im *Kicker* gelesen.

Am ersten Abend saßen wir alle am Strand zum *Chillen*. Das Wort »chillen« kannte ich davor noch nicht, und es sollte im Laufe meines Lebens noch eine ganz andere Bedeutung bekommen. Die Jugendlichen waren zwischen dreizehn und sechzehn Jahre alt. Der Altersdurchschnitt lag allerdings eher bei vierzehn. Wie sich herausstellte, war ich immerhin der Zweitälteste. Nur Tomsen war einen Monat älter als ich.

Was mich total verwunderte und ehrlich gesagt auch ziemlich störte, war, dass alle rauchten. Die ganzen dreizehnjährigen Mädchen rauchten und redeten am ersten Abend schon davon, heimlich Alkohol zu besorgen.

Ich habe das Rauchen und Trinken von zu Hause her gehasst, obwohl ich es selbst nie ausprobiert hatte. Da meine Eltern starke Raucher waren, stand in unserer Wohnung der kalte Qualm in jedem Zimmer. Ständig wurde ich jetzt gefragt, warum ich denn nicht rauchte.

»Ähm, vielleicht weil es gesundheitsschädigend ist und wie die Pest stinkt!« Das dachte ich mir zumindest, sprach es aber klugerweise nicht aus. Mit so einem Spruch hätte ich mich direkt wieder ins Abseits befördert. Also wich ich den Fragen geschickt mit irgendwelchen blöden Gegenfragen aus. Die Atmosphäre aber gefiel mir gut. Mit so vielen Jugendlichen auf einem Haufen hatte ich noch nie zu tun gehabt.

Wir saßen abends oft auf einem weißen Bootsanhänger, die Füße im warmen Sand. Es war angenehm warm und es ging ein laues Lüftchen. Die Sonne versank im Meer, das orange und irgendwie lebendig funkelte. Alle sahen sehr zufrieden aus.

Zum Abendessen versammelten wir uns im Essensraum. Es gab Nudeln mit Tomatensoße. Wie sich herausstellen sollte, gab es die kompletten zwei Wochen Nudeln mit Tomatensoße. So viel zum angekündigten abwechslungsreichen kulinarischen Buffet. Die Nudeln schmeckten nach nichts. Jesus kaufte sich Pfeffer, Salz und Tabasco, die er wiederum an uns weiterverkaufen wollte. Jesus war schon echt ein Freak, ein richtiger Freak. Seine Rechnung ging natürlich nicht auf, weil ihm jeder die Gewürze einfach wegnahm. Jesus halt. Es war immer wieder witzig, das Schauspiel Tag für Tag mit anzusehen. Und es war ein herrliches Gefühl, mal auf der anderen Seite zu stehen.

Gegen zehn Uhr abends war ich meistens ziemlich erledigt und freute mich aufs Bett. Doch mit Schlafen war nichts. Bis Mitternacht, was für mich schon viel zu lange war, durften wir offiziell wach bleiben, aber daran hielten sich die anderen natürlich nicht.

Bene, mein Zimmerkollege, hatte mit den Mädels schon ausgemacht, uns zu denen ins Zimmer zu schleichen. Ich wollte eigentlich gar nicht! Was, wenn wir erwischt wurden?

Außerdem, was sollte ich denn mit den Mädels reden? Na ja gut, mit Mary hatte ich mich eigentlich schon den ganzen Tag unterhalten. Aber trotzdem, es war ja schließlich verboten, und ich wollte nur keinen Ärger. Völlig in meine Gedanken vertieft, bemerkte ich gar nicht, dass Bene mit mir sprach: »Ey, Domi, schläfst du schon oder was? Die Terry, also die, der du die BRAVO gegeben hast, will unbedingt, dass du mit rüberkommst.«

Bene grinste mich an, und ich nickte zögerlich. Ich hatte gehofft, dass irgendetwas dazwischenkäme oder alle schon schliefen. Ich selbst war hundemüde und musste mit aller Macht dagegen ankämpfen, nicht wegzunicken. Schließlich war es jetzt schon bereits nach ein Uhr. So lange war ich das letzte Mal an Silvester wach gewesen.

Eine knappe Stunde später war es so weit. Die Betreuer schienen endlich zu schlafen. Bene und ich schlichen los.

Ich betrat das Mädchenzimmer. Ich hatte noch gar nicht darüber nachgedacht, wo ich mich hinsetzen, geschweige denn, was ich mit wem reden sollte.

»Domi, komm zu mir«, flüsterte Terry.

Ich setzte mich zögerlich auf ihr Bett. Sie stellte mir alle möglichen Fragen. Was ich für Sport mache. Ob ich eine Freundin habe und so Zeugs. Sie war echt nett und sah auch gut aus. Sie hatte offensichtlich Interesse an mir, aber das habe ich natürlich nicht gecheckt, obwohl es jedem ziemlich klar war. Nach einer Weile kam Mary auch noch zu uns. Zwei hübsche Mädchen bombardierten mich nun mit Fragen. Das war zwar ungewohnt, aber nicht unangenehm. In der Schule war die einzige Frage, die ich von Mädchen gestellt bekommen habe, ob sie die Hausaufgaben von mir abschreiben dürften.

Im Bett neben mir lag Bene. Er und Nancy, oder wie auch immer sie hieß, umarmten sich in einer Tour.

Ich starrte ständig rüber. Als Bene meine Blicke bemerkte, grinste er und streckte mir einen Daumen entgegen.

Ich legte mich zögerlich aufs Bett, verschränkte die Arme hinter dem Kopf und schloss die Augen. Terry und Mary legten sich neben mich. Jede von ihnen packte sich einen Arm von mir und kuschelte sich an mich. Ich versuchte, mir meine Nervosität nicht anmerken zu lassen.

Wollen die beiden jetzt mit mir rummachen oder was? Ich versuchte cool und locker zu bleiben, dabei raste mein Herz wie wahnsinnig. Wir redeten so gut wie nichts mehr! Okay, ich redete so gut wie nichts mehr.

»Mein Freund ist in Deutschland geblieben, eigentlich wollte er mitfahren, aber wir haben uns gestritten, und wenn ich nicht mit ihm zusammen wäre, würde ich dich als Freund haben wollen«, säuselte Terry in mein Ohr.

Womm! Schlag ins Gesicht! Was sollte ich denn darauf bloß sagen?

»Alles klar, Terry, ich versteh schon!«

Nein, das sagte ich natürlich nicht. Schließlich war mir gar nix klar!

Stattdessen sagte ich: »Ich find es echt schön, mit euch beiden hier zu liegen.«

Und damit war ich mit meinem Latein auch schon am Ende und hoffte einfach, dass niemand mehr etwas sagte.

Ein paar Minuten später war Terry eingeschlafen. Was mir ganz recht war.

»Terry schläft anscheinend schon«, sagte ich zu Mary.

Mary schaute mir in die Augen, und dann küsste sie mich.

Mein Herz blieb stehen, mein Hirn setzte aus. Ich nahm den Moment gar nicht richtig wahr, um mich herum war alles verschwommen.

Bene rüttelte an meinem Arm.

»Ey, ihr zwei habt morgen noch genug Zeit zu knutschen, aber wir müssen jetzt echt rüber. Es wird schon langsam hell.«

Mary hing an mir wie eine Klette, und obwohl ich müde wie Sau war, wollte ich auch nicht mehr gehen.

»Wir sehen uns dann morgen!« Ich gab ihr noch einen Kuss und verzog mich.

Bene klatschte erst mal mit mir ab.

»Korrekte Sache, oder?«, fragte er begeistert.

»Daran kann man sich schon gewöhnen«, grinste ich.

Die anderen im Zimmer schliefen bereits. Ich legte mich ebenfalls hin und war sofort weg.

***

Der Urlaub verging wie im Flug. Jeder Tag war einfach unglaublich. Ich verstand mich mit allen super, abgesehen von den Skaterboys. Mit denen haben wir uns am vorletzten Tag dann ein wenig geprügelt. Obwohl, Prügelei konnte man das nicht nennen, eher ein kurzes Aufplustern von beiden Seiten.

Zuletzt waren dann aber die Mädels sauer auf mich, weil ich nach einer Woche mit Mary Schluss gemacht habe, um mit Milena *zusammenzukommen*. Aber noch viel interessanter fand ich die Nadja. Sie war gerade fünfzehn und hatte immer ein Kilo Schminke im Gesicht, sogar dann, wenn sie ins Meer ging. Sie wirkte total erwachsen. Gar nicht mehr so kindlich wie die anderen. Ihr aktueller Freund war dreißig. Sie hatte schon jede Menge Männer gehabt. Ich weiß das alles, weil sie es mir erzählt hat, als wir zu zweit im Meer waren. Sie saß mit gespreizten Beinen auf einem Surfbrett und erzählte mir einfach alles. Ich hab davon fast nichts mitbekommen, weil ich dauernd zwischen ihre Beine schielte, wo ihr ausgeleierter Slip nichts der Phantasie überließ. Natürlich hat sie das bemerkt. Nadja hatte so etwas krass Dreckiges an sich. Mit ihr war ich ein paar Wochen nach der Jugendreise zusammen. Das hat sich dann aber doch wieder verlaufen.

***

Zurück in Nürnberg, ging der Sommer schließlich zu Ende. Die Schule war Geschichte, und nun hieß die Frage: Was kommt jetzt?

Im September habe ich eine Lehre als Koch im Hotel Alarium angefangen. Das Alarium war ein bekanntes Nürnberger Businesshotel. Ich bin dort durch Zufall gelandet, da ich eigentlich gar nicht wusste, was ich mal werden wollte. In der Schule hatte ich Hauswirtschaft und Kochen ganz nett gefunden, ja, das hatte sogar manchmal Spaß gemacht. Auch wenn ich mich mehr als einmal ungeschickt angestellt habe, hatte ich nach vier Jahren die Abschlussnote eins bekommen, mit anderen Worten: top in der Küche! Und da die erste Zusage auf meine Bewerbungen die vom Hotel war, beschloss ich also, Koch zu werden.

Zwischen Hauswirtschaftsunterricht und dem Kochen in einem Hotel liegen allerdings Welten. Die Küche des Alarium war etwas größer als unser Wohnzimmer. Inmitten des Raumes befand sich ein riesiger Konvektomat, mit dem man so gut wie alles machen konnte: dämpfen, dünsten, garen, grillen und was auch immer. Mir kam es so vor, als würden alle Speisen tiefgefroren angeliefert, im Konvektomat aufgewärmt und dann rausgeschickt zum Gast.

Auf dem Gang musste ich stundenlang Gemüse putzen und im Anschluss die Kühlhäuser saubermachen. Das waren meine Aufgaben! Tag für Tag. Schon klar,

Lehrjahre sind keine Herrenjahre. Damit hätte ich mich ja noch abfinden können, aber mein Chef war leider zu allem Überfluss auch noch ein cholerischer, unberechenbarer Alkoholiker. Während der Arbeit schlich er sich immer in den Weinkeller und becherte, was das Zeug hielt. Wenn er dann schön angetrunken hochkam, war er scheißfreundlich. Wenn er aber auf dem Trockenen saß, ließ er seine schlechte Laune an mir und dem anderen Auszubildenden aus. Dieser andere Lehrling hat sogar mal eins mit einer tiefgefrorenen Salami über die Rübe bekommen. Wumm! Einfach so.

Jeden Tag hatte ich ein mulmiges Gefühl im Bauch, weil ich Angst hatte, etwas falsch zu machen. Gerade deswegen habe ich natürlich doppelt so viele Fehler gemacht. Einmal sind mir fünfundzwanzig Kilo Kartoffelsalat runtergefallen, wenige Minuten vor dem Buffet. Ich hab voll die Panik bekommen und den dreckigen Kartoffelsalat einfach wieder mit dem Fuß in die Schüssel geschoben. Das Ganze ist dann natürlich aufgeflogen, und es gab richtig Ärger. Völlig tattrig, wie ich war, ist mir dann auch noch der Geschirrwagen umgefallen. Spätestens jetzt war ich wieder ein nervliches Wrack. Ich wollte nicht mehr zur Arbeit, aber aufgeben wollte ich auch nicht.

Nach den ersten drei Monaten habe ich mich ein einziges Mal krankgemeldet, nachdem ich mir beim Judo die rechte Hand verstaucht hatte. Die Chefin rief daraufhin bei meiner Mutter an und verlangte, dass ich mit meinem Sport aufhören solle, da ich ja unverschämt oft krank sei.

Daraufhin beendete meine Mutter für mich das Ausbildungsverhältnis: »Da gehst du nicht mehr hin, das ist ja eine Frechheit. Ich kann mir schon vorstellen, was das für ein Betrieb ist.«

Ich war natürlich heilfroh, nicht mehr dorthin zu müssen. Dafür habe ich eine Ausbildung als Bürokaufmann in der Firma meines Vaters begonnen. Mein Papa wollte eigentlich gar nicht, dass ich bei ihm in der Firma lerne, weil er der Meinung war, ich würde mich dann nicht genug anstrengen. Außerdem hatte ihm scheinbar eine Mitarbeiterin mit Kündigung gedroht, falls er mich einstellte. Sie war der Meinung, ich würde auch noch den Chef heraushängen lassen, und ich nehme mal an, einer genügte ihr bereits. Ansonsten war das Arbeitsklima in der Firma super. Ich überzeugte letztlich alle davon, eine echte Unterstützung fürs Unternehmen und keine Plage zu sein. Ich wusste schließlich, wofür ich mich anstrengte: Für die Firma meines Vaters. Ging es der Firma gut, ging es uns gut. Ganz einfach.

Auch sonst hatte sich einiges in meinem Leben getan. Der Kontakt zu meinen Freunden von der Jugendfreizeit hatte auch zu Hause Bestand. Anna, mit der ich auf der Reise gar nicht klargekommen war, wurde zu meiner besten Freundin. Zusammen mit ihr, Teddy, Terry und Bronko zog ich jedes Wochenende um die Häuser.

Mit meinen PlayStation-Freunden hatte ich quasi Schluss gemacht, sie waren mir inzwischen zu langweilig geworden. Ich hatte jetzt neue Freunde. Richtige Freunde, ohne Dachschaden!

Meist gingen wir ins Irish Pub, wo Teddy das Bier kaufte. Ich war jedes Mal dabei, habe aber nie was getrunken. Wegen meines Vaters hatte ich nach wie vor eine Abneigung gegen Alkohol. Ich hatte mir geschworen, dass ich niemals rauchen oder trinken würde, genauso wie ich mich niemals tätowieren lassen wollte.

Das ging immerhin ein Dreivierteljahr gut. Zu meinem

siebzehnten Geburtstag trank ich dann das erste Mal Wodka-Energy. Erstaunlicherweise schmeckte das Zeug gar nicht so beschissen, wie ich angenommen hatte, und nach und nach fand ich Gefallen am Alkohol. Genauso wie am Rauchen. Meine Freunde fanden es auch super: »Endlich säuft der Domi mal mit«, jubelten sie.

Jetzt konnte das Leben losgehen.

Alkohol und Speed

Es klingelt an der Tür.

»Jo, Bronko, was geht ab? Torben und Anna sind schon da.«

»Ich hab Ouzo klargemacht.«

Ich habe sturmfreie Bude, und mein einziges Ziel ist es, mich gnadenlos zu besaufen. Wenn ich endlich mal allein bin, muss ich das ausnutzen.

»Torben, Mann, was geht ab? Wie siehst du denn schon wieder aus?« Bronko begrüßt Torben mit einem Abklatschen.

Ich hänge noch immer oft mit Torben herum, weil er mir irgendwie leidtut. Er sitzt auf Mutters Gartenmöbeln aus Edelholz und hat seine braune, zerfetzte Baggy an und ein weißes, enges T-Shirt mit einem farbigen Urmenschenmotiv. Rings um das Logo sind Tomatenspritzer. Seine Haare sind lang und fettig, und er versucht, das Grauen unter einer Ein-Euro-Cap zu verstecken. Die schwarze Billardkugel darauf ist so eine Art Glücksbringer für ihn. Warum das so ist, weiß kein Mensch. Und ehrlich gesagt, wie viel Glück kann ein zu siebzig Prozent behinderter, einsamer Junge schon haben?

Bronko hat keinen Bock auf Saufen und hält sich an Orangensaft. Torben, Anna und ich trinken schnell ein paar Kurze hintereinander. Anna kapituliert bereits nach dreien. Torben und ich trinken weiter. Plötzlich beginnt sich alles zu drehen, und ich fange an zu lallen. Auf meiner Zunge liegt ein unsichtbares Bleigewicht, und vor meinen Augen verschwimmt die Sicht.

Torben, den ich kaum noch richtig wahrnehme, sackt auf seinem Stuhl zusammen.

»Das war zu viel, Torben ist out! Der fängt bestimmt gleich an zu kotzen«, sagt Bronko und lacht.

»Alter, hör bloß auf, das find ich gar nicht witzig. Meine Alten drehn durch.«

Torben lallt: »Aaah, Domi, mir geht's nicht gut.«

»Torben, laber nicht! Wir trinken noch einen, und dann verziehst du dich.«

»A... a... auf jeden!«

Ich schenke nach.

»Auf uns, Digger!«

Torben erhebt sich aus seinem Stuhl, wir stoßen an, ich trinke. Das ist einer zu viel, und ich muss mich voll zusammenreißen, um nicht den Balkon vollzukotzen. Buah, scheiße!

Torben scheint mir richtig grün im Gesicht zu sein.

»Tut mir leid, Mann, ich muss mich setzen.«

Sowie er den Satz ausgesprochen hat, lässt er sich auf den Gartenstuhl fallen, der zerbricht.

Torben knallt mit dem Kopf auf den Boden und beginnt zu reihern.

»Torben, Mann, bist du bescheuert? Reiß dich zusammen. Scheiße! Die Nachbarn können dich sehen. Ich bekomme voll Stress wegen dir! Bronko, fass mit an!«

Wir ziehen Torben über die Türschwelle des Balkons und müssen heftig lachen, weil Torbens Kopf voll gegen die Kante schlägt, er aber nur ein monotones »Aua« von sich gibt. Dann liegt er in der Embryonalstellung vollgekotzt vor dem weißen Teppich.

»Bronko, Mann, ich hole mal Putzzeug, pass bloß auf, dass er nicht auf den Teppich kotzt.«

»Logo, kannst dich auf mich verlassen!« Bronko lacht sich schief.

Als ich wieder aus dem Badezimmer komme, befindet sich Torben mit dem Gesicht auf dem Teppich und gafert. Bronko steht daneben und krümmt sich vor Lachen.

»Verdammt noch mal, ich habe doch gesagt, du sollst auf ihn aufpassen! Hilf mir, ihn ins Badezimmer zu bekommen.«

Ich packe den linken, Bronko den rechten Fuß, und wir ziehen ihn ins Bad. Sein vollgekotztes T-Shirt hinterlässt eine schleimige Schleifspur.

»Kotz gefälligst in die Schüssel, du Penner!«, schreie ich Torben an, der aber gar nichts mehr checkt. Er umarmt die Schüssel und kotzt bereits Galle.

Ich bin längst am Ende: »Ich rufe jetzt seinen Vater an. Der soll ihn abholen.«

»Nein, Mann, das kannst du doch nicht machen, der wird deinen Eltern Bescheid sagen, und du weißt, was dann los ist!«, mischt sich Bronko ein.

»Keine Sorge, ich weiß schon, was ich sage, ihr müsst nur alles bestätigen.« Ich grinse schief.

»Herr Müller, guten Tag, hier ist der Dominik Forster. Es tut mir leid, Ihnen mitteilen zu müssen, dass der Torben total besoffen in meiner Wohnung liegt. Er ist nicht wirklich ansprechbar.«

»Was ist los?«, schreit mich Torbens Vater an. »Habt ihr zusammen gesoffen!? Du weißt schon, dass Torben erst dreizehn ist. Das wird Konsequenzen haben.«

»Nein, nein.« Ich bleibe völlig gelassen. »Das war ganz anders. Torben hat mich angerufen. Da war er allerdings schon betrunken. Er hatte halt Angst, nach Hause zu gehen, und bat mich um Hilfe. Ich wollte ihm helfen, aber das ist leider total ausgeartet. Er hat einen Stuhl zerbrochen und das Badezimmer vollgekotzt und liegt jetzt dort. Ich weiß nicht, was ich jetzt tun soll.«

»Ach so.« Das klingt schon besorgter. »Danke für deine Hilfe. Ich komme sofort vorbei.«

Ich grinse dämlich zu den anderen hinüber.

»Geil, Mann. Du kannst echt überzeugend lügen.«

Bronko reicht mir die Hand zum Check.

Ich blicke ins Bad.

Anna hat Torben komplett ausgezogen und sitzt lachend neben ihm.

»Ey, Anna, hör auf! Bist du bekloppt, was machst du da?« Ich stoße sie unsanft zur Seite.

»Domi, Mann, komm schon, der hat es voll verdient. Der hat deine Bude tapeziert, und dafür sollten wir ihm einen Denkzettel verpassen.«

Bronko greift sich die Klobürste. »Wir putzen ihm jetzt erst mal die Zähne, die sind noch ganz voll Kotze.«

»Nein, Mann, das ist zu krass, das können wir nicht bringen!«

Doch als Bronko ihm die Bürste ins Gesicht drückt, fange auch ich an, Gefallen an der Aktion zu finden.

»Komm, nimm die Scheiße auf.«

Ich steckte Torben die Klobürste in die Fresse.

Er stammelt: »Lass mich!«

Aber es ist einfach zu lustig, um aufzuhören.

Es klingelt.

»Scheiße, Mann! Die Tür, das ist sein Vater. Los, zieh

ihm die Shorts wieder an, den Rest der Klamotten packen wir in eine Tüte.«

Ich öffne die Tür und lächele. Torbens Vater ist stocksauer. »Das ist mir sehr unangenehm«, gibt er immer und immer wieder von sich.

»Kommen Sie. Er liegt im Badezimmer.« Ich gehe voraus. »Er hat seine Klamotten voll eingesaut, deswegen haben wir ihn ausgezogen und seine Kleider in 'nen Beutel gesteckt.«

Herr Müller packt sich seinen Sohn und legt ihn sich über die Schulter. Mit der anderen greift er sich die Tüte und steuert zum Ausgang.

»Danke, Dominik. Glaube mir, das ist mir so peinlich.«

Gönnerhaft schenke ich ihm ein Nicken. Dann ist er weg.

***

Tomsen sehe ich nicht allzu oft, etwa alle drei Monate. Vielleicht ist das der Grund, warum wir uns so gut verstehen. Als wir uns vor einem Jahr auf der Jugendfreizeit kennenlernten, trank und rauchte ich nicht. Mittlerweile habe ich zum Alkohol gefunden. Regelmäßig ziehen wir in unsere neue Stammkneipe, ins *Calipso*, eine kleine Bar in der Innenstadt. Wirklich nichts Besonderes. Das Gute daran ist, dass der Wirt es nicht so genau mit der Altersbeschränkung nimmt, selbst Vierzehnjährige bekommen hier Schnaps. Hier hatte ich auch letzte Woche meine erste Alkoholvergiftung. Mit siebzehn Jahren. An jenem Abend habe ich eine halbe Flasche Schnaps und zwei Bumper-Maß getrunken. Ich bin gewaltig aus den Latschen gekippt und weiß nicht mehr wirklich viel.

Zum ersten Mal bin ich wieder auf der Mädchentoilette zu mir gekommen. Meine Kabine war zugeschlossen, und Anna hämmerte besorgt gegen die Tür.

»Domi, ist alles in Ordnung mit dir?«

Ich kniete vor der Kloschüssel, mit dem Gesicht auf der Klobrille, die ganze Schüssel voller Kotze, und lallte irgendwas. Teddy, der mittlerweile die Klotür aufgebrochen hatte, zog mich aus der Toilette und schleppte mich an die frische Luft.

Zwei weitere Personen, deren Gesichter ich nicht kannte, stützten mich. Als ich wieder zu kotzen anfing, ließen sie mich los. Ich lag am Boden und jammerte.

Ich bin dann wieder in der U-Bahn zu mir gekommen. Sekunden später hatte ich unsere Sitze und den Boden komplett eingesaut.

Das dritte Mal bin ich zu mir gekommen, als mich zwei Leute durch einen Wald schleiften. Anna wohnte ein wenig außerhalb, und ich vermutete, dass man mich zu ihr brachte.

Das vierte und letzte Mal bin ich nackt neben Anna aufgewacht. Mir war voll schwindlig und schlecht. Alles drehte sich, und in meinen Ohren summte es. Vor dem Bett schliefen vier weitere Leute auf dem Boden.

»Domi, geht es dir wieder besser?«, fragte Anna, die gerade wach geworden war.

»Na ja, geht so! Sag mal, wie bin ich denn hierhergekommen? Ich kann mich an nichts mehr erinnern.«

»Du warst total zugesoffen. Dann bist du auf die Toilette verschwunden«, fasste Anna den Abend zusammen. »Nachdem du nach zehn Minuten immer noch nicht wieder da warst, haben wir angefangen, dich zu suchen. Vom Männerklo führte eine Spur direkt zu den

Frauen, wo du mit dem Kopf in der Kloschüssel gesteckt hast. Zu sechst haben wir dich dann zu mir nach Hause geschleift. Du hast den kompletten Weg vom Weißen Turm bis zu mir Blut und Galle gespuckt. Egal ob in der U-Bahn oder in der S-Bahn. Wir haben schon überlegt, ob wir dich besser ins Krankenhaus bringen, aber nachdem die einzigen Wörter, die du rausgebracht hast, *Ich liebe euch alle* und *Ich will nicht ins Krankenhaus* waren, habe ich dich mit zu mir genommen.«

Ich sah mich um, mein Schädel dröhnte wahnsinnig. Mann, Domi!

***

Trotz dieses Absturzes ziehe ich am Freitag wieder los. Außerdem hatte ich ja mit Tomsen an diesem Abend nicht wirklich viel erlebt.

Tomsen, Teddy, Tino, Anna und ich sitzen also wieder im *Calipso*. Harry, der Wirt, ist etwas sauer auf mich. Aber ich bin schließlich einer seiner besten Kunden.

»Schön, dass du wieder da bist, Domi! Beim nächsten Mal, wenn du kotzen musst, lass ich dich alles aufwischen, klar?«

»Klar, Harry. Sorry, Mann. Tut mir echt leid!«

Zack, und darauf müssen wir dann gleich mal anstoßen!

Ich bemerke, wie Tomsen und Tino flüstern und immer wieder verstohlen zu mir blicken. Ich tue so, als würde ich es nicht bemerken, bis Tomsen zu mir sagt: »Domi, kommst du mal mit aufs Klo?«

»Was? Warum kannst du denn nicht alleine gehen?«, frage ich verwundert. So etwas kenne ich sonst nur von

Frauen. Zu zweit auf Toilette. Pah. Aber ich bin doch neugierig, was er denn jetzt von mir will. Es muss wichtig sein, denn er will nicht, dass die anderen davon Wind bekommen. Wir gehen also aufs Klo.

»Los, komm mal mit rein.« Tomsen zieht mich am Arm in die Kabine. Er holt ein kleines Tütchen mit weißem Pulver aus der Tasche.

»Ist das Koks?«, frage ich ihn.

»Das ist Pep!«

»Was ist denn das?«

»Speed, Mann. Damit bleibst du länger wach. Außerdem kriegst du voll die Energie.« Tomsen grinst. »Mit Tino habe ich das vor zwei Wochen zum ersten Mal ausprobiert, und es ist einfach super!«

Ich starre auf das Zeugs in der Tüte.

»Ich hab für diesen Beutel meine gesamten Videospiele verkauft, Mann. Beim Kiffen bist du ja nie so dabei, und ich dachte mir, vielleicht willst du das da mal probieren?« Er wedelte mit dem Beutelchen vor meinen Augen herum.

»Ich lege jetzt mal zwei Lines auf. Du musst nicht, wenn du nicht willst, alles klar?«

Tomsen packt seinen Personalausweis aus und streut etwas von dem Pulver darauf. Jetzt nimmt er zwei Karten aus seinem Geldbeutel. Mit der einen zerkleinert er das Pulver, in dem noch kleine Stücke sind. Mit der anderen Karte schabt er das restliche Pulver ab. Das Pep ist eine weiße, leicht feuchte pulverige Masse. Es riecht nach nichts, was ich bislang gerochen habe. Es riecht einfach chemisch, ein bisschen so wie Kloreiniger.

Tomsen rollt einen Geldschein zusammen, hält sich das rechte Nasenloch zu und zieht dann das Pep von links nach rechts durch seine Nase. Er schnieft und verzieht das Gesicht.

»Ahhh. Wenn es den Hals hinunterläuft, schmeckt es richtig bitter«, sagt er und reibt sich die Nasenwurzel.

Ich schaue auf die Line, dann in Tomsens Gesicht, dann wieder auf die Line. Soll ich? Soll ich nicht? Soll ich? Soll ich nicht?

Ich nehme den Geldschein.

»Ein Nasenloch zuhalten?«, frage ich, nur um was zu sagen.

»Genau, und alles auf einmal in die Nase.«

Die Line ist zwei, drei Millimeter breit und vielleicht fünf Zentimeter lang. Ich knie mich hin und ziehe. Zweimal muss ich absetzen. Beim dritten Schnief ist alles weg. Ich verspüre ein Prickeln, das zu einem leichten Brennen wird. Es fühlt sich an, als ob ich die Nase voller Popel hätte, also ziehe ich die Paste noch einmal kräftig wie Rotze hoch. Sekunden später merke ich, wie mir das Pep den Hals hinunterläuft. Es brennt und schmeckt widerlich. Bitter.

»Ich muss was trinken«, stammle ich.

»Halt, halt. Warte mal kurz!«

Tomsen wischt seinen Ausweis an der Hose ab und packt ihn wieder in den Geldbeutel. Den weißen Staub auf seiner blauen Jeans klopft er ab.

»Okay, jetzt«, flüstert er.

Ich öffne die Kabine. Keiner da. Optimal. Ich spurte zum Waschbecken und halte mein Mund unter den Wasserhahn, bis ich nichts mehr von dem bitter-beißenden Geschmack im Rachen habe. Tomsen blickt in den Spiegel und sieht auf seine Nase. Ich weiß nicht, warum, aber ich tue dasselbe. Ich bin total gespannt, was jetzt passiert. Ich habe keine Vorstellung davon, wie oder wann was abgeht, wie es wirkt.

Oh, es wirkt! Nein, doch nicht! Oder doch? Wann geht es denn los? Meine Gedanken kreisen und springen hin und her.

Tomsen zerrt an mir: »Du musst aufpassen, dass nix Weißes an deiner Nase hängen bleibt. Die anderen finden das bestimmt nicht gut, also bleib cool und lass dir nix anmerken!«

Er verlässt die Toilette. Ich betrachte mich im Spiegel und frage mich ein weiteres Mal, was jetzt wohl passieren wird. Ich merke nichts. Ich wische mir die Tränen aus den Augen und gehe raus.

»Wo wart ihr denn so lange? Die nächste Runde Schnaps steht bereit und will ausgetrunken werden«, sagt Teddy und schielt mich misstrauisch an. Auf dem angeranzten Holztisch stehen gefühlt hundert Schnäpse.

Tomsen und ich sehen uns an und nicken uns zu. Ich trinke einen Schnaps nach dem anderen, als wäre es Wasser.

»Alter, lasst uns heute ins Mauerwerk gehen!«, schlägt Tino vor.

Das *Mauerwerk* ist eine Disko, die für Drogen bekannt ist und in der elektronische Musik gespielt wird. Das Mauerwerk ist außerdem dafür bekannt, dass man dort nicht kontrolliert wird. Ein verruchter Schuppen mit jeder Menge wilder Geschichten dazu!

Bevor wir uns auf den Weg machen, gehen Tomsen, Tino und ich noch einmal was ziehen. Es ist ein besonderes Gefühl, verboten und zugleich irgendwie schon nach einem Mal selbstverständlich: Pep ziehen. Dieses geheimnisvolle Drumherum fühlt sich gut an. Bevor ich Tomsen kennengelernt habe, kannte ich so etwas wie

Amphetamine nur aus dem Fernsehen, und jetzt bin ich selber mittendrin. Ein cooles Gefühl: Dome, eine echt coole Sau!

Dome, das ist mein neuer Spitzname. Der passt besser zu meinem neuen Image.

Von der Wirkung spüre ich immer noch nichts, aber ich bin nervös und aufgekratzt. Ich weiß auch gar nicht, wie es sich anfühlt, drauf zu sein.

Wir gehen ein Stück die Straße hinunter und setzen uns, wo es relativ finster ist, auf eine Bank. Die nächste Straßenlaterne ist ein paar Meter entfernt. Die Sterne funkeln. Ich kann mich nicht erinnern, wann die Sterne das letzte Mal so hell gefunkelt haben. Meine Beine zappeln, und ich springe mit leisem Gelächter um die Bank herum. Tomsen zieht komische Grimassen, die ich im düsteren Licht nicht richtig erkennen kann.

Tino bereitet alles vor. Er legt die Linien doppelt so groß und insgesamt sechs Stück. Jeder zwei!

Mein Handy klingelt tierisch laut, und mir läuft es eiskalt den Rücken hinunter.

Bianca ist dran. »Schatzi, bist du noch mit deinen Freunden unterwegs? Ich hab meinen Eltern gesagt, dass ich heute bei dir schlafe. Wo seid ihr denn? Ich will mit.«

Bianca ist meine feste Freundin: blonde Haare, blaue Augen, echt süß. Das Problem ist nur, dass Anna heute mit dabei ist. Und ich schlafe mit beiden. Anna weiß das, aber Bianca nicht. Hoffentlich hält Anna dicht.

»Ja, treffen wir uns an der Frankenstraße, in einer halben Stunde.«

Ich ziehe. Ein Nasenloch, eine Linie.

»Wo wart ihr denn, was habt ihr gemacht?«, fragt Anna, als wir zurückkommen.

Wir geben keine Antwort.

»Wir müssen jetzt zur Frankenstraße fahren. Bianca abholen!«

Ich erwarte, dass Anna protestiert und ich mich auf eine Diskussion einstellen muss, aber sie verzieht keine Miene.

Wir betreten die U-Bahn. Das Licht ist grell. Tomsen und Tino haben einen seltsamen Blick drauf, und ich habe richtig Lust, mich zu schlagen. Zwei bis drei Leute, die Stress machen. So Mobber. Das wär's jetzt! Ich setze mich hin. Ich zapple nervös mit meinem Fuß. Mein Mund ist extrem trocken, trotzdem habe ich keinen Durst. Wann wirkt das Zeug endlich?

Als wir ankommen, steht Bianca bereits da. Ich freue mich total, sie zu sehen. Im Hopserlauf stürme ich auf sie zu und reiße sie fast um.

»Schatz, wie war dein Tag?«

Bevor Bianca antworten kann, stelle ich ihr schon die nächste Frage.

»Wie geht es deinem Bruder? Kifft der noch?«

Ohne die Antwort abzuwarten, drehe ich mich von ihr weg, stelle mich vor die anderen, die hinter uns laufen, reiße die Arme hoch. Tomsen und Tino klatschen ab.

»Jetzt wird gefeiert! Zu Monsters of Jungle.«

Monsters of Jungle. Ich kann mir ehrlich gesagt nicht vorstellen, was das für eine Musikrichtung sein soll, aber egal.

Das Mauerwerk befindet sich direkt gegenüber vom Zoll an der Hauptstraße. Es ist ein altes Backsteingebäude, in dem es mehrere Räume gibt: den blauen Festsaal, in der Mitte den Musikverein und eine weitere Halle im ersten Stock, den Room. Am Ende des Gebäudes ist eine riesige Halle, in der meist türkische Hochzeiten gefeiert werden und wo wir auch unser Nachtreffen von der Jugendreise abgehalten haben. Das ist gerade ein Jahr her. Hätte mir damals einer gesagt, dass ich ein paar Monate später das erste Mal Speed ziehe, rauche und trinke, hätte ich ihn für total verrückt erklärt.

Monsters of Jungle spielen heute im Musikverein. Schon vom Parkplatz aus höre ich die dumpfen Bässe, die mir geil durch Mark und Bein fahren. Entlang des Mauerwerks stehen einige düstere Gestalten. Penner und Gesocks. All die Leute, vor denen unsere Eltern uns gewarnt hatten.

Ich laufe in der Mitte unserer Gruppe, ich bin zwar mittendrin, aber dennoch ist sie endlos weit weg. Je näher wir zum Musikverein kommen, desto intensiver knallt der Bass durch meine Blutbahn. Mein Herz pulsiert. Der Türsteher lässt uns durch, niemand kontrolliert ernsthaft. Anna und Bianca sind gerade mal fünfzehn, Torben, der auch noch irgendwo zu uns gestoßen ist, gerade vierzehn.

Als ich reinkomme, krieg ich sofort Gänsehaut. Ich schiebe meinen Unterkiefer hin und her. Der Musikverein ist langgezogen, direkt am Eingang ist die nicht sehr große Tanzfläche.

Der Nebel und die bunten Scheinwerfer verdecken das meiste, jedoch kann man Risse im Putz der Wände und an der Decke deutlich erkennen. Dahinter befinden sich alte, abgefuckte Sofas, ein Kicker und ein Fernseher, auf dem ein seltsamer chinesischer Zeichentrickfilm läuft. Ein Saustall.

Wir sitzen auf den Sofas. Bianca hockt sich sofort auf meinen Schoß und beginnt mich abzuknutschen. Zwei

Plätze weiter sitzt Anna. Das ist eine echt unangenehme Situation. Anna tut so, als würde es sie nicht stören, doch ich weiß nur zu genau, dass sie verletzt ist. Aber ich habe sowieso gar keine Lust zu sitzen, ich kann meine Beine kaum stillhalten, ich will endlich abgehen. Ich schwitze wie Sau, mein Mund ist staubtrocken.

»Mic Check ... 1, 2, 1, 2 ...«

»Ouh, es geht los! Es geht los, es geht los. Alle mitkommen!«, treibe ich alle an.

Ich weiß zwar nicht, was mich erwartet, aber ich packe Bianca und trage sie auf die Tanzfläche.

Der MC spricht ein paar Worte, dann setzt der Beat ein.

Die schnelle rhythmische Musik fährt mir durch den ganzen Körper. Ich tanze, wenn man das so nennen kann, so schnell und energiegeladen wie nie zuvor. Ich stehe direkt vor dem MC. Keinen Meter entfernt. Ich feuere ihn dermaßen an, dass ihm eigentlich angst und bange werden müsste.

Ich schreie: »Yeaaah, geh ab, Mann!«, und rudere wie wild mit meinen Armen. Ich singe die Texte mit, obwohl ich kein Wort verstehe. Ich nehme den schnellen Sprechgesang nur als »Ramanamanamanamanem« wahr, aber es ist gigantisch. Ich bin total druff und so in meinem Film, dass ich gar nicht bemerke, dass ich bereits seit fünf Stunden am Abtanzen bin. Hin und wieder kommen Anna oder Tomsen und tanzen eine Runde mit.

Tomsen rüttelt mich an der Schulter.

»Komm, Dome, mach mal Pause!«

Ich schaue ihn entgeistert an. Ich kann nicht aufhören, meinen Unterkiefer hin und her zu schieben. Mit total heiserer Stimme schreie ich: »Nein, Mann, ich kann nicht! Ich muss tanzen!«

Nach einer Weile kommt Teddy. Der MC hat schon einige Zeit aufgehört zu spielen, aber ich tanze weiter.

»Dome, komm, wir wollen gehen. Es ist halb sechs, und wir haben alle keinen Bock mehr. Die anderen sind schon draußen.«

Mir stehen dicke Schweißperlen auf der Stirn. Ich stehe still, aber alles um mich herum bewegt sich. Mein Herz hüpft auf und ab.

Tomsen und die anderen sitzen auf dem Boden vor dem Club. Draußen wird es bereits hell.

Ich strecke die Arme in die Luft und renne mit gebeugten Knien auf sie zu.

»Alter, war das eine geile Aktion!«

Alle schauen mich verständnislos an.

»Komm runter, Mann! Setz dich zu uns. Zieh mal am Joint«, sagt Tomsen.

Ich ziehe am Joint. Mein Mund ist dermaßen trocken, dass mir der inhalierte Rauch in der Lunge stecken bleibt. Meine Zunge brennt.

»Wäh! Hau ab mit dem Mist.«

Ich setze mich. Mein Kopf dröhnt, als würde einer von innen gegen meine Stirn hämmern. Mir ist kalt, obwohl ich immer noch wie verrückt schwitze. Ich habe das Gefühl, dass meine Augen jeden Moment aus meinem Kopf fallen. Ich bin auf einmal total fertig und will nur noch pennen.

Auf dem Heimweg kommen wir an einer Bäckerei vorbei und kaufen Brötchen. Ich versuche, ein Brötchen zu essen. Ich kaue bestimmt tausend Mal darauf herum, aber ich kann es einfach nicht runterschlucken. Mein Mund ist schrecklich pelzig, außerdem kann ich spüren, wie meine Zähne wachsen. Das ist ein verdammt komisches Gefühl. Ich frage Tomsen, was ich dagegen machen kann und ob das von dem Pep kommt.

Er lacht nur und klopft mir auf die Schulter.

Haschisch und Gras

»Eugen, kennst du mich noch?«, frage ich den bulligen Jungen im Supermarkt und packe ihn an der Schulter. Er dreht sich um.

»Fass mich nicht an, du ... Hey, Domi, was geht ab?« Als Eugen mich erkennt, umarmt er mich: »Wir haben uns ja ewig nicht gesehen.«

Eugen und ich kennen uns vom Judo. Wir waren eine Zeitlang richtig gute Freunde, nur haben wir uns dann aus den Augen verloren.

Früher bin ich mal mit ihm herumgezogen. Wir haben Süßigkeiten und Backwaren geklaut. Meist, wenn eine neue Lieferung kam und der Fahrer gerade mit Ausladen beschäftigt war, haben wir uns eine Kleinigkeit genommen. Ich hätte mir genauso gut etwas kaufen können, nur war das einfach spannender.

Ansonsten verarschten wir Leute. Wir bestellten Pizzas auf irgendwelche Namen, schickten Leute, die nach dem Weg fragten, in falsche Richtungen, bewarfen Leute mit Schokolade, Nüssen oder Gemüse und rannten lachend weg. Spielten gerne Fußball und zockten auf der PlayStation. Was man als kleiner Scheißer halt so macht.

Und jetzt, eine paar Jahre später, steht er vor mir im Supermarkt. Er boxt schon seit einigen Jahren, und genauso sieht er auch aus.

»Eugen, alte Socke, was geht denn so bei dir ab?«, frage ich ihn begeistert.

»Du weißt schon, mal hier und mal da, aber ich wohne gleich über dem Supermarkt. Hast du Bock, dann komm noch mit zu mir, ein wenig chillen und über alte Zeiten labern? »

»Ja klar, warum denn nicht!«

In seiner Wohnung angekommen legt er erst einmal Musik auf.

»Weißt, auf was ich total abgehe?! Auf Aggro Berlin. Sido, B-Tight und Fler. Das ist genau mein Ding.«

»Ja, Mann, korrekt, hau rein«, füge ich nur hinzu.

Aggro Berlin. Deutscher aggressiver Hip-Hop. Party und Drogen. Das ist inzwischen auch genau mein Ding. So will ich auch mal werden. Ich will das erleben, wovon die Rapper in ihren Texten sprechen.

Wir hören die Aggro-Berlin-CDs rauf und runter.

Und da kommt er dann, der Song *Endlich Wochenende* von Sido:

Endlich Wochenende, unendlich viele Drogen nehmen. Endlich Wochenende, die Welt mit anderen Augen sehen. Endlich Wochenende, los, wir werden high. Endlich ist wieder 'ne Scheißwoche vorbei!

Geil, Mann – ich will auch! Ich kleide mich immer mehr wie Sido und B-Tight: weite Klamotten, Sonnenbrille, Durack (so eine Art Kopftuch mit Schnüren dran, das man unter einer Cap trägt) und Cap. Einen auf aggro machen, zeigen, dass man mit mir nicht machen kann, was man will.

***

Mit Eugen und seinen beiden Homies, Ruslan und Pavel, beginnt ein neuer Abschnitt in meinem Leben.

Wir sind bei Ruslan zu Hause. Er wohnt bei seinen sehr strengen Eltern in einem schicken Haus etwas außerhalb von Nürnberg. Um von der S-Bahn dorthin zu gelangen, müssen wir ein Stück durch den Wald und dann über ein Feld laufen. Mitten im Wald holt Ruslan eine Tüte unter Ästen hervor. Darin ist eine kleine Bong versteckt.

»Ich hab guten Shit dabei, Jungs. Wir ziehen erst einmal einen durch«, sagt er.

Meine bisherigen Freunde, ich meine Homies, kiffen zwar hin und wieder, aber mich hat das bisher nie so interessiert. Ich habe auch ein paarmal an einem Joint gezogen, aber ich habe nichts gespürt, im Gegensatz zum Alkohol. Andererseits interessiert mich das mit der Bong schon. Also halte ich mit meinem Finger das Kickloch zu. Ruslan gibt Feuer, und ich ziehe. Als sich im Rohr der Rauch sammelt, sagt er: »Lass das Kickloch los und saug alles ein.«

Genau in diesem Moment denke ich an meinen Vater: *Fang niemals das Rauchen an!* Im selben Moment, in dem er das sagte, zog er an seiner Zigarette und nahm einen Schluck aus seiner Bierflasche.

Wie durch ein Katapult schießt mir der Rauch in die Lunge. So stark, dass sich beim Ausatmen ein drückendes und blockierendes Gefühl in meiner Lunge und in meinem Kopf bemerkbar macht. Ich muss voll abhusten und mich dabei fast übergeben. Alle lachen. Trotzdem will ich noch einen Kopf rauchen.

Der zweite fährt noch heftiger ein. Zuerst verfalle ich in Schnappatmung. Dann werde ich total relaxed. Ich strahle übers ganze Gesicht. Dieses Gefühl ist der Hammer. Ich fühle mich wie eine Schneeflocke im Wind. Alles ist so neu, so spannend und so aufregend.

Wir gehen zurück zu Ruslan. Anna, die auch mit dabei ist, raucht als Einzige nicht. Sie findet das scheiße. Auf dem Weg zurück zu Ruslan hat sich die Umgebung verändert. Der langweilige Wald ist plötzlich total spannend, und ich muss die ganze Zeit über Anna lachen, weil ich finde, dass sie wie eine Ente läuft. Ruslan, Eugen und Pavel haben die Mützen nach oben gezogen und sehen aus wie Zwerge. Alles ist einfach zum Totlachen, so frei habe ich noch nie gelacht.

Ruslan tanzt vor dem Haus, und wieder lachen wir lauthals. Alles ist so unkompliziert. Wir machen Party und fressen den ganzen Kühlschrank leer. Das schmeckt alles göttlich, und ich kann einfach nicht aufhören, zu essen. Alles durcheinander: Schnitzel, Wurst, Pommes, Reis, Schokolade, Chips. Die doofe Katze der Eltern sperren wir in die Waschmaschine, weil ich eine starke Katzenhaarallergie habe. Zum Glück sind Ruslans Eltern nicht zu Hause, denn die hätten uns die Hölle heißgemacht.

In seinem Zimmer lauschen wir den satten Klängen von *Sandstorm* von Darude. So Technozeugs habe ich vorher nie gehört, aber ich finde es richtig geil. Das wird unser Lied.

Und unser Ritual wird das Kiffen.

Auf einmal hänge ich jeden Tag am Bahnhof mit Leuten herum, die ich vor zwei Jahren noch gemieden hätte. Am Wochenende gehen wir nun regelmäßig in eine Karaoke-Bar. Dort sitzen meine drei Russen und ich total zugedröhnt an einem Tischchen um eine kleine Cola herum. Wenn wir nichts zum Kiffen haben, was ziemlich oft der Fall ist, trinken wir kalten Glühwein aus dem Tetrapak.

Unsere spontane Party hat Ruslan zwei Wochen Hausarrest eingebracht. Nachdem er den überstanden hat, treffen wir uns alle natürlich gleich wieder und fahren nach Roth zu seiner Connection, um Stoff zu kaufen. Diesen rauchen wir gleich dort an Ort und Stelle am Rother Friedhof. Das ist irgendwie total strange, aber cool.

»Ey, Jungs, ich muss los, ich treffe mich um sechzehn Uhr mit Anna am Hauptbahnhof, wir wollen ins Kino.«

»Ach was, Digger, chill noch mit uns. Wir kommen auch mit zum Bahnhof.«

Ich und Ruslan tanzen die ganze Zeit, und wir kommen auf die Idee, Verstecken zu spielen. Anna, die mittlerweile seit zwei Stunden am Bahnhof warten müsste, habe ich total vergessen. Als es mir wieder einfällt, rufe ich sie an. Gleich bekomme ich Gegenwind: »Bist du schon wieder mit deinen verdammten Kifferfreunden unterwegs? Ich warte hier schon seit Stunden. Ich bin total sauer auf dich, was soll die Scheiße!«

»Bleib mal locker, ich bin auf dem Weg. Bitte warte, ich bin gleich da«, beruhige ich sie. Als wir in der S-Bahn sitzen, starren wir uns eine Zeitlang an. Wir gehen wortlos Richtung S-Bahn-Toilette. Zu viert quetschen wir uns in den kleinen Raum und machen eine Mischung fertig. Weil einfach kein Platz ist, stehen Pavel und ich auf der Toilette. Ich öffne das Fenster, um den Rauch hinauszublasen. Der geht aber alles andere als raus, und in null Komma nix steht der Raum voller Qualm.

»Der Rauch zieht bestimmt unter der Tür durch«, stellt Eugen sachlich fest. Das finden wir natürlich wieder superwitzig und lachen. Da hämmert es an der Tür.

»Pack die Scheiße weg!«, rufe ich.

Ich sehe, dass wir in den Hauptbahnhof einfahren. Als der Zug hält, sperrt Ruslan die Tür auf, Eugen wirft sich gegen sie. Der Mann davor fällt um, und wir rennen aus dem Waggon und verschwinden in der Menschenmenge. Pavel hat die Bong in der Hand, die er unter seinem Mantel verschwinden lässt. Zum Glück war das nur ein Passagier und nicht der Kontrolleur. Wir rennen wie aufgescheuchte Hühner durch den Bahnhof und lachen wie die Irren, total verpeilt mit knallroten Augen. Wir trennen uns, und ich laufe zu Anna.

»Peace, Jungs, bis zum nächsten Mal«, rufe ich rückwärts laufend durch die Halle. Anna ist total schockiert über mein Aussehen und mein Benehmen. Ich dagegen empfinde ihr Entsetzen als cool, es gefällt mir richtig.

Die Zeit mit den Russen geht nach ein paar Monaten zu Ende, dann verlieren wir uns alle wieder aus den Augen. Was mir bleibt, ist die Erinnerung und das geile, erfüllende Gefühl, wie es ist, Teil einer Bande zu sein. Das ist mehr als Bekanntschaft, es ist auch irgendwie mehr als Freundschaft, es ist einfach etwas Besonderes. Geht es dem einen schlecht, geht es allen schlecht. Hat einer Probleme, haben die anderen sie auch. Irgendwie so wie in einem Musketier-Film.

Aber jetzt will ich nicht nur Teil einer Bande sein, ich will der sein, der sie anführt!

***

Inzwischen kiffe ich täglich. Die anfängliche Abneigung gegenüber Marihuana hat sich in Zeitvertreib, Hobby, Leidenschaft, Lebensgefühl verwandelt. Es hilft mir, meine Gefühle abzutöten, quasi in Rauch aufzulösen. Natürlich verschwinden die Probleme und die Gedanken nicht im Rauch, aber ich kann ja einfach immer wieder nachlegen.

Das Krasseste, was ich völlig aus meinen Gedanken wegkiffte, war der Tumor meiner Mutter. Das Schicksal meinte es nicht gerade gut mit ihr. Zu ihrer Angststörung kam ein saufender Ehemann, der sich vom Traumpartner in einen Alptraum verwandelte und sie mit psychischer Gewalt unterdrückte.

Meine Mutter hat, seit ich denken kann, immer gesundheitliche Beschwerden gehabt, fast wöchentlich war sie beim Arzt. Als ob das nicht reichte, bekam sie irgendwann die Diagnose Krebs obendrauf. Meine Erinnerung an diese Zeit habe ich fast restlos weggekifft. Ich kann mich nur an einen einzigen Besuch im Krankenhaus erinnern. Lange blieb ich nicht zu Besuch, aber die paar Minuten, die ich bei ihr im Zimmer war, konnte ich tapfer bleiben.

Ich versuchte sie zu trösten. Das Nächste, was ich weiß, war, dass ich total bekifft auf der Wiese vor dem Krankenhaus gelegen bin und Rotz und Wasser geheult habe. Was danach passiert ist, auch wann und wie meine Mutter wieder nach Hause gekommen ist, weiß ich nicht mehr. Ich kann mich weder daran erinnern noch daran, wie es mir, wie es uns allen ging. Alles weg.

Doch die rot unterlaufenen, tränenden Augen meiner Mutter werde ich nie vergessen.

Bianca

Ich bin gerade auf der Arbeit, Autos saubermachen, als Bianca plötzlich vor mir steht.

»Hallo, Dome, wie geht's?«

Verwundert schaue ich sie an. Fast drei Monate habe ich von ihr nichts gesehen und gehört. Das unfreiwillige Zusammentreffen zwischen ihr und Anna damals im *Mauerwerk* hatte leider zur Folge gehabt, dass mein doppeltes Spiel aufgeflogen war. Ich musste mich für eine entscheiden und habe Bianca den Laufpass gegeben. Zwischendurch hatte ich allerdings noch einmal mit ihr geschlafen, als Anna auf Klassenfahrt war. Ich sagte Anna natürlich nichts davon und hoffte, Bianca würde auch dichthalten.

Genervt antworte ich ihr: »Bianca, was willst du denn hier?«

Sie kramt in ihrer Tasche und präsentiert mir ein Ultraschallbild: »Du wirst Vater!«

Ich werde leicht panisch.

»Was redest du denn jetzt für einen Scheiß? Als ob ich der Vater von dem Kind bin, so ein Schwachsinn. Und außerdem sind wir schon seit Monaten auseinander!«, beharre ich.

»Dann schalt mal dein Hirn ein und rechne zurück, dann wird dir schon ein Licht aufgehen!«

Ich schüttle den Kopf und greife nach der Bürste.

»Dann helfe ich dir mal auf die Sprünge: Anna? Klassenfahrt? Klingelt es da bei dir?«, ruft Bianca.

»Willst du mich jetzt verarschen, oder was? Du hast doch gesagt, du nimmst die Pille?«

»Tja, die habe ich dann wohl vergessen zu nehmen.« Bianca lacht dreckig. »Jetzt überleg doch mal, wir beide passen viel besser zusammen, und jetzt bekommen wir ein Kind und gründen eine Familie.«

»Hast du jetzt total einen an der Klatsche? Du bist gerade fünfzehn und ich siebzehn. Du musst das Kind auf jeden Fall abtreiben. Und keiner darf etwas davon erfahren, schon gar nicht meine Eltern.«

Aber Bianca reagiert gar nicht darauf. Ihr ist es anscheinend völlig egal, dass mir mein Vater den Kopf abreißen wird.

»Am besten zeige ich gleich mal deinem Vater, dass du mich geschwängert hast.«

Ich packe mir erst an die Stirn und gleich darauf Bianca am Arm. »Ist ja schon gut. Wir reden heute Abend. Ich komme zu dir, aber du musst jetzt verschwinden.«

Bianca drückt mir einen Kuss auf die Wange. Sie läuft im angedeuteten Hopserlauf die Einfahrt hinunter, dreht sich um und säuselt: »Ich wünsche dir noch einen schönen Tag, mein Schatz!«

»Pah, du kannst mich mal, du blöde Hure!«, rufe ich ihr hinterher. Allerdings so leise, dass sie es nicht hört.

Den ganzen Tag denke ich darüber nach, was ich jetzt machen soll. Das Kind muss weg, und meine Eltern dürfen auf keinen Fall was davon erfahren.

Am Abend versuche ich noch mal, mit Bianca zu reden, aber sie lacht mich nur aus. Am liebsten würde ich ihr eine knallen. Mit Ehrlichkeit komme ich bei ihr einen Scheißdreck weiter, also spiegele ich ihr die große Liebe vor und dass ich mit Anna Schluss gemacht habe.

Bianca ist im zweiten Monat schwanger, ich habe also noch genau einen Monat Zeit, um sie davon zu überzeugen, das Baby wegmachen zu lassen.

Irgendwann willigt Bianca schließlich ein. Wir beide fahren mit ihrer Mutter, die wir eingeweiht haben, in die Abtreibungsklinik. All das während meiner Mittagspause, aus der ich zwei Stunden zu spät wiederkomme.

Am Abend telefoniere ich mit Bianca, um sicherzugehen, dass alles glattgelaufen ist. Danach melde ich mich nicht mehr bei ihr. Sie ruft noch hundertmal an, aber ich lege einfach immer wieder auf. Immer und immer wieder, bis sie es irgendwann aufgibt.

Ich habe gelogen, dass sich die Balken biegen. Ich habe durch meine Lügen das bekommen, was ich will. Und ich merke, dass mir das gefällt! Ich merke, dass man mit Lug und Betrug wesentlich effektiver an seine Ziele kommt.

***

Von Bianca selbst höre ich zwar nichts mehr, allerdings hetzt sie mir Heiner auf den Hals. Heiner ist fett, hässlich und bekannt dafür, den ganzen Tag rumzuhängen, Leute abzuziehen und mit jedem Stress anzufangen. Außerdem hat er ständig Bianca angemacht, als wir noch zusammen waren. Vor ihr hatte ich immer eine große Klappe.

»Soll er doch kommen, dieser Heiner, ich mach dem schon klar, dass du mein Mädchen bist. Die fette Wachtel kriegt ein paar hinter die Löffel.« Bla, bla, Fresse weit aufreißen konnte ich schon immer gut. Ich hatte natürlich darauf spekuliert, diesen Heiner niemals zu treffen.

An einem Freitagabend ist es dann so weit. Ich bin mit Anna beim Griechen essen gewesen. Auf dem Nachhauseweg kommt uns eine Gruppe pöbelnder Jugendlicher entgegen.

Ich nehme Anna bei der Hand und will schnellstmöglich der Situation aus dem Wege gehen. Ein paar Meter weiter versperrt uns ein übel dicker Junge mit breiten Klamotten und einer Kapuze über dem Kopf den Bürgersteig. Er hat einen Stein oder so etwas in der Hand, den er immer wieder in die Luft wirft und wieder auffängt. Er ist ein Stück kleiner als ich. Da ich die Stärke meines Gegners anhand seiner Körpergröße berechne, sage ich selbstsicher:

»Lass mich durch!«

Null beeindruckt schubst er mich. Ich stolpere gegen einen Stromkasten. Hinter dem Jungen kommt ein weiterer zum Vorschein, zwei andere machen den Weg hinter uns dicht. Anna steht neben mir und schreit den Dicken an: »Lass ihn in Ruhe. Er hat dir nichts getan!«

Mir ist es todpeinlich, dass Anna mich verteidigt, also sage ich cool: »Lass mal, ich klär das schon!«

Ich habe keine Ahnung, wer das ist und was der von mir will.

»Du erkennst mich nicht, oder? Ich bin Heiner. Du erzählst herum, dass du mit meiner Mutter gefickt hast und mir ohne Probleme die Zähne einhaust.«

Ich schlucke und werde nervös.

»Was redest du? Ich habe gar nichts über dich gesagt. Ich kenne dich nicht mal«, sage ich. Mir wird schlagartig klar, dass ich gleich zum ersten Mal etwas auf die Fresse bekommen werde. Ich versuche mich herauszureden.

Die anderen ziehen inzwischen Anna aus dem Kreis und halten sie fest. Heiner steht direkt vor mir, abhauen ist nicht. Ich sollte Heiner mit aller Kraft eine in die Fresse hauen, aber das traue ich mich nicht. Ich bin starr vor Schreck.

»Na, jetzt hast du wohl keine große Klappe mehr, Hurensohn!«

Ich sehe, wie Heiner seine Hand geballt hat. Kurz schaue ich zu Anna, da bekomme ich seine Faust aufs Auge. Sein Schlag hat so eine Wucht, dass ich volles Rohr gegen den Stromkasten taumele. Aus meinen Augen schießen die Tränen. Die Meute lacht! Heiner packt mich am Kragen und drückt mich gegen den Kasten. Aus seiner Tasche fummelt er ein Schnappmesser, das er mir vor die Augen hält. Ich schnappe nach Luft.

»Du kleiner Pisser, du hast dich mit dem Falschen angelegt.«

Ich habe panische Angst und rechne damit, dass er mir das Messer in den Bauch rammt. Da reißt sich Anna los, schubst Heiner weg und stellt sich mit ausgestreckten Armen vor mich.

»Lass ihn in Ruhe!«, brüllt sie ihn an.

Heiner sieht mich verwirrt an. Genauso wie ich ihn. *Krass, was die sich traut!*, denken wir wohl beide. Die anderen stehen ebenso stumm daneben, keiner sagt oder macht etwas.

»Ohoo, jetzt stellt sich deine kleine Hure schon vor dich!«

Heiner fuchtelt ein wenig mit seinem Messer herum, bis er es grinsend wieder in die Hosentasche steckt.

»Du kannst echt froh sein, dass du eine Freundin hast, die auf dich aufpasst. Aber du kannst dir sicher sein, ich erwische dich, wann immer ich will!«

Reiner und seine Jungs sind weg, aber der Schreck sitzt mir immer noch tief in den Knochen. Ich verstehe, besser gesagt will nicht verstehen, wieso ich mich nicht wehren konnte. Dabei weiß ich die Antwort ganz genau – Angst! Ein scheißbeschissener Angsthase bin ich. Mann, schäme ich mich, ich ziehe mir meine Kapuze tief über den Kopf ins Gesicht, damit keiner mein Auge sieht. Es ist komplett zugeschwollen und pocht wie blöd. Und das von einem einzigen Schlag. Ich habe mich wie ein Mädchen verhalten. Nein, falsch, denn Anna hat sich vor mich gestellt und mich beschützt. SIE hat MICH beschützt! Wie erbärmlich ist das denn? ICH muss auf mein Mädchen aufpassen können. Vor allem, weil ich immer so eine große Fresse habe.

Meinen Freunden und denen aus der Arbeit erzähle ich eine Heldengeschichte; dass mein Auge auf einen Trainingsunfall zurückzuführen sei. Das Auge heilt relativ schnell, aber meine Angst wächst. Um mich zu schützen, besorge ich mir ein Messer und Pfefferspray. Das Messer in der Hosentasche zu haben, es bei mir zu tragen, gibt mir ein Gefühl der Sicherheit. Messer und Pfefferspray, diese zwei Dinge habe ich ab sofort immer dabei: beim Einkaufen, auf dem Weg zum Sport und natürlich auch in der Disco.

***

Bis jetzt wurde ich noch nie in einer Diskothek von einem Türsteher kontrolliert. Ausweis vorzeigen und rein ins Vergnügen, ganz einfach. So denke ich auch, als ich mit Anna und Pete abends wieder losziehe.

Pete kenne ich von früher, wir hatten uns eine Weile aus den Augen verloren. Über MSN sind wir dann wieder in Kontakt gekommen und haben uns ein paarmal zum Saufen verabredet.

Wir gehen also ins IP. Das IP ist eine Disko in der Nähe des Frankenstadions. Dort wird überwiegend Hip-Hop gespielt, und der Wodka-Energy kostet gerade einmal eins fünfzig. Wir stehen in der Einlassreihe, und ich halte meinen Ausweis bereit. Das Pfefferspray und mein Messer stecken in der Hosentasche.

Als ich an der Reihe bin, strecke ich dem Türsteher meinen Ausweis entgegen. Wie einen diese Trottel dann immer begutachten, entbehrt nicht einer gewissen Komik. Offensichtlich nix im Hirn, aber steif von oben herab, als wären sie Ali Baba. Die wissen nichts über dich, sehen dich zwei Sekunden doof an und entscheiden, ob du rein darfst oder nicht. Allein die Fressen von Türstehern sind immer gleich.

Der Mann in Schwarz sieht sich also das Foto auf meinem Ausweis an, dann blickt er mir tief ins Gesicht. Dreimal, viermal. In der Zeit hat sein Kollege schon drei Leute durchgelassen. Ich stehe auf der vorletzten Stufe der Treppe. Mit meinen eins zweiundsiebzig komme ich mir eh schon ziemlich klein vor, ich geh dem Bomberjackenträger vor mir gerade mal bis zur Brust, wenn überhaupt.

»Leer die Taschen aus, Junge!«, befiehlt mir der Förderschulabbrecher.

Ich zeige brav meinen Geldbeutel, mein Handy und meinen Schlüssel.

»Ist das alles?«, fragt er mich.

»Ja klar. Mehr habe ich nicht dabei«, lüge ich ihm ins Gesicht.

Er tastet mich ab, greift in meine Tasche, guckt aggro und sagt: »Ach ja, und was ist das? Willst du mich verarschen, oder was? Was hast du damit vor?«

»Das ist nur zur Selbstverteidigung!«, antworte ich knallrot.

Der Türsteher blickt zur Seite, holt einmal tief Luft, legt seine schwere Hand auf meine Schulter und sagt zu mir: »So kommst du in keinen Club rein, Junge, was ist los mit dir? Wenn es im Club Ärger gibt, kommst du zu mir. Dafür sind wir ja schließlich da.«

Dann konfisziert der Dicke Messer und Spray und schiebt mich gönnerhaft in den Club.

Mit Anna und Pete geht es sofort ab an die Bar. Wir leeren einen Wodka-Energy nach dem anderen. Schon bald drücken die Drinks gewaltig auf die Blase. Ich steuere Richtung Toiletten und bin bereits ziemlich am Wanken, kann keine gerade Linie mehr halten. Die Kloschüssel kann ich auch nicht richtig fixieren, also pinkele ich einfach drauflos. Ich pisse nahezu alles voll: die Wände, den Boden und einen Teil meiner Hose. Standard.

Dann aber reiße ich die Toilettentür auf und trete aus der Kabine, als würde ich zu einem Boxkampf einlaufen. Bauch rein, Brust raus. Hier kommt der Pimp.

Ich blicke nach links. Augenbraue hoch, ich blicke nach rechts und bekomme direkt eine vor den Latz geknallt. Ich gerate ins Wanken, versuche das Gleichgewicht zu halten und knalle voll gegen die Tür. Fuck, was war das denn?!

Schon packt mich jemand am Kragen und drückt mich

gegen die Wand. Er ist etwa einen halben Kopf größer als ich und sieht dem Heiner verdammt ähnlich: bleich, fett, schwabbelig und mit ziemlich viel Kraft im Arm. Aber irgendwas stimmt nicht, das ist nicht Heiner, der Penner, den hier habe ich noch nie zuvor gesehen. Was will der von mir?

»Heiner schickt mich, ich bin sein Cousin. Er hat mir von dir erzählt, und jetzt ficke ich dich!«

Schlagartig bin ich nüchtern. Mein Herz rast, mein Atem wird schwerer. Ich habe immer gewusst, dass so was mal passieren wird. Dieser dumme Wichser von Türsteher. Wo ist er denn jetzt?

Der Fettsack will mir erneut ins Gesicht schlagen. Ich bekomme gerade noch so meinen Kopf weg, so dass er volle Möhre gegen die Wand boxt und aufschreit. Ich reiße mich los, rase aus der Toilette und tauche in der Menge ab. Über einen Umweg steuere ich auf Anna zu, die sich gerade umdreht und in mich reinläuft. Ihr Getränk fällt auf den Boden. Völlig hysterisch packe ich sie und zerre an ihr herum.

»Was ist denn los?«

»Das erkläre ich dir später!« Damit schleife ich sie direkt ins nächste Taxi. Ab nach Hause, ohne Jacken abzuholen oder Pete Bescheid zu sagen. Voll der Pimp halt.

Wieder einmal bin ich knapp davongekommen und wieder habe ich es nicht fertiggebracht, mich zu wehren. Der Karateunterricht ist so was für den Arsch, und Waffen bringen mir auch nichts, solange ich immer den Schwanz einziehe und wie ein feiger Hund davonrenne. Ich muss endlich lernen, mich zu verteidigen.

***

Ich beschließe also, mich zu prügeln. Theoretisch weiß ich schon, wie das geht, mir fehlt nur ein Trainingspartner, der sich regelmäßig prügelt, dem alles scheißegal ist. Jemand wie Torben.

Mit Torben und einigen seiner kaputten Freunde treffe ich mich von nun an regelmäßig in seinem Hof. Mit Boxhandschuhen prügeln wir aufeinander ein. Der Hof ist nicht gerade groß, ein kleiner Hinterhof mit grauen, moosbewachsenen Wänden und kleinen ranzigen, übereinander aufgereihten gelblichen Balkonen.

Meinen ersten Kampf bestreite ich gegen Torbens Kumpel Boldan. Ich halte die Boxhandschuhe eng vor mein Gesicht. Mit der linken Hand taste ich mich zögernd vor, ein paar leichte Schläge setze ich ab und versuche, Körpertreffer zu landen. Die Schläge, die von Boldan kommen, gehen meist in meine exzellente Deckung. Torben sieht sich das einige Minuten an, dann schreit er genervt:

»Stop, ihr Schwuchteln, was macht ihr denn? Soll das vielleicht ein Kampf sein? Ich zeig euch mal, wie das geht!«

Torben zieht meine und Moritz zieht Boldans Handschuhe an. Moritz geht in die gleiche Position wie ich. Handschuhe vors Gesicht, langsam vorwärtstasten. Und immer schön tänzeln. Beinarbeit ist extrem wichtig! Torbens Arme hängen an ihm herunter wie zwei nasse Handtücher, und er sieht Moritz müde an. Bevor Moritz dazu kommt, Torben einen Treffer zu verpassen, zieht Torben mit der Rechten auf und schlägt volle Kanne auf Moritz' Deckung ein. Immer und immer wieder, bis sie einknickt und sein Gesicht frei liegt. Dann prügelt Torben mit beiden Händen auf Moritz ein, bis der zusammensackt und zu Boden geht. Ich versuche Torben zu beruhigen.

»Torben, Mann, hör auf, ich hab es ja verstanden!«, rufe ich geschockt und begeistert zugleich. Torben lässt von Moritz ab, reißt die Arme in die Höhe und tanzt durch den Hof wie ein Champion.

»Fuck, jaaa! Genauso läuft das. Ohne zu überlegen, immer auf die Fresse. Bam, bam, bam!«

Von da an schlage ich mich regelmäßig mit Torben und lerne viel. Wenn es hart auf hart kommt, bin ich bereit.

Ecstasy

Der Zug aus Karlsruhe fährt auf Gleis zwei ein. Ich stehe am Nürnberger Hauptbahnhof, um Tomsen abzuholen. Heute wollen wir in seinen achtzehnten Geburtstag reinfeiern, und zwar auf dem Seeed-Konzert in der Fürther Stadthalle. Und das mit einer Menge geiler Partyknaller.

Kurz vor der Halle schlucken wir jeder eine Armani-Ecstasy-Pille. Das ist überhaupt erst das zweite Mal, dass ich mir Pillen einbaue. Das erste Mal war schon gut gewesen, aber heute will ich mich richtig abschießen.

Die Stimmung in der Halle ist super. Hunderte von Leuten und wir mittendrin. Nur, wann wirkt die Scheiße endlich? Wieder mal kann es mir nicht schnell genug gehen, oder sind die Pillen doch Schrott? Ich pfeife mir zur Sicherheit noch eine halbe rein. Als Seeed das Lied *Wildes Ding* spielen, kommt die Wirkung der Pille! Ein Blitz schlägt ein und schießt durch meinen Körper. Ein wahnsinniges Glücksgefühl überströmt mich, alles kribbelt, von der Sohle bis in die Haarspitzen. Meine Unterkiefer beginnen wilde Faxen zu machen. Ich kann nicht geradeaus schauen, und alles dreht sich. Ich könnte platzen vor Glück. Würde ich jetzt explodieren, würde mich das keine Sekunde überraschen. Ich sehe zu Tomsen rüber, und so glücklich habe ich ihn noch nie gesehen. Ein zappelnder Smiley, er fühlt hundertpro dasselbe wie ich.

Jeder hier ist auf einmal mein Freund. Mit jedem tanze ich. Ich umarme alle und jeden. Ich will mein Glück mit allen teilen, strahle die Leute wie blöd an, als wollte ich Kerzen damit anzünden. Dieses Kribbeln auf der Haut, unfassbar! So was erlebt man nur auf XTC.

Auch als Seeed nach einer guten Stunde ihren letzten Song gespielt haben, kann ich nicht aufhören, mich zu bewegen, und groove noch immer wie Weltmeister.

»Tomsen, Alter, das kann doch nicht wahr sein, dass die jetzt schon Schluss machen!«

»Doch, Mann, diese Wichser! Und dafür fünfundvierzig Euro Eintritt.«

Als wir dann am Ausgang sind, bemerke ich, dass ich noch immer nicht in der Lage bin, meine Beine, Arme und meinen Kiefer stillzuhalten. Erst mal eine rauchen. Wir kommen sofort mit anderen ins Gespräch. Ich bin superkontaktfreudig, kann einfach nicht aufhören, zu texten. Als Tomsen und ich mit einem Rasta sprechen und der uns irgendetwas von einem Radiosender erzählt und dabei Tomsen am Arm anfasst, fängt dieser plötzlich an zu schreien: »Du Wichser, ich mach dich platt!«

Auch ich bin auf einmal voll auf Stress aus, das kenn ich noch gar nicht von mir. Als wir aber Blaulicht blinken sehen, verduften Tomsen und ich. Nach ein paar Metern hat sich die Aufregung auch schon wieder gelegt.

»Alter, du hast in einer halben Stunde Geburtstag!«, sage ich zu Tomsen. Tomsen ist einen Monat älter als ich.

Wir gehen in die erstbeste Bar. Bestellen Sekt und stoßen an. Nachdem jeder von uns sich noch eine halbe Pille eingebaut hat, überkommt mich ein wahnsinniger Schub. Aber anders als auf dem Konzert. Tomsen und ich reden drei Stunden ohne Punkt und Komma über

Gott und die Welt. Zeitgleich. Wir rauchen eine nach der anderen, und ich höre stundenlang dasselbe Lied auf meinem MP3-Player: *Be without you* von Mary J. Blidge. Ich kann nicht aufhören, dieses Lied zu hören. Ich fühle die Melodie, ich bin die Melodie. Durch die Pillen ist das möglich.

Amsterdam

»Die Fahrscheine bitte!« Das waren die Worte des Busfahrers, der uns über Nacht ins Paradies aller gechillten Menschen fährt. Amsterdam! Tomsen, Gonzo und ich können es kaum erwarten. Dort gibt es alle möglichen Gras- und Shit-Sorten frei zu kaufen. Und es gab Magic Mushrooms, die sogenannten Zauberpilze. Was ich bereits kannte, waren Fliegenpilze. Als Kind lernt man, dass Fliegenpilze giftig sind und man daran sterben kann. Als Giftler lernst du, dass du dir die reinpfeifen musst, wenn die Party richtig abgehen soll. Ich selbst hatte bisher weder das eine noch das andere probiert, aber so was von Bock darauf!

»Ich bin schon so gespannt, Alter«, nerve ich Tomsen und ziehe ihn wie ein kleiner Junge am Ärmel. Ich freue mich, als würde ich gleich Willy Wonka treffen.

Gonzo, der mit Tomsen in Memmingen aufgewachsen ist und unbedingt mitfahren wollte, mag ich nicht besonders. Er ist groß, dünn und hat knallenge Hosen an, die nach unten hin immer breiter werden. Und Plateauschuhe. So Buffalo-Mädchentreter. Ich trag eher den Hip-Hop-Style! Hose in den Kniekehlen, Long Tees, meist 4XL, und eine schiefe Cap. Gonzo ist in meinen Augen einfach ein Loser. Kennt sich allerdings verdammt gut mit chemischen Drogen aus! Und jetzt ist er halt dabei, jetzt sind wir auf dem Weg nach Amsterdam. Was Tomsen Gonzo nicht verraten hat, ist, dass wir noch kein Hotel gebucht haben. Wir wollen das alles vor Ort machen. Hätte er das gewusst, hätte er bestimmt dauernd herumgeheult.

Die ganze Fahrt kann keiner von uns schlafen. Um uns herum nur Rentner und deren leises Gesumme und Geschnarche. Die wären eigentlich die perfekte Tarnung, um feinstes holländisches Gras mit nach Hause zu nehmen.

In Amsterdam angekommen suchen wir uns zuerst ein Hotel. Ein indischer Taxifahrer fährt uns zu mehreren Häusern, die aber alle ausgebucht sind.

»You are smoking Marihuana?«, fragt uns der Mann mit einer hämischen Lache.

»No, no, we are in Amsterdam only for sightseeing«, antworte ich mit einem noch fetteren Grinsen.

Der Taxifahrer lacht und gibt uns einen Flyer, auf dem der Greenlight District verzeichnet ist. Das sind einundzwanzig Coffeeshops, die es zu besuchen gibt. Und wir wollen sie alle in fünf Tagen durchmachen und so viel Gras paffen, bis es uns wieder aus den Ohren rauskommt.

Nachdem alle billigen Hotels und Jugendherbergen ausgebucht sind, bleibt uns nichts anderes übrig, als achtzig Euro die Nacht in einem Viersternehotel zu berappen. Gibt Schlimmeres. Richtig fettes Hotelzimmer mit Ausblick. Das hat Stil.

»Kommt, Jungs, jetzt ziehen wir los und besorgen uns endlich was zum Rauchen.«

Amsterdam ist eine total irre Stadt. Kleine gemütliche Häuser und Gässchen auf der einen, hochmoderne Bauten auf der anderen Seite. Mitten in der Fußgängerzone neben einem Sportgeschäft spielt eine Prostituierte hinter einer Glasscheibe an sich herum. Kein schlechter Start! Wir drei stehen mit offenem Mund da und starren auf das Bild, das sich uns bietet! Ich meine, hey, es ist gerade zehn Uhr vormittags. Wie geht es hier erst ab, wenn es Nacht wird?

Bis die Nacht hereinbricht, haben wir allerdings noch einiges zu erledigen: Purple Haze, Orange Bud, Super Skunk, Schwarzer Afghane, Mango Weed und Bubble Gum. Zuerst rauchen wir Mango und Super Skunk. Gonzo baut eine dicke Tüte. Der kann echt korrekte Joints bauen, das zumindest muss man der Schwuchtel lassen.

Schon nach zwei intensiven Zügen meint er allerdings: »Wuah, Leute! Ich bin total dicht!«

Er ist doch ein freizeittechnischer Chiller mit jahrelanger Erfahrung, wir können es kaum glauben. Andererseits hängen aber auch wir total in den Seilen. Der eine Joint hat echt gereicht, wir sind dermaßen prall. Das hält uns natürlich nicht davon ab, weiterzurauchen. Meine erste Anschaffung ist ein Glaspfeifchen. Das geht deutlich schneller, als einen Joint zu bauen.

Wir rauchen auf einer Bank mitten im Viertel, und immer wenn einer vorbeiläuft, versteckten wir schnell unser Material und versuchen, möglichst unauffällig zu wirken: an einem Ort, wo es ganz normal ist, einen durchzuziehen! Verpeilte *fucking German people*!

Alle zehn Meter befindet sich ein Headshop. Die gibt es hier häufiger als Supermärkte oder Fressbuden. Und direkt neben einem Blumenladen ist er dann: der Magic-Mushroom-Laden. Über dem Shop hängt ein riesiger Fliegenpilz. Der ganze Laden ist voll mit Dreißig-Gramm-Packungen voller Pilze: kolumbianische, hawaiianische, mexikanische, thailändische Pilze. Ich kann es gar nicht fassen. Ich springe auf und ab. An der Kasse steht ein kleines Brettchen mit vorgelegten pulvrigen Linien. Das ist ja wie beim Bäcker, wenn man irgendwelche Plunderstückchen probieren darf. Der Verkäufer erklärt uns mit seinem holländischen Akzent: »Das ist Herbal Speed und Liquid Ecstasy, auf natürlicher Basis hergestellt. Ihr dürft gerne probieren, Jongens.«

Wir bekommen Strohhalme zum Ziehen, und in null Komma nichts ziehen wir seine kompletten Proben weg. Es ist nicht wie das Speed, das wir kennen, aber irgendwie gut. Wir nehmen von allem etwas mit, bis auf die Pilze, die wollen wir am letzten Tag als krönenden Abschluss probieren. Das hier würde definitiv unser Lieblingsladen werden.

Am vierten und letzten Abend in Amsterdam will ich uns von meinem letzten Geld endlich die Magics kaufen. Wir haben uns durch sämtliche Grassorten gekifft und uns alle denkbaren Herbals reingepfiffen – sogar Koks stand auf unserer Getan-Liste. Aber die Magics haben wir uns aufgespart.

Ich habe schon viele krasse Storys gehört von Freaks auf Pilzen, die dachten, sie könnten fliegen, und dann aus dem Fenster gesprungen sind, oder natürlich die unvermeidlichen Berichte übers Hängenbleiben. Aber die Neugierde ist stärker, also gehen wir in die Pilze.

»Hallo, Jongens aus Deutschland«, begrüßt uns der Pilzshop-Mann mit seinem Mix aus Deutsch und Niederländisch. »Wie haben euch die Herbals gefallen? Wollt ihr welche für Deutschland mitnehmen?«

»Danke, uns geht es gut! Mitnehmen wollen wir nichts, aber heute ist unser letzter Abend und da wollen wir mal Pilze probieren«, antwortet Tomsen für uns alle.

»Pilze? Da seid ihr bei mir genau richtig, meine Freunde. Schaut euch einfach um. Drei Kühlschränke voller frischer Pilze.« Er geht voll ab, der Gute, und doziert ungefragt drauflos: »Hawaiianische sind im Prinzip genau wie LSD und nur für erfahrene Psychonauten. Diese solltet ihr nur in Begleitung von jemandem einnehmen, der nüchtern ist, okay? Verstehst du? Es kann auch geschehen, dass man zu viel von der Wirkung erwischt, darum muss einer aufpassen können!«

Voller Begeisterung lauschen wir den Worten des Meisters, und unser Respekt vor den Pilzen wächst. Also schlägt Gonzo vor: »Jungs, nehmen wir lieber die mexikanischen Pilze. Die habe ich schon ein paarmal in Memmingen probiert. Das war immer ganz witzig. Die anderen sind mir zu krass. Ich hab keinen Bock, wie Isaak in der Klapse zu landen!«

Isaak ist ein Kollege von Gonzo, der auf einem LSD-Trip hängengeblieben ist. Der sitzt seit fünf Jahren in der Psychiatrie. Er versucht dort angeblich, aus Papier ein Atomkraftwerk zu bauen.

Tomsen und ich sind einverstanden. Fünfzig Euro für dreißig Gramm frische Pilze.

»Na, dann wünsche ich euch viel Vergnügen und gute Reise. Aber denkt daran, Jongens, nehmt nicht zu viele auf einmal, und einer von euch sollte nüchtern bleiben. Das ist sehr wichtig! Versteht ihr?«

Mit diesen Worten verabschiedet uns der Hobbit, und wir stehen wieder mitten im Getümmel der Einkaufsgassen. Dass wir uns die Pilze definitiv einbauen und keiner von uns nüchtern bleiben wird, ist von vornherein klar. Nun spazieren wir schon eine Weile durchs Rotlichtviertel. Der Haken an der ganzen Geschichte ist, dass die Pilze frisch sind, frisch aus dem Kühler, also wegmüssen. Eine Kühlbox haben wir schließlich nicht dabei.

Wir stehen also mit unserer Pilzschale mitten im Hurenviertel. Vor uns drei blonde Damen mit prallen Titten, schmaler Taille und sexy Unterwäsche, um uns herum lauter Menschen. Unser Blick gilt dennoch nur den verschrumpelten Hütchen in unseren Händen. Die Magics sehen aus wie in einem Comic: ein langer, dünner weißer Stil mit einem orangeroten Kopf. Der hat die spitzkegelige Form einer Bombe aus *Super Mario*. In dem blinkenden Licht der *Girls Girls Girls*-Reklamen sehen die Pilze aus, als würden sie jeden Moment fliegen. Tomsen greift sich schließlich einen der Pilze und steckt ihn in den Mund. Es dauert nicht lange, bis er würgt. Gonzo schnappt sich auch einen, kaut ein paarmal drauf herum und spült ihn dann clever mit einem Schluck Wasser hinunter.

»Das ist megaeklig, aber so geht es, ohne dass du kotzen musst«, rät er mir.

Schließlich nehme auch ich mir meinen ersten Pilz. Der Magic ist noch schleimig, und der patronenförmige Kopf sticht mir förmlich ins Auge. Ich beiße ihn ab, kaue zweimal drauf und schlucke. Ein Stück des Pilzes bleibt zwischen meinen Zähnen hängen, und ich beginne zu würgen. Meine Augen tränen.

»Los, weiter«, feuert Gonzo mich an.

Wir stopfen uns nach und nach die Pilze in den Mund, kauen darauf herum, spülen das eklige Schleimknäuel mit Wasser runter und würgen. Jeder von uns isst fünf bis sechs Pilze. Genauso oft ist jeder von uns kurz davor, alles wieder auf die Straße zu kotzen. Irgendwie bekommen wir die Dinger dann endlich alle runter und steuern erschöpft durchs Rotlichtviertel. Jetzt warten wir auf den Trip. Das dauert bei psychedelischen Drogen ewig. Fast eine Stunde lang passiert überhaupt nichts.

Dann, wie auf Knopfdruck, fangen Tomsen und Gonzo auf einmal an zu lachen. Ohne ein Wort zu sagen, kugeln sich die beiden wie blöd. Das geht ungefähr zehn Minuten lang, und ich bin ziemlich angepisst, weil bei mir nix abgeht und ich mir etwas verloren vorkomme angesichts der idiotischen Kindsköpfe.

»Wieso lacht ihr Wichser die ganze Zeit! Wollt ihr mich verarschen, oder was?«, brülle ich die beiden an.

Auf einmal schießt mir ein greller Blitz direkt zwischen die Augen. BAMM! Ich zucke zusammen. Ich sehe Tomsen an, sein Gesicht verwandelt sich in ein Dreieck, und seine Stimme klingt wie Micky Maus, als hätte er gerade einen Zug aus einem Heliumluftballon genommen. Ich verstehe nicht, was er sagt, doch es hört sich zu komisch an. Gonzos Kopf sieht aus wie ein Vulkan, aus dem Funken fliegen. Jetzt lache auch ich, und prompt verschlucke ich mich. Sofort habe ich Todesangst, ich stocke und starre die beiden mit panisch aufgerissenen Augen an, gurgele irgendein unbeholfenes Zeug. Die beiden starren zurück, dann explodieren sie in einem Lachen aus Rotze und Tränen, halten sich die Bäuche und gehen vor mir in die Knie.

Plötzlich stehen wir wieder vor unserem Hotel. Wie wir dort hingekommen sind, ist mir ein Rätsel, gerade eben waren wir doch noch im Rotlichtviertel, und ich war dabei, zu ersticken.

Gonzo fuchtelt mit den Armen und stammelt herum. Ich kann die beiden eh nicht verstehen, ihre Stimmen sind total verzerrt. Tomsen und Gonzo gehen vor, ich taumele hinterher und kichere mir ins Fäustchen. Wir stehen vor der Rezeption, und Gonzo fragt irgendetwas, Tomsen steht daneben. Ich verstecke mich hinter den beiden und beobachte durch ihre Arme hindurch die Rezeptionistin. Ich bin ja der Meinung, dass ich unsichtbar bin, bis mir jemand auf die Schulter tippt. Ich zucke zusammen, drehe mich um und schreie kurz auf. Hinter mir steht ein großer, glatzköpfiger Mann, der einen Joint in der Hand hält. Ängstlich betrachte ich ihn. Seine riesige Nase schießt mir förmlich ins Gesicht.

»Was wollen Sie von mir?«

»Magic Mushroom, hä? Is good!«

Der Meister Propper lacht.

»Woher weiß der das?«, frage ich einen Zwerg neben mir.

Ich habe Schiss, dass er meine Gedanken lesen kann und sie mir klauen will. Also nichts wie weg in unser Hotelzimmer.

»Tomsen, Gonzo, kommt schnell, der ist nicht ganz dicht!«

Ich renne fünf Treppen hoch und biege links ab.

»Den habe ich abgehängt«, freue ich mich.

Weil ich es nicht schaffe, die Tür zu öffnen, muss ich warten, bis die anderen kommen.

»Alter, was läuft denn mit dir nicht richtig?«, fragt Tomsen grinsend.

»Ah, ah, keine Ahnung, Mann, der Typ war ein Spion oder so was. Der hatte einen komischen Blick. Los, mach die Tür auf.« Ich setze mich aufs Bett.

Fühlt sich irgendwie echt geil an, das Laken, denke ich mir und streichele das Bettzeug wie eine junge Katze.

Tomsen fängt wieder an zu lachen: »Du schaust aus

wie ein Zauberwichtel. Gonzo, gib dir das, seine Brille, die Nase und die Mütze wie ein meterlanger Zipfel.«

Er prustet und gackert vor sich hin.

»Ja, Mann, wie geil ist das?«, bestätigt Gonzo mit Tränen in den Augen.

Beide kugeln sich vor Lachen. Ich fühle mich wie ein ausgetrockneter Strudel.

»Ach, lasst mich doch in Ruhe, ihr seht beide aus wie sprechende Pilze«, entgegne ich genervt und breche im gleichen Moment selbst in Gelächter aus.

»Tri, tra, trullala, eins, zwei, drei, ich benutze mein Bett als Katapult und fliege durch den Raum!«, tönt Gonzo.

»Au ja, das ist ja eine phantastische Idee! Kommt, wir stellen die Betten gegenüber und fliegen von einer zur anderen Seite«, stachele ich uns an.

Die Betten stehen einen Meter auseinander, doch in unserem Zustand wirkt es wie der Todessprung.

»Und loooooos geht es!«

Gonzo schafft tatsächlich den Sprung und ich gleich hinterher.

»Tomsen, was ist los? Jetzt bist du an der Reihe!«, feuere ich ihn an.

»Ah, lassen Sie mich!«, schreit er und wälzt sich auf seinem Bett hin und her.

Seine Augen sind mehr oder weniger zu Schlitzen zusammengeschrumpft. Er erinnert mich verblüffend an Professor Bienlein aus *Tim und Struppi*.

»Ich muss am Montag arbeiten, ich habe alles vergessen. Die auf Arbeit flippen völlig aus. Ah, ah! Hilfe! Ich kann auch nicht mehr schreiben, ich habe alles vergessen!« Er heult in wilder Panik.

Ich weiß nicht, was ich tun soll, also springe ich gegen die Wand und versuche einen Rückwärtssalto, knalle aber mit dem Rücken auf den Boden und bekomme keine Luft mehr.

»Wir müssen hier raus! Ihr dreht ja alle völlig am Rad!«, kreischt Gonzo, packt uns am Kragen und zerrt uns nach draußen.

Die frische Luft peitscht wie ein Sturm um meine Ohren. Aber ... nicht unangenehm.

»Los, gehen wir noch mal ins Rotlicht. Ich muss bumsen!«, meint Tomsen. Keine Spur mehr von Panik.

»Was? Vor fünf Minuten konntest du nicht mal mehr lesen und schreiben«, meint Gonzo.

»Ja klar, erzähl mir doch keinen Scheiß!« Tomsen klingt ziemlich genervt.

»Los jetzt!«

Kurze Zeit später bleibt Tomsen plötzlich stehen.

»Ey, Jungs, ein Sexshop auf drei Ebenen, da müssen wir auf jeden Fall rein!«, sagt er.

»Auf jeden!«, stimmen wir zu und stürmen den Sexshop.

An der Decke der ersten Ebene hängen Dildos in allen Farben, Formen und Größen. Wir stehen fasziniert im Eingangsbereich des Ladens und bewundern die Dildos. Einer fliegt in Zeitlupe auf mich zu. Ich will ausweichen, doch ich kann mich nicht bewegen. Der *Black Hammer* erinnert mich an ein Raumschiff aus *Star Trek* und geht mir direkt durchs Gesicht.

In drehe mich um, weil ich wissen will, wo das Raumschiff hinfliegt. Gonzo, der zwei Meter hinter mir steht, duckt sich im selben Moment erschreckt.

»Alter! Habt ihr das gesehen. Der Dildo hätte mich

fast erwischt!« Tomsen und ich lachen. Wir sehen alle denselben Film. Irre!

Was sich wohl der abgemagerte Verkäufer denkt? Der Typ steht an seinem Tresen, vor ihm drei verstrahlte Jugendliche, die imaginären Dildos ausweichen! Er bleibt relativ unbeeindruckt; hat bestimmt schon einige kranke Dinge gesehen in dieser abgefahrenen Stadt.

»Ey, guys, was starrt ihr auf die Dildos? Do you like penis?«, fragt er uns in seinem gebrochenen Englisch.

Gonzo antwortet: »Yes, of course! Äh, we want to look!«

Tomsen schüttelt entnervt den Kopf und schlägt Gonzo gegen den Arm:

»Alter, Gonzo, was laberst du für eine Scheiße. Der hält uns für schwul, und du gibst ihm auch noch recht. Bist du noch ganz sauber?«

Gonzo schubst Tomsen und knurrt ihn an. Die sind kurz davor, sich zu hauen.

»Ey, ihr Pfeifen. Tragen wir das wie Männer aus! Hier, fangt!«

Ich werfe Tomsen und Gonzo jeweils einen Dildo zu. Die sind einen halben Meter lang und liegen schwer in der Hand, perfekt zum Fechten.

Ich stürme auf beide zu und schlage jedem mit dem Gummischwanz gegen den Arm, Tomsen sticht Gonzo den Dildo in den Bauch. Es entwickelt sich eine super Kampfszene quer durch den Sexshop. Ich bin begeistert. Bis wir schließlich die Videoabteilung entdecken. Ich lasse den Dildo fallen und renne in den Filmekeller. Ich ziehe einige DVDs aus den Regalen. Krass, Mann: *Anscheißen extrem*. Das macht doch keiner! Auf einem Cover sind fünf Frauen abgebildet, deren Ärsche wundgeschlagen sind. Daneben steht ein Mann mit einem Holzbrett und schlägt gerade auf eine weitere ein. Die spinnen, die Holländer!

»Jungs, schaut euch das mal an!«

Ich bin völlig allein im Keller. Ich drehe und drehe mich, doch ich kann den Ausgang nicht mehr finden. Überall Anscheißpornos! Ich habe keinen blassen Schimmer, wie ich hier wieder rauskommen soll. Ich setze mich auf den Boden und starre auf die DVD-Hüllen.

»You fucking guys, get out!«, höre ich es plötzlich schreien. Tomsen kommt die Treppe herunter, die sich genau vor meinen Augen befindet.

»Dome, Mann, wir müssen hier abhauen! Gonzo, der Vollidiot, hat den Typen gefragt, ob die hier Babypornos haben, und da ist der völlig ausgeflippt.«

Ich verstehe erst gar nicht, wo das Problem ist.

»Tomsen. Mann, bleib locker. Guck mal hier, lauter Scheiße-Pornos!«

Er zieht mich hoch. Danach erinnere ich mich an nichts mehr.

***

Wir haben noch zehn Stunden bis zu unserer Rückfahrt und wollen noch in den Puff.

»Tomsen, Alter. Dass Gonzo, der Knallkopf, lieber im Hotel geblieben ist, als mit uns das Rotlicht zu checken, ist echt krass!«

»Ah ja, Mann, ich weiß auch nicht. Der nervt mich schon gewaltig. Der ist wie ein Mädchen und zickt die ganze Zeit herum. Aber eins muss man ihm lassen, er hat eine wirklich gute Orientierung. So wie ich das gerade sehe, laufen wir schon wieder am *Grasshopper* vorbei.«

»Dann fragen wir einfach mal nach dem Weg.« Ich dränge mich in eine Gruppe:

»Excuse me, Sir! Where is the red light district?«

»You are in! What's going on, man?«

Ich sehe Tomsen an. »Will der uns verarschen, oder was? Hat der meine Frage nicht verstanden oder wie schaut es aus?«

»Komm, egal, wir finden schon eine Nutte, die wir knallen können!«, meint Tomsen und zieht mich am Arm. Ich reiße mich los: »Warte mal, der kann uns das schon erklären!«

»Do you understand me? I explain. I am from Germany and I want to fuck. I pay and I fuck. You know?«, frage ich erneut.

Bevor er mir antworten kann, muss ich lachen, und wir gehen weiter. Nach gefühltem stundenlangen Umherirren finden wir die Damen dann doch noch. Das ist echt krass, die Amsterdamer Altstadt erstrahlt im Rotlicht. Links und rechts entlang der Amstel steht eine Nutte nach der anderen und präsentiert sich. Die eine fingert sich, während die andere sich den Dildo gibt. Das ist wie im Wunderland für kiffende Sextouristen.

»Tomsen, Mann, gib dir das, ich kann mich gar nicht entscheiden. Welche ficken wir?« Ich fühle mich wie ein Honigkuchenpferd.

»Ja, keine Ahnung, nehmen wir doch die da. Schau mal, wie die guckt. Wie eine Hure, die gefickt werden will!«

Ich lache. Nur ist die alles andere als billig. Die verlangt hundert Euro für uns beide. Aber egal, heute ist unser letzter Abend, also los geht es.

Ihre Titten, die durch ihren neongelben BH blitzen, sehen aus wie zwei Luftballons, aus denen jeden Moment die Luft rausgeht. Ich gehe der blonden Frau gerade mal bis zur Brust.

Tomsen und ich legen uns nebeneinander aufs Bett. Die Pilzreste, die wir uns im Hotel eingebaut haben, beginnen langsam zu wirken. Die Nutte zieht uns beiden die Hosen aus und beginnt uns einen runterzuholen. Ich muss mir dermaßen das Lachen verkneifen, weil ich aus ihren Ohren Pilze wachsen sehe.

»Oh yes, baby, ouh yees! Come on, boys!«

Ich drehe mich zu Tomsen, dessen Grinsen von einem zum anderen Ohr reicht, und explodiere vor Lachen.

»Was ist denn mit der los. Ich kann nicht mehr!«, brülle ich los.

Die Nutte drückt mir und Tomsen jeweils eine Titte gegen die Futterluke. Ich bekomme keine Luft mehr, also beiße ich ihr in den Nippel.

Sie schreit und springt auf. »Aaaaah, are you crazy? One minute finish, go out!«

»Was go out, Alder, ich habe bezahlt!«, brüllt Tomsen sie an.

Ich packe unsere Hosen, und wir stürmen in Boxershorts zurück auf die Straße. Nur keinen Stress jetzt ...

Engelstrompeten

Der schwarze Peugeot ist eine echte Mistkarre. Das Radio mit CD-Wechsler ist vermutlich noch das Wertvollste an dem Schrott. Ace, der in unserer Firma ein Praktikum absolviert, und ich sind gerade auf dem Weg zum Altstädter Friedhof, um Engelstrompeten zu pflücken. Engelstrompeten dienen oftmals als Grabschmuck; gekocht oder geraucht können sie einen richtig krassen Trip abgeben. Außerdem kennt Ace genügend Spacken, die dafür auch noch Kohle hinblättern.

Schnell das Auto in einer dunklen Nebenstraße geparkt, nicht zu weit weg, falls wir schnell abhauen müssen. Dann sind wir da, es ist stockfinster, nur ein paar Straßenlaternen leuchten.

»Digger, wir müssen über die Mauer«, flüstert Ace.

Mit Räuberleiter über die Mauer, dann mit Taschenlampen über den Friedhof. Um die bedrückende Atmosphäre etwas freundlicher zu gestalten, stecke ich mir erst mal eine Tüte an.

»Die Trompeten sind hinter dieser Grabumfassung«, erklärt Ace.

Als Ace gerade das Schloss kappen will, höre ich etwas.

»Ey, stop. Da ist jemand«, zische ich und packe Ace am Arm. »Ich bin total breit, und jetzt so was. Ich dachte, da wäre kein Risiko bei, Mann!«

»Komm, wir verstecken uns da drüben in den Büschen«, antwortet Ace.

Nach einigen Minuten kommt der Friedhofswärter an die Grabstätte.

»Kommt raus, sonst ruf ich die Polizei! Das ist Grabschändung!«, schreit er. Wenig später dreht er sich um und geht. Wahrscheinlich, um die Bullen zu rufen.

»Jetzt aber schnell. Komm, pack die Scheiße ein!« Hastig reiße ich alle Blüten vom Stängel. »Pack so viele ein, wie du kannst!«, flüstere ich.

Keine fünf Minuten später sind wir wieder über die Mauer und ab in Richtung Auto. Kein Mensch weit und breit. Nur Ace, ich und unsere zwei blauen Müllbeutel voller Engelstrompeten.

»Wo ist denn jetzt die Karre? Verdammter Mist!«, flucht Ace.

»Bleib mal locker, da vorne steht sie doch«, antworte ich.

Keine zwei Straßen weiter blitzt Blaulicht im Rückspiegel. Die Bullen sind hinter uns.

»Fuck, Mann!«

Jetzt bloß nicht zu schnell fahren. Hoffentlich gibt die Karre jetzt nicht den Geist auf. Puls auf hundertachtzig, die Ampel vor uns schaltet auf Gelb. Lieber stehenbleiben oder noch drüber? Komm, das geht noch. Die Bullen bleiben stehen. Brav!

»Alles klar, Mann? Auf zur Pension, wir kochen uns einen Tee.«

Ace wohnt übergangsweise in einer Pension, die vom Arbeitsamt gezahlt wird. Aces Mutter hat ihn vor die Tür gesetzt. Angeblich hat er eine der acht Katzen, die mit ihnen in der Wohnung leben, misshandelt. Er ist kleingewachsen und nicht besonders gutaussehend. Das liegt vermutlich daran, dass er für seine geringe Körpergröße einen riesigen Mund hat. Dafür hat er echt krasse Bauchmuskeln und einen beachtlichen Bizeps. Er meint, dass das von seiner Anabolikakur kommt, die er mit dreizehn Jahren gemacht hat. Ace ist ein Typ, der immer schnell außer Kontrolle gerät, weshalb sich alle von ihm fernhalten. Ich wiederum mag Ace genau deswegen. Ich kenne keinen, der so bereit ist, voll Action zu machen, wie Ace.

Der Aufgang zu Aces Zimmer, das er sich mit einem vierzig Jahre alten Kolumbianer teilt, ist gespickt mit Blut- und Ekelflecken. Es riecht verschwitzt und ranzig.

»Wahrscheinlich haben die sich wieder gegenseitig abgestochen, das passiert hier öfter«, meint Ace.

Bad und Küche sind Gemeinschaftsräume.

»Dann wollen wir mal hoffen, dass sich jetzt keiner ein Spiegelei machen will.«

Wir versuchen, so leise wie möglich zu sein. Glücklicherweise kommt keiner.

Die Hälfte der Trompeten lege ich auf ein Backblech, zehn Minuten bei zweihundert Grad sollten reichen. Aus der anderen Hälfte wird Tee gemacht. Heißes Wasser, Blätter rein, umrühren, fertig.

Der Tee schmeckt extrem beschissen, die aufgeweichten Teeblätter würge ich hinunter. Von den Blättern im Backofen ist nach zehn Minuten nicht mehr allzu viel übrig, mal schauen, wie es kickt.

»Sonderlich viel merke ich nicht von dem Kraut, komm, wir holen uns noch ein bisschen Gras«, schlägt Ace vor.

»Toll, die ganze Aktion hätten wir uns echt sparen

können«, mosere ich lautstark, als wir uns zur U-Bahn aufmachen, um Gras zu kaufen.

Kurz darauf beginne ich zu schwitzen. Aces Augen sind plötzlich pechschwarz, und er lacht total bescheuert. Dann fange auch ich an zu lachen. Wir lachen beide so heftig, dass wir überhaupt nicht realisieren, dass wir in die falsche U-Bahn gestiegen sind.

Im nächsten Moment springt Ace wie von der Tarantel gestochen auf, zückt ein Pfefferspray und sprüht mehreren Menschen ins Gesicht, dabei plärrt er sie wie irre an.

»Was zur Hölle ...?« Ich bin total perplex und wie vor den Kopf gestoßen. Was zum Teufel macht denn der Penner?

»Meine Augen«, schreit einer. »Ruf die Polizei!« ein anderer.

Chaos bricht aus, der Waggon wird binnen Sekunden zum Hexenkessel.

Bevor ich realisieren kann, was da gerade passiert ist, packe ich Ace und zerre ihn aus dem Wagen.

»Komm schon, du Penner, der ruft die Bullen«, schnauze ich ihn wütend an.

Wir rennen die Rolltreppe hoch und die Straße entlang und verstecken uns in einem Hinterhof. Zur allgemeinen Beruhigung baue ich uns eine Tüte. Gras kaufen können wir erst mal knicken. Dann wird es Nacht, noch mehr Nacht, als es eh schon ist – stockfinstere Nacht. Minuten später bin ich weg.

Jetzt kickt die Engelstrompete extrem!

Mit dem Klingeln meines Weckers auf dem Nachttisch wache ich auf. Ein rasender Kopfschmerz durchfährt mich wie ein Blitz. Mit Schuhen und Klamotten liege ich im Bett. Keine Ahnung, was passiert ist.

Ace greift man am Morgen nur mit Boxershorts bekleidet in einem Supermarkteingang auf.

***

Aus den Boxen dröhnt Frauenarzt. Ace und ich haben Pause und sind gerade auf dem Weg zum Metzger, um was zum Futtern zu holen. Beide tragen wir Baggyhosen und Unterhemd, die Haare haben wir uns kurzgeschoren. Der Keilriemen des Peugeots scheuert unaufhaltsam vor sich hin und kreischt durch die Straße, aber uns gefällt das. Um jeden Preis auffallen, Blicke auf sich ziehen, gesehen und beachtet werden, egal wann und zu welcher Zeit.

Auf dem Rückweg kommt uns ein Streifenwagen entgegen, der sofort wendet und uns hinterherfährt. Ich bin wieder nicht angeschnallt.

Der Streifenwagen drängt uns in die nächste Dreißigerzone ab. Zwei Polizeibeamte steigen aus dem Wagen, ich versuche noch, mich schnell und unauffällig anzuschnallen, vergeblich.

»Aussteigen und Hände aufs Wagendach!«, kommandiert der erste Bulle, Hand am Pistolenhalfter.

Was seid ihr denn für zwei Vögel?, denke ich mir und glotze verwundert aus dem Fenster. So einen auf Stress habe ich nicht erwartet.

»Wird's bald, raus aus dem Auto, raus habe ich gesagt!« Der Ton wird schärfer.

»Was ist mit Führerschein und Fahrzeugpapieren?«, frage ich harmlos.

»Los, raus da! Jetzt!« Der Bulle versucht mich aus dem Auto zu ziehen.

Völlig perplex steige ich aus und lege meine Hände ganz brav aufs Autodach, Ace ebenso. Die Bullen durchsuchen uns, richtig scharf und aufdringlich.

»Wo sind die Drogen, die ihr gerade gekauft habt? Habt ihr Waffen dabei? Ihr solltet lieber kooperativ sein.«

Was zur Hölle geht denn hier gerade ab, frage ich mich. Die sind so krass, dass ich langsam Angst bekomme. Uns muss irgendwer angeschwärzt haben. Nicht umsonst gehen die so auf uns los. Ace schüttelt ununterbrochen den Kopf. Die Bullen suchen und finden nichts.

»Ich sag doch, dass wir nichts haben!«

»Du rauchst doch Marihuana, hab ich recht? Wir machen jetzt einen Drogentest«, sagte der böse Bulle.

Der gute wiederholt immer wieder: »Wenn du mit uns zusammenarbeitest, legen wir ein gutes Wort für dich ein, du bist noch jung, wirf dein Leben nicht weg, Junge!«

Dann klingelt mein Handy.

»Das ist meine Kollegin. Ich arbeite in einer Autovermietung. Das Auto hier geht in diesem Moment an den nächsten Kunden raus.«

»Mit dem Auto fährst du nirgends hin. Du kommst jetzt erst einmal mit auf die Wache.« Der Böse funkelt uns an.

»Ich habe was gefunden!«, tönt der Bulle, der Ace gerade filzt.

»Das sind meine Medikamente, Anti-Aggressiva, die bekomme ich verschrieben«, erklärt Ace.

»Anti-Aggresiva? Was soll das denn sein und wofür sind die?«, fragt der eine Polizist.

»Die bekomme ich, damit ich Leuten, die mir blöde kommen, nicht ständig auf die Fresse haue«, kontert Ace.

Der Bulle findet es nicht so witzig, drückt mich in den Streifenwagen und beginnt, mich mit Fragen zu löchern.

»Wenn wir dein Zimmer durchsuchen, und das werden wir als Nächstes tun, finden wir Drogen. Hab ich recht?«

Ich werde total unsicher und verliere die Nerven: »Okay, ich hab was zu Hause.«

Wir fahren also zu mir nach Hause. Mein Vater öffnet völlig verpennt die Tür. Im Bademantel und mit Kippe im Mund steht er da und gafft uns an. Ich husche an ihm vorbei in mein Zimmer, hole einen Klumpen Haschisch aus meiner Stereoanlage und händige diesen vor den Augen meines Vaters den Polizisten aus.

»Ihr Sohn kommt jetzt mit auf die Wache. Er wird dort erkennungsdienstlich behandelt, danach kann er gehen. Natürlich wird ein Verfahren gegen ihren Sohn eingeleitet.«

Auf der Wache wird mir noch Blut abgenommen. Fingerabdrücke und Lichtbild – wie im Film. Dann steckt man mich zu einer Polizistin ins Büro. Die sagt kein Wort und würdigt mich keines Blickes. Keiner interessiert sich mehr für mich. Der Job ist getan, die Gleichgültigkeit mir gegenüber ist greifbar. Man beginnt sich wie ein Stück Scheiße zu fühlen.

Dann kommt endlich mein Vater, füllt einige Formulare aus und bekommt den Autoschlüssel ausgehändigt. Wortlos laufen mein Vater und ich zum Auto.

Kurz vor unserer Wohnung spricht er dann doch zu mir: »Du kannst dir ja vorstellen, wie fertig deine Mutter ist! Bring das wieder in Ordnung, klar?«

Ich zögere, starre auf das Handschuhfach. Ich traue

mich nicht, ihm in die Augen zu schauen. Ich fühle mich hundeelend, wie ausgekotzt. So eine Scheiße! Dann, wie aus dem Nichts, haut er mir auf die Schulter.

»Der nächste Kasten Bier geht auf dich!«

Drei Monate später bekomme ich einen Brief von der Staatsanwaltschaft. Das Verfahren wurde wegen Geringfügigkeit eingestellt. Ich darf sogar meinen Führerschein behalten, weil die Blutprobe negativ war, was mich endgültig verwundert. Noch am selben Abend muss ich meinen Eltern schwören, mit dem Kiffen aufzuhören. Völlig erleichtert, dass die Kuh jetzt endgültig vom Eis ist, muss ich sofort eine Tüte bauen.

Seit diesem Tag kiffe ich täglich, kiffe in der Früh nach dem Aufstehen, am Mittag, abends, vor und nach dem Training, eigentlich ständig, so wie andere Kippen rauchen. An ein Leben ohne Gras kann ich mich nicht mehr erinnern. Wozu auch, Kiffen ist meine große Liebe. Es gibt nichts Schöneres, als high zu sein. Und jetzt ist klar: Nichts kann uns trennen, selbst die blöden Bullen nicht!

***

Freitagabend. Tomsen ist wieder zu Besuch in Nürnberg. Das ganze Wochenende ist top durchgeplant und organisiert. Wir sehen uns nicht allzu oft, daher sollten wir unsere Zeit sinnvoll nutzen.

»Ich habe mir den Abend folgendermaßen vorgestellt. Um neunzehn Uhr Start im Burger King. Grundlage schaffen, Standard! Gefolgt von circa einundzwanzig Aperitifs in Harrys Vollrausch. Wenn wir dann ordentlich einen im Tee haben, kümmern wir uns um die Speedbahnen. Die always-partytime geht dann bis Sonntagmorgen. Mit 'nem Gläschen Wodka geht es zum Abschluss noch in den Flatrate-Puff. All you can fuck für hundertfünfzig. Wenn da Geiz nicht geil ist, weiß ich auch nicht! Wie klingt das für meinen jungen Freund?«, werfe ich begeistert meine Planung in den Ring.

Tomsen nickt kurz und wirkt insgesamt wenig begeistert.

Ich komme aus dem Konzept.

»Ich wäre dafür, dass wir chillen«, murmelt er.

»Wie jetzt, chillen? Einfach nur chillen oder was?«, rufe ich verwirrt.

»Ja, einfach nur chillen.« Er wirkt gereizt.

»Äh ja, na gut!«

Locker bleiben, sage ich mir. *Kann ja noch, wird schon noch.*

Zwei Stunden später sitzen Teddy, Tomsen, Ace und ich bei mir im Kinderzimmer. Diverse Aggro-Berlin-Poster zieren meine lila-grau bemalte Wand, während der *Bong Song* von Stoney Moe Bände spricht.

Aufgrund meines Vorfalls mit der Polizei weiß meine Mutter, dass ich kiffe. »Wir haben den ganzen Tag im Wald gespielt«, zieht als Antwort auf die Frage, wieso wir so komisch riechen, auch nicht mehr wirklich. Deshalb versuche ich mit allen Mitteln, den Geruch abzuschirmen. Mein gelegentliches Schocklüften, bei dem ich einfach unvermittelt und für alle überraschend das Fenster aufreiße, hilft nicht wirklich. Das Handtuch unter dem Türschlitz ist da schon besser.

Tomsens Bong, die 800er MegaPuff2, beamt Teddy sofort ins Nirwana. Teddy ist ein Trottel. Nicht nur weil er so aussieht wie einer, sondern weil er versucht, mit übertriebenen Weiberabenteuern bei uns zu punkten.

Kiffen ohne Teddy ist dennoch undenkbar, nur die halbe Miete. Er ist einfach jemand, den man gerne haben muss, außer wenn er zum wiederholten Male in die Bong sabbert.

»Teddy, du Spast, Mann! Jetzt hängt deine Scheißgalle in meiner Pipe!«

Es ist spät geworden, die Straßenlaternen brennen, es ist kurz vor einundzwanzig Uhr. Tomsen ist gerade damit beschäftigt, Ace, der Teddy ins Nirwana gefolgt ist, die Ohrmuschelhaare mit einem Feuerzeug wegzubrennen.

»Ey, Tomsen, was treibst du da? Lass Ace in Ruhe, sonst speit er mir wieder in die Ecke. Überleg lieber mal, wie wir jetzt Teddys Gülle aus der Bong bekommen?«

»Ah ja. Kein Stress. Die brennen wir einfach weg, pass auf«, meint Tomsen und kramt in seiner Sporttasche nach seinem Deo. Er schnappt sich die Bong, stellt sie vor sich hin, gibt Feuer und verwandelt das Deo in einen Flammenwerfer.

»Ratzfatz ist alles weg.« Tomsen zielt mit der zischenden Flamme auf die Bong. Die Flamme strömt durch die Öffnung, sammelt sich kurz und schießt volle Kanne durchs Kickloch in Richtung Stuhl. Aces Jacke fängt sofort Feuer.

»Bist du irre? Mach was!«, schreie ich.

»Runter von der Decke«, brüllt Tomsen, reißt die Decke unter Ace weg und wirft sie mir zu.

Ace knallt mit dem Kopf gegen die Wand und fängt sofort an zu kotzen.

Ich wickele die Decke um den glimmenden Fetzen und klopfe wie wild drauf herum, um die Flammen zu löschen.

»Dominik! Was ist da drinnen los? Du machst sofort

die Tür auf!«, schreit meine Mutter, während sie gegen die Tür hämmert.

»Geht grad nicht, Mom. Bitte, ich erkläre dir das alles morgen«, stammele ich, während die verkohlte Jacke vom Stuhl rutscht.

MDMA

»Alter, und wenn ich es dir doch sage. John B legt im *Schuppen 03* Bensberg auf«, brüllt Tomsen in den Hörer.

John B ist ein ausgeflippter DJ. Er sieht original so aus wie ein Super-SAIYAJIN aus *Dragonball Z*. Sein Set: absolute Weltklasse.

Am Freitag fahre ich nach Pottheim City zu Tomsens bescheidenem Kellerloch. Sein Nachbar ist ein Messi, dementsprechend riecht es im ganzen Hausgang. Auch Tomsens Bude ist ein Saustall. In der Küche stapeln sich die Teller mit den eingetrockneten Essensresten auf den Tellern.

»Zum Aufräumen fehlt mir die passende Frau!«, grölt er.

»Also, wie hast du dir den Abend vorgestellt. Woher kriegen wir Material? Wir brauchen schon ordentliche Partyknaller!«, drängele ich.

Nach ewigem Herumtelefonieren sind auf die Schnelle keine Pillen zu besorgen, also trinken wir uns während der Autofahrt richtig einen an.

Bereits nach der Hälfte der Fahrt habe ich schon mächtig einen sitzen, trotzdem sage ich zum wiederholten Male: »Dort muss einfach was gehen, Tomsen!«

»Alter, chill doch mal. Du bist ja schon voll hängengeblieben«, murmelt Tomsen.

»Ach was, laber nicht. Wir fahren auf eine Mega-Druffiparty, und ich will verdammt noch mal drauf sein, anders geht das nicht klar!«

Ich bin schon derart fixiert auf das Zeug, ich will immer mehr nehmen. Immer stärkere und intensivere Trips. Ich kann einfach nicht genug Chemie bekommen.

Seit ein paar Wochen hat ein neues Zeitalter für mich begonnen. Es fing damit an, dass mich Tomsen anrief:

»Alter, am Wochenende war ich mit Tino in einem Club in Stuttgart. Nennt sich die Röhre! Die haben einen stillgelegten U-Bahn-Schacht zu einer Drum-'n'-Bass-Disko umgewandelt. Da scheppert dir der Bass um die Ohren, so was hast du noch nicht erlebt, superkrass. Du musst unbedingt nächstes Wochenende kommen.«

Natürlich konnte mich nichts auf der Welt davon abhalten, am Wochenende darauf nach Stuttgart zu fahren. Die Party, die sich dort abgespielt hat, war phänomenal. Die Röhre ist für mich die Geburtsstunde des Draufseins. Ich hatte zwar schon oft Pillen genommen, aber ab da wurden sie mein ständiger Begleiter. In diesem angeranzten Schuppen blieb für mich die Zeit stehen. Richtig auf Pille bedeutete tanzen und feiern, als gäbe es keinen Morgen. Kein Gedanke an Probleme. Kein Gedanke an die Zukunft. Kein Gedanke an irgendetwas Mieses. Keine Sorgen! Alles, was zählte, war das Hier und Jetzt!

Schuppen 03 befindet sich in einer riesigen alten Lagerhalle. Der gewaltige Bass ist bereits weit draußen auf dem Parkplatz deutlich zu hören.

Wir parken direkt vor einem Puff.

An der Eingangstür ist das übliche Publikum versammelt. Keiner steht still, alle zappeln vor sich hin, schieben nervös ihre Kiefer hin und her und glotzen mit ihren Froschaugen Löcher in die Luft.

»Mann, diese Wichser überall. Alle druff, ist das geil!«, jubele ich und klopfe Tomsen gegen die Schulter. Es dauert nicht lange, bis wir die ersten bekannten Gesichter treffen.

»Teilo, was geht?«, checkt Tomsen Tino. Tino heißt jetzt nur noch Teilo, weil er sich ständig Teile einbaut. Einmal hat er sich stundenlang seine Haare und Augenbrauen ausgerissen, weil er der Meinung war, Spinnen hätten dort Eier abgelegt. Krasse Scheiße! Aber Teilo hat das nicht unter Kontrolle, mir könnte so was nie passieren!

»Wie sieht es aus, hast du was am Start?«, frage ich.

Für dreißig Euro bekomme ich zwei Gramm Speed. Partytime!

»Bin gleich zurück!«, sage ich und biege in die »Konsumzone«.

Die Toiletten befinden sich am Ende eines schmalen Gangs. Grau, dreckig, stinkend, eklig. Wie immer. Der Boden klebt, ist mit irgendeiner Flüssigkeit bedeckt. Die Wände sind mit Graffiti und Markern vollgekritzelt.

In der Kabine sieht es nicht besser aus. Die Toilette ist vollgeschissen, Klobrille fehlt. Hastig lege ich meinen Ausweis auf den Spülkasten, öffne das Tütchen, schütte die Hälfte des Inhalts auf die Plastikkarte.

Das Pulver ist sehr fein, nur wenige Bröckchen. Mit meiner Bankkarte zerhacke ich den Rest, lege mehrere kleine Linien, rolle einen Geldschein zusammen, ziehe an.

Wuah! Das Pep schießt mir in die Birne.

Ich stelle mich auf, Augen geschlossen. Das Speed

läuft mir den Rachen hinunter. Es schmeckt bitter, meine Nase brennt. Mann, ist das eine geile Scheiße. Die feinen Reste auf meinem Ausweis streife ich an meiner Hose ab. Fertig – Dome am Start!

Im Vorbeigehen zocke ich mir noch etwas zu trinken. So ein Spast, merkt es nicht mal! Ich liebe es, drauf zu sein. Ich fühle mich großartig, muss mich bewegen.

»Alter, mein Kollege hier kann was aufstellen«, überrascht mich Tomsen.

»Korrekt. Was hast du denn?«, frage ich.

»Stärkstes XTC, MDMA-Kapseln«, meint der, von dem ich bereits den Namen vergessen habe.

»Korrekt, gib her.« Drei Pillen kosten mich vierzig Euro!

»Nimm aber nur eine und warte besser ab, Mann!«, warnt der Unbekannte.

»Ich komm schon zurecht«, antworte ich lässig, während ich mir vor seinen Augen gleich zwei der Teile in den Mund schiebe.

Tomsen bleibt an diesem Abend beim Alkohol! Sehr merkwürdig, sonst ist er immer mit dabei.

Von dem MDMA-Wunderding merke ich gar nichts, daher werfe ich mir nach einer Weile Teilos letztes Gramm auch noch ein. Das Speed ist in ein Zigarettenpapier gehüllt, so kann ich es schlucken. Nennt sich »Bombe legen«.

Dann wird es stockdunkel. Die Masse fängt an zu kreischen. Neongrüne Laser wirbeln über die Tanzfläche, Blitzlicht flackert. John B steigt hinter dem DJ-Pult hervor, die Masse kreischt immer lauter. John Bs Haare stehen zu Berge, leuchten in sattem Gelb. Er trägt ein schreiend weißes Shirt mit grellen pinken Streifen, ein schwarzer Balken verdeckt seine Augen. Der dumpfe

Bass rauscht durch die Menge! Nimmt jeden mit, fährt mir in die Brust. Ein gewaltiger Glücksrausch peitscht mir durch den Körper. Mein Blut pulsiert, jedes einzelne Haar stellt sich auf, Tränen schießen mir aus den Augen. Das Set beginnt. Ich schreie!

Alles um mich herum ist dermaßen intensiv, erregend und geil. Jetzt gibt es kein Halten mehr. Ohne jegliches Gefühl für Zeit und Raum gehe ich ab. Ich tanze, als würde es kein Morgen geben.

Ist schon merkwürdig. Ich stehe hier, inmitten einer grölenden Partymeute, und bin umgeben von meinen selbsternannten Brüdern. Im Prinzip sind das wildfremde Menschen für mich, die ich ausschließlich vom Partymachen kenne. Ich weiß nichts über sie, dennoch tut es verdammt gut, ein Team hinter sich zu wissen. Ace sitzt im Knast, aber wenn er rauskommt warten seine Brüder auf ihn.

Als Zeichen unserer Bruderschaft hatten Ace und ich uns bereits vor drei Jahren die Ziffer neunundsechzig tätowiert, mit Nadel, Faden und Tusche, desinfiziert mit Parfüm.

Mit meinem wirklichen kleinen Bruder habe ich nichts gemeinsam, so dachte ich immer. Was ich nicht wusste ist, dass er sich mit zwölf Jahren heimlich eine Neunundsechzig in seinem Kinderzimmer tätowiert hat. Er hat ganz genau gewusst, was sein Bruder so treibt, und wollte insgeheim immer dazugehören.

Auf dem Höhepunkt des Sets fängt mein ganzer Körper an zu brennen, irgendetwas drückt mir auf die Augen, ich habe das Gefühl, sie platzen. Ich kann nichts dagegen tun. Plötzlich ist es still. Ich kann nicht sehen, nicht hören, bekomme Panik.

Das war es jetzt, ich bin hängengeblieben!

»Alter! Ich will jetzt endlich gehen!«. Tomsen ist plötzlich da, reißt mich an der Schulter. »Verstehst du mich, Dome?«

Schweißgebadet und käsebleich stehe ich da, stammele vor mich hin. Tomsen packt mich unter den Armen, zieht mich aus dem Club.

Ich atme tief durch. Was ist das für eine abgefahrene Scheiße! Angst, Panik, Lachen und Brüllen wechseln sich ab. Irgendetwas in mir wünscht sich den Tod, dass jemand den Lichtschalter drückt und endlich Ruhe ist. Satte, tiefe Ruhe ... Fuck!

An der kalten Luft komme ich langsam zurück auf die Erde. Mir ist kotzübel, aber ich kann sehen, kann hören, kann fühlen.

»Oder gehen wir noch in den Puff?«, fragt Tomsen, der anscheinend nicht realisiert hat, was gerade passiert ist. Wortlos torkele ich zum Auto, steige ein. Tomsen setzt sich ans Steuer, pennt sofort weg. Ich lehne mich zurück, schließe meine Augen. Alles dreht sich. Es fühlt sich an, als würden meine Augen in zwei verschiedene Richtungen blicken. Schließe ich sie, drehen sie sich um die eigene Achse. Auf meiner Brust liegt ein tierischer Druck. Meine Beine schmerzen. Ich produziere Spucke, versuche so, meinen staubtrockenen Mund zu befeuchten, muss immer wieder stark ausatmen. Aus meinem Atem bilden sich merkwürdige Zeichen und Skulpturen, die sich an der Windschutzscheibe sammeln. Mit dem Handy dokumentiere ich meine Entdeckung. Ich spreche eine seltsame Sprache, stammele irgendeinen Mist wie »die Welt entdecken« und »Archäologen auf der Suche nach den Inkas«.

Kurz darauf spiele ich Hüpfekästchen. Mitten auf der Hauptstraße!

»Fuck, die Bullen haben uns entdeckt!«

Schreiend springe ich zum Auto, schlage mir den Kopf an, rüttele an Tomsen, schiebe ihn zur Seite und springe hinters Lenkrad. Jetzt gilt's! Ich gebe Gas.

Rase durch die Stadt, dokumentiere alles mit dem Handy.

»Tomsen, wach auf, du musst mir helfen!«, kreische ich ihn an und drücke ihm das Handy in die Hand.

Ich öffne das Fenster, strecke meinen Kopf nach draußen, versuche bessere Sicht zu bekommen, gebe Gas, suche die verfluchte Autobahnauffahrt.

»Pass auf«, schreit Tomsen und greift ins Lenkrad … Filmriss.

Sonntagnachmittag wache ich in Tomsens Keller wieder auf.

***

Die Drogen bestimmen längst meinen Alltag. Ich versuche unter der Woche, Ausbildung und Schule so gut es geht zu überbrücken. Ich lebe eigentlich nur noch für die Wochenenden. Kiffen hilft, die Tage zu überstehen, und Amphetamin macht aus mir einen anderen Menschen: selbstbewusst, aufgedreht, voller Energie und Tatendrang. Drauf sein bedeutet für mich, keine Hemmungen mehr zu haben. Freitagabend achtzehn Uhr, mit Beendigung meiner Arbeitswoche, geht es los.

Gehirnzellenmassaker. Von Freitag bis Sonntag durchgehend Party.

Die Ausbildung in der Autovermietung meines Vaters läuft cool. Wir sind nur ein kleiner Betrieb, aber wir haben uns einen Namen gemacht: *Fährste faster, fährste Forster!*

Um meinen Dad zu beeindrucken, versuche ich mich richtig ins Zeug zu legen. Das Speed hilft mir dabei. Aber oftmals habe ich auch keinen Bock auf Arbeit und hänge in MSN herum. Teilweise haue ich auch echt krasse Fehler in meine Arbeit. Kritik geht zum einen Ohr rein und zum anderen wieder raus. Und Schule? Die interessiert mich einen Dreck. Die Berufsschule hat für mich keinen großen Nutzen. Weil ich meist noch platt vom Wochenende bin, kann ich mich nie konzentrieren. Die Pausen nutze ich, um mit zwei Mädels aus meiner Klasse zu kiffen. Das, was die Lehrer mir beibringen wollen, kann ich in der Arbeit sowieso nicht brauchen. Ich bin allerdings keiner von diesen Spasten, die pausenlos dazwischenlabern, den Clown markieren und die Lehrer dumm anmachen. Ich störe den Unterricht nicht. Etwas dazu beitragen tue ich aber auch nicht. Ich zeichne viel lieber Karikaturen von Klassenkameraden, die ich dann am Overhead-Projektor vorführe.

Im Prinzip kann man sagen, dass ich die Woche dazu nutze, meinen Körper zu regenerieren, meinen Bizeps zu formen und bekifft der Welt bei ihrem kleinbürgerlichen Treiben zuzusehen.

***

Ich freue mich tierisch, Ace wiederzusehen. Nachdem er im Rausch einer alten Frau die Handtasche geraubt hat, wurde er vor die Wahl zwischen Therapie und Jugendknast gestellt. Klar, für was er sich entschied. So verschwand er für Monate in einer therapeutischen Einrichtung. Ob er sich verändert hat? Bestimmt nicht. Ace macht keiner kaputt. Aber wie läuft das zwischen uns? Was, wenn die Psychodoktoren an seinem Gehirn herumgeschraubt haben?

Treffpunkt McFit, Frankenstraße. Ich bin schon wieder mächtig am Zappeln, habe aber die letzte Nase für Ace übrig gelassen, Standard!

Als Ace dann endlich um die Ecke biegt, grinst er über beide Ohren.

»Hey, Mann! Wie lange ist das jetzt her. Zehn Monate?«, frage ich.

»Keine Ahnung, hab den Überblick verloren«, antwortet er staubtrocken.

»Aber sag mal, wieso klaust du auch einer alten Frau die Handtasche und lässt dich erwischen? Bist du irre geworden, oder was?

»Scheiße, Mann, ich war total auf Gas, weiß auch nicht, was da mit mir los war. Die Spielzeugknarre hat mich voll reingerissen, damit haben die Wichser mir bewaffneten Raub angehängt. Und dann haben die mich in Therapie gesteckt, um wieder klarzukommen.«

»Egal, jetzt bist du erst einmal wieder da, und heute Abend wird gefeiert. Tomsen und Fleur sind auch am Start.« Fleur ist mein neuer bester Kumpel. Er ist ein komischer Kauz, aber er ist ehrlich und okay.

Wir verbringen den Tag zusammen, gehen noch auf ein paar Chicken Wings zum KFC und Chillen anschließend bei mir zu Hause.

»Ach ja, bevor ich es vergesse! Ich habe da noch ein Geschenk für dich!«, sage ich, während ich zwei blitzschöne Linien über den Tisch ziehe.

»Hat mich echt mächtig Überwindung gekostet, die Paste aufzuheben.«

Ace reagiert aber nicht so, wie ich es mir erhofft habe, er wirkt plötzlich sehr nachdenklich.

»Ey, Alter! Wird's bald!«, feuere ich ihn an.

Ace zögert kurz, er wirkt so, als wüsste er nicht, was er jetzt tun soll, setzt dann aber an und rüsselt fein in sich rein! Das ist mein Ace, braver Ace.

»Geile Scheiße, oder? Damit bist du die ganze Nacht unterwegs und kannst saufen wie ein Weltmeister!«, feiere ich meinen Erfolg.

Mittlerweile ist es drei Uhr nachts. Ace, Fleur, Tomsen und ich stehen laut grölend auf einer Bierbank. Mickie Krause heizt uns mächtig ein. Mallorca-Partymucke! Auf so etwas stehen wir normalerweise überhaupt nicht, aber nach zwei Bumper-Maß ist uns das völlig schnuppe. Ace feiert tierisch ab, ihm scheint es richtig gutzugehen, wie damals bei der WM 2006. Da haben wir zwei volltrunken und pöbelnd in der Menge am Hauptmarkt gestanden, jeden Tag volles Rohr. Alle zwei Tage wurden wir von den humorlosen Sicherheitskräften über die Absperrung geschmissen. Best Party!

Ach, wie hatte ich das alles vermisst: überschäumende Stimmung, kein Denken an den Morgen danach. Endlich war Ace wieder da!

»Komm schon! Worauf wartest du noch?«, schreit mich Tomsen von der Seite an. Vor lauter Erinnerungen habe ich gar nicht bemerkt, dass Ace, der Trottel, schon wieder Stress macht. Pogo tanzen, mit Ellenbogen ins Gesicht und so, war nicht gerade das, was hier gut ankam.

»Los, hauen wir ab, bevor die uns lynchen!«

Torkelnd geht es weiter durch die Stadt.

»Ey, Tomsen, lass mal einen Joint rauchen, bevor wir durch den Bahnhof gehen.«

Als Tomsen gerade anstecken will, schreit jemand: »Ey, ihr Assis! Erst einen auf dicke Hose machen und dann einfach verziehen!«

Ah ja, die Mickie-Krause-Fangemeinschaft!

»Der Mongo hat mir meine Patte geklaut, jetzt gibt es Fotzen.«

»Verpiss dich!«, sagt Ace und schnipst ihm, ohne hinzusehen, seine Kippe gegen den Schädel.

Dann, bevor der reagieren kann, fängt Ace an zu brüllen, zerreißt sich sein T-Shirt und beginnt, wild um sich zu schlagen. Allen steht der Mund offen. Donnerwetter, Ace, da hat sich aber was angestaut!

Jetzt tänzelt Ace auf den Größten zu, holt weit aus, rutscht aus und knallt voll mit der Fresse auf den Boden.

Totale Stille ...

Dann brechen alle in schallendes Gelächter aus. Selbst ich muss schmunzeln, was mich aber nicht davon abhält, meinen Elektroschocker aus der Tasche zu ziehen. Schließlich sind wir ja nicht zum Spaß hier.

»Ihr Fotzen, verpisst euch!«, schlag ich ganz ruhig und gelassen vor.

Situation unter Kontrolle. Denke ich zumindest. Aber plötzlich zieht Ace ein Messer und fuchtelt unkontrolliert durch die Gegend.

»Ich stech euch alle ab«, schreit er.

»Hey, Mann, mach mal locker, war doch nur Spaß!«, sagt der mit der größten Schnauze.

Dann rennen sie los und wir hinterher, wir jagen sie durch den Bahnhof.

Der Elektroschocker knattert rhythmisch durch die Bahnhofshalle.

»Los, schneller, die sind schon um die Ecke!«, treibt Fleur uns an. »Da vorne, los, die Rolltreppe hoch.«

Mein Herz pocht wie irre, als wir die Rolltreppe passieren.

Plötzlich kommen uns vier Polizisten entgegen.

»Oh shit! Los, umdrehen!«

Mit doppelter Geschwindigkeit hetzen wir die Rolltreppe wieder hinunter und die Bahnhofshalle entlang. Wir rennen so lange, bis Tomsen vor Erschöpfung anfängt, zu kotzen. Mir geht es kaum besser. Ich bekomme keinen Ton raus. Hastig schaue ich mich um. Keiner zu sehen. Weder die Bullen noch Ace und Fleur!

Fleur berichtet mir einige Tage später, dass er mit zerrissener Hose und offenem Schienbein bei sich in der Gartenlaube aufgewacht war. Ace wurde in den Morgenstunden am Bahnhof aufgegriffen und direkt wieder in U-Haft gesteckt. Die Heimfahrt war ein erster Realitätstest für Ace gewesen. Natürlich striktes Alkohol- und Drogenverbot. Die Mengen an Alk und Amphetamin, die man in seinem Blut nachgewiesen hatte, brachten ihn letztlich endgültig hinter Gitter.

Mein Werk. Super gemacht, Dome, hast deinen besten Freund in den Knast gebracht.

Dealen

Weihnachtsessen mit der gesamten Familie steht an. Als Kind habe ich mich immer sehr gefreut, meine Großeltern zu sehen. Unser jährliches Schokoladewettessen mit anschließender Bescherung und die Weihnachtsgans waren super. Da ich inzwischen aber mitbekommen habe, dass meine Mutter immer das unerwünschte Kind ihrer Familie gewesen war, kommt mir das Ganze nur noch falsch und verlogen vor. Heile, beschissene, weihnachtliche Familienidylle. Dann doch lieber white christmas. Im Stundentakt ziehe ich mir eine Linie nach der anderen rein, heimlich im Badezimmer, und siehe da, es wird langsam besser, erinnert fast ein wenig an damals.

Ey, was geht ab, hast du Bock, heute was zu starten?, fragt Nils per SMS.

Treffen wir uns um dreiundzwanzig Uhr am Hauptbahnhof, Sparkasse?, simse ich zurück.

Kurzerhand verabschiede ich mich, streife mir meine Marihuanablatt-Jacke von Christian Audigier über und stehe zwanzig Minuten später am Bahnhof. Während ich so am Bahnhof warte, teste ich aus, welche Sonnenbrille heute Abend am besten passt. Ich habe immer drei Stück dabei. Sonnenbrille im Club geht krass ab!

Dann trifft die ganze Bande ein. Fleur, Nils, Mike und noch jemand.

»Das ist mein Schwager Vincent«, stellt Mike mir den Unbekannten vor.

»Vincent? Was ist das denn für ein Name?«, frage ich.

Vincent ist mittelgroß, dürr wie ein Spargel, etwa so alt wie ich und hat eine Glatze. Ursprünglich kommt er aus der Nähe von Paris, wohnt aber seit drei Jahren bei Köln.

Je mehr Wodka-Energy wir im Laufe des Abends leeren, desto mehr kommen wir ins Gespräch.

Vincent Bellarusch heißt mit zweitem Namen Herbert. Wie beknackt, Franzose und heißt Herbert. Allerdings hatte ich vor knapp einem Jahr meine Bong auf den Namen Herbert getauft. Vincent kifft und feiert für sein Leben gerne, außerdem kann er super mit Mädels: Ohne Cent in der Tasche lädt er die Mädels ein und schafft es dann, dass die auch noch den Drink für ihn bezahlen. Ich nenne ihn Dr. Love.

***

»Ich schwöre dir, Dome, in Köln zahlst du für das Gramm Speed nicht mehr als fünf Euro! Ich kann das für dich klarmachen«, beharrt Dr. Love. Seit Weihnachten ziehen wir schon von einer Disko in die nächste, pennen bei irgendwelchen flüchtigen Bekanntschaften und schmieden grandiose Pläne. Aber erst am Neujahrstag beschließe ich tatsächlich, Nägel mit Köpfen zu machen. Dr. Love beginnt, seinen Kontakt in Köln klarzumachen.

Ein paar Wochen später ist es endlich so weit.

»Morgen fahren wir nach Bergheim. Ich hoffe, du hast das Geld«, teilt mir Dr. Love am Telefon mit.

Fünftausend Euro für ein halbes Kilo Gras und ein

halbes Kilo Speed, so lautet der Deal. Mein gesamtes Erspartes habe ich investiert. »Mach damit etwas Sinnvolles!«, hat meine Oma immer zu mir gesagt. Das werde ich definitiv tun!

Am Tag darauf treffen wir in Bergheim ein. Ich trage ein rotes Hemd, ein Sakko, Krawatte, Jeans und gute Schuhe. Love ist ähnlich gut gekleidet. Auf der Rückbank unseres silbernen Fiat Punto liegt eine getürkte Bewerbungsmappe. Diese soll im Notfall meinen Aufenthalt in Bergheim rechtfertigen.

Wir biegen in eine dunkle Straße ein. Es ist neblig, das Licht der Straßenlaternen kämpft sich wenig erfolgreich durch die dichte Suppe. Auf der linken Seite stehen einige Häuser, dicht aneinandergereiht; zur Rechten eine Kirche oder so was Ähnliches. Sieht im fahlen Schein fast ein bisschen aus wie eine Ruine.

Love steigt aus. »Ich bin gleich wieder da!«

Ich warte eine gefühlte Ewigkeit auf den Idioten, der mit der ganzen Asche hinter einem der Häuser verschwindet. Wie ein Irrer stiere ich vom Fahrersitz durch den Nebel, behalte alles fest im Auge. Es ist ruhig, zu ruhig. Mich würde es nicht wundern, wenn in genau diesem Moment die Bullen auftauchen und mich gleich bei meiner ersten Aktion verhaften. Meine Fäuste kneten angestrengt das Lenkrad. Dann läuten urplötzlich die Kirchturmglocken! Fuck, Mann, die Scheißglocken bimmeln so laut, dass ich mir fast vor Angst in die Hosen scheiße.

Nach einer knappen Stunde kommt Dr. Love zurück und steigt wortlos in den Wagen.

»Zeig her, zeig her«, rufe ich aufgeregt und zugleich erleichtert darüber, dass der Deal offensichtlich glattgelaufen ist.

Vorsichtig öffne ich die Tüte. Den intensiven Pep- und Cannabisgeruch, der sich in jenem Moment im Auto verteilt, werde ich nie vergessen. Das Gras befindet sich in einem durchsichtigen, überdimensionierten dicken Plastiksack. Der Sack ist randvoll mit giftgrünen, dicken, fetten, geilen Knospen, die luftig übereinanderliegen. In einer *Saturn*-Plastiktüte liegen drei funkelndweiße, leicht feuchte Klumpen Speed. Wie Schneebälle sehen die aus. Wahnsinn! So etwas habe ich noch nie gesehen. Ich dreh total am Rad vor Begeisterung.

»Wie bringen wir den Stoff jetzt nach Hause?«, frage ich Dr. Love.

»Am besten fahren wir erst einmal zu einem Kumpel. Das sind nur ein paar Meter. In seiner Garage können wir dann alles in Ruhe verbauen«, schlägt er vor.

Ich nicke: »Gute Idee, Mann. So machen wir's!«

In der Garage ist aber kein Platz mehr, die ist von oben bis unten vollgestopft. Also schiebe ich den Stoff erst mal unter den Beifahrersitz, Jacke drüber. Muss zunächst reichen, verbauen wir eben später und feiern erst mal unseren Deal zwischen grünem und weißem Tüteninhalt im Dauerwechsel.

Mit den ersten Sonnenstrahlen geht es für mich alleine weiter. Dr. Love steigt am Bahnhof aus und fährt mit dem Zug nach Nürnberg zurück. Im Falle eines Falles wird so nur einer erwischt.

»Fahr auf keinen Fall am Rastplatz raus. Die Bullen warten nur darauf, fremde Kennzeichen zu filzen!«, gibt mir Love auf dem Weg mit, als er aussteigt.

Ich bin noch immer total drauf, zittere wie ein Junkie auf Entzug, Augen weit aufgerissen wie ein Kaninchen. Mir ist plötzlich schlecht, ganz flaues Gefühl im

Magen, die Zunge ist aufgequollen und drückt gegen den Gaumen. Ich wäre nicht mal mehr in der Lage, eine Kinderüberraschungsfigur zusammenzubasteln, dafür stehe ich vor der brenzligen Aufgabe, Drogen im Wert von fünftausend Euro über Hunderte Kilometer Autobahn nach Hause zu kutschieren. Aber es ist zu spät, um einen Rückzieher zu machen. Geschlafen habe ich natürlich nicht und verbaut in der Verkleidung oder im Motorraum ist auch nichts. Das Pep liegt noch immer friedlich unter dem Beifahrersitz. Mit meinem Matschkopf bleibt mir nichts anderes übrig, als auf gut Glück loszufahren.

Nach einer Stunde Fahrt muss ich pissen! Ich verlasse die Autobahn an der nächsten Ausfahrt. Schnell zu *McDonald's* auf Toilette, kurzer Blick in den Spiegel. Zum Glück sind um diese Uhrzeit wenige Leute unterwegs. Meine aufgequollene Fresse spricht Bände. Nichts wie weg hier.

Wo ist denn jetzt die verdammte Auffahrt? Schon das dritte Mal fahre ich im Kreis. Mit jeder Runde werde ich nervöser, kann nicht mehr denken, ticke total aus. Wie wild schlage ich auf das Lenkrad ein. Verdammte Scheiße! Wie ultrablöd haben die hier die Straßen verknotet. Ich bin nahe daran, zu verzweifeln. Wäre ich doch nie rausgefahren! Fuck, fuck, fuck! Ich heule schon fast, komme dabei ins Rutschen und fahre gegen ein *McDonald's*-Schild.

»Nein, nein, verdammt, verdammt!«, stammele ich in wahnsinniger Panik und setze das Auto ein Stück zurück. Hastig steige ich aus dem Wagen und schaue mich um. Keiner da! Gott sei Dank. An dem Schild ist nur eine kleine Delle, fällt nicht weiter auf. Nach einer weiteren

Runde finde ich endlich die Auffahrt, weiter geht's. In der Karre stinkt es pervers nach Pep. Um den Geruch zu überdecken, rauche ich eine Zigarette nach der anderen. Mein Maul ist staubtrocken, der Rauch brennt auf meiner aufgerissenen Zunge.

»Nur ruhig, du packst das!«, rede ich mir ein.

Etwa hundert Kilometer vor Nürnberg muss ich wieder pinkeln, fahre auf den nächsten Rasthof. Ist hier viel los, leck mich doch am Arsch! Vorsichtig quetsche ich mich neben eine Familienkarre. Noch vorsichtiger steige ich aus, versuche keine Schramme am Nebenwagen zu verursachen. Ewig viele Leute tummeln sich auf dem Rastplatz, als würde es etwas umsonst geben! An der Toilette ist eine Riesenschlange, ich muss warten, pisse fast ein.

Als ich endlich erleichtert zurück zum Auto gehe, sehe ich, wie zwei Bullen um meinen Punto kreisen. Panik schießt mir durch den Körper. Jetzt ist es aus! Das war's, du verdammtes Arschloch. Das Zeug flackt unbeeindruckt am Boden, Mann!

Was mache ich denn jetzt? Meine Gedanken rasen. Da blicken die beiden Gesetzeshüter direkt zu mir rüber.

Fuck. Ich dreh um und haste in den Autobahnshop, die Bullen hinterher. Ich versuche sie abzuhängen, laufe im Kreis, bleibe bei den Landkarten stehen. Falte eine von denen auf, halte sie mir vor das Gesicht, schiele vorbei. Tatsächlich, die Bullen sausen an mir vorbei.

Jetzt oder nie, nichts wie zurück zum Wagen. Das Adrenalin in meinem Körper peitscht mich an, ich bin wieder hellwach. Auf dem Weg zum Auto ziehe ich mein Sakko aus, werfe es unter irgendeine Karre. Keine Ahnung, weshalb.

»Ihr kriegt mich nicht!«, mahlen meine Kiefer wie ein Mantra, wieder und wieder. Ich fange mich wieder, nur noch wenige Schritte bis zum Auto. Sekunden später bin ich zurück auf der Autobahn.

Bis zu meiner Haustür läuft alles rund. Keiner zu Hause! Zum Glück. Ich stopfe das Drogenpack in meinen Schrank, meine stinkenden Klamotten in den Wäschekorb, dusche, lege mich ins Bett. Decke über den Kopf.

GEIL, jetzt bin ich ein verdammter, abgebrühter Superdealer!

***

Ich öffne meinen Schrank. Am Boden steht ein Karton. Darin befinden sich zwei übereinandergestapelte grüne Kisten. In der oberen befinden sich Kinderspielzeug und meine Babyschuhe, in der unteren das halbe Kilo Speed und das halbe Kilo Gras, zwei Schlagringe, ein Butterflymesser, eine aufgebohrte Gaspistole und haufenweise kleine schwarze Drogentütchen.

»Valentina, ich bin es, Dome! Hast du Zeit, ich muss mit dir reden!«

Valentina ist ein zuckersüßes, blondes russisches Mädchen mit blauen Augen und super Figur. Ich habe sie schon vor längerem beim Feiern kennengelernt.

»Ey, Dome, alles klar bei dir? Nein, ich hab keine Zeit, ich muss mir erst was klarmachen, wenn du verstehst«, antwortet Valentina.

Logo versteh ich! Und du kannst dir sicher sein, dass das auch jeder Aushilfsbulle versteht, der unser Telefonat zufällig abhört! Als ob die nicht wissen, was gemeint ist, wenn einer nach *guter Laune* oder *weißen Sportschuhen mit dem extra Speed* verlangt. Das muss sich ändern, ich bin jetzt Profi!

»Deswegen rufe ich ja an. Wir treffen uns in einer halben Stunde am Ebertplatz.«

Ich bin pünktlich. In meiner Hand halte ich ein Gramm Speed. Falls die Bullen mich aufgreifen, kann ich es schnell entsorgen. Mit jeder Minute, die ich warten muss, werde ich nervöser. Ich bin schon oft mit Dope in den Taschen unterwegs gewesen, aber es zu verkaufen, ist noch einmal etwas ganz anderes.

Meine Anfänge verliefen nicht wirklich gut. Im ersten Monat habe ich gerade mal vier Gramm verkauft. Fünfzig Gramm Gras habe ich jemandem auf Kommi gegeben, weil der mich übelst zugelabert hat und ich entnervt nachgegeben habe. Gesehen hab ich weder die Kohle noch das Gras. Diesmal läuft das anders, diesmal wird verkauft, und Valentina wird mir dabei helfen.

Dann biegt sie endlich um die Ecke, sie kommt etwa zwanzig Minuten zu spät.

»Na, Süßer, alles klar?«, sagt sie und drückt mir einen Kuss auf.

»Kennst du einen Platz, wo wir ungestört sein können?«, frage ich.

»Wir gehen zu mir in den Keller. Da kannst du mit mir machen, was du willst!«, antwortet Valentina und grinst mir frech ins Gesicht.

Eigentlich wäre Valentina voll mein Mädchen, aber leider macht sie alles, um an Drogen zu kommen. Jeder hat seinen Preis, und ihrer ist nicht gerade hoch, und jeder weiß es.

»In deinen Keller? Warum können wir nicht in deine Wohnung?«, frage ich verwundert.

»Du bist so süß! Vielleicht weil mein Papa dich umbringt, wenn ich einen deutschen Jungen mit nach Hause bringe!«

Ich zucke die Schultern.

Ein mulmiges Gefühl durchströmt mich, als ich ihren Keller betrete.

Ihr Kellerabteil befindet sich ganz hinten. Jeder Verschlag, an dem wir vorbeilaufen, ist vollgestopft mit Müll. Das Licht flackert, der Boden ist steinig und modrig.

Valentina drückt im Sekundentakt den Lichtschalter, während ich das Gramm aufhacke und in vier Portionen teile.

»Probier mal! Also pass auf! Das Gramm kostet dreißig Euro. Kaufst du fünf Gramm, zahlst du zwanzig. Für wie viel du es weiterverkaufst, ist mir egal. Wenn du was brauchst, rufst du mich an. Wir treffen uns immer zur vollen Stunde am Plärrer. Am Telefon sagst du, dass wir uns um sechzehn Uhr fünf oder sechzehn Uhr zehn treffen. So weiß ich, ob du fünf oder zehn Gramm brauchst. Hast du das verstanden?«

Ich blicke sie an. Mit einem riesigen Fragezeichen im Gesicht glotzt Valentina mich an. Als hätte sie nichts von dem kapiert, was ich gerade gesagt habe.

»Hast du das verstanden?«, frage ich sie und rüttele an ihrem Arm.

»Jaja, schon gut, aber wozu der Aufwand?«

»Weil es mir anders zu heiß ist! Ach ja, Gras geht auch. Fünfundzwanzig Gramm zweihundert Euro. Keine anderen Mengen. Sag mir das aber nur direkt vor Ort. Ich brauche einen Tag, um das Zeug zu beschaffen.«

Zwei Tage passiert überhaupt nichts. Ich bin gespannt, ob sie sich überhaupt melden wird. Dann ruft sie an.

»Hey, ich bin's, Valentina, Bock auf Kino? Treffpunkt wie immer achtzehn Uhr zwanzig!« Und schon hat sie aufgelegt. Verdammt, meint sie das ernst? Das wären zwanzig Gramm, also vierhundert Flocken.

Der Plärrer befindet sich zwar in der Nachbarschaft des Kommissariats, dennoch ist er der perfekte Übergabeort, es eilen viele Leute um uns herum. Das peilt keiner. Für den Transport klebe ich mir den Stoff normalerweise an die Eier, nur geht das in diesem Fall nicht. Da würden dann doch ein paar Leute gucken, wenn ich mir das Zeug aus der Hose pfriemle.

Zeitgleich treffen wir um achtzehn Uhr am vereinbarten Treffpunkt ein. Valentina schlendert gemütlich auf mich zu. Sie wirkt extrem cool und gelassen – perfekte Bitch!

»Ich habe die zwanzig Gramm für vierhundert Euro dabei«, flüstere ich ihr aufgeregt ins Ohr.

»Bleib mal locker!«, Valentina küsst mich und steckt mir dabei die Kohle in die Jackentasche.

Ich greife ihr mit der rechten Hand an den Hintern, mit der linken stecke ich ihr das Dope in die Tasche. Dazu noch etwas verliebtes Getuschel. Fertig. Falls uns jemand wahrgenommen hat, dann als turtelndes Pärchen. Was sind wir doch genial!

»Und ab jetzt kannst du jedes Mal fünfzig Gramm Gras mitbringen, wenn wir uns sehen«, gibt sie mir zum Schluss noch mit auf den Weg. »Bis heute Abend, Schatz«, sagt sie laut, während sie mir den Rücken zuwendet. Verdammt, sind wir gut! Das läuft. Endlich.

Die ganze Übergabe hat keine fünf Minuten gedauert. Fuck yeah, so habe ich mir das vorgestellt.

Valentina meldet sich bald jeden zweiten Tag, sie kauft

immer fünfzig Gramm Gras und zwanzig Gramm Speed für insgesamt achthundert Euro. Auf den Monat gerechnet komm ich so auf dreizehntausend Euro.

Die Übergaben finden entweder am Plärrer oder in einem Netto-Markt statt: Valentina ruft an, wir treffen uns, sie hält sich an die Regeln, alles einwandfrei. Bis auf meinen Konsum. Ich nehme nun täglich Chemie in immer größeren Mengen. Das Zeug ist ja ständig verfügbar. Ich selbst bin mein bester Kunde. Ich merke nicht, wie sehr mich das weiße Pulver bereits verändert hat. Ich werde immer egoistischer, denke nur noch an mich und bin ein geldgeiles Arschloch. Das, was ich mit Valentina verdiente, reicht mir nicht mehr.

Ich brauche mehr, und dazu unterschlage ich Geld aus der Autovermietung. Ich muss täglich den Standardbetrag von tausend Euro bei der Bank einzahlen. Das erste Mal habe ich statt der üblichen tausend Euro hundert Euro mehr aus der Kasse genommen, die in meine eigene Tasche wanderten. Das mache ich schon bald jeden Tag so. Aus den hundert werden irgendwann dreihundert Euro. Auf diese Weise macht die Firma Monat für Monat Miese, obwohl die Geschäfte überdurchschnittlich gut laufen.

***

Ich stehe am Übergabeort. Nervös glotze ich auf meine Uhr, laufe auf und ab. Kaufe mir eine Brezel, versuche nicht aufzufallen. *Wo bleibt die nur*, frage ich mich. Valentina ist überfällig, dabei ist sie sonst, bis auf das erste Mal, immer pünktlich, immer! Da muss was passiert sein! Wie lange soll ich es noch riskieren, mit dem Dope hier herumzustehen?

Meine Gedanken rotieren, als Valentina endlich mit wedelnden Armen die Rolltreppe hochgefahren kommt. Hinter ihr steht eine jämmerliche Gestalt, die versucht, sich eine Zigarette anzuzünden. Als das nicht klappt, knallt sie ihr Feuerzeug gegen die Wand. Unter ihrer schwarzen Wollmütze kräuselt sich rotzerzaustes Haar.

»Es tut mir echt leid, die ist mir einfach hinterhergelaufen«, entschuldigt sich Valentina.

»Ist er das? Ist er das?«, fragt die Fertige, während sie auf und ab springt, »klar ist er das, du bist der Dome. Ich habe schon viel von dir gehört, freut mich, dich kennenzulernen. Mann, trägst du eine geile Jacke, ich heiße Samira, meine Freunde nennen mich Sami, okay? Eigentlich habe ich nicht wirklich viele Freunde, und keiner von denen nennt mich Sami, aber ich finde super, was du da machst, und ich will unbedingt von dir Material kaufen und außerdem …«

Ich starre den plappernden Wahnsinn vor mir völlig entgeistert an.

»Bist du irre, oder was? Haben sie dir ins Hirn geschissen?«, fluche ich ihr ins dumme Gesicht, während ich Valentina am Arm packe und beiseiteziehe. Nichts wie weg hier. Wir gehen ein Stück in die Fußgängerzone.

»Spinnst du? Du kannst doch nicht so eine durchgeknallte Alte zu einem Deal mitbringen!«

Ich kann es einfach nicht glauben!

»Das weiß ich selber, Mann. Die ist mir hinterhergelaufen. Das ist eine meiner Kundinnen. Ich bringe ihr alle zwei Tage Speed nach Hause, und heute ist sie mir nachgelaufen. Tut mir leid.«

Sami, ich meine Samira, wirbelt wie eine lästige Fliege um uns herum, stammelt ununterbrochen vor sich hin:

»Da hat doch Luzifer seine Finger mit im Spiel, so ein Ungehorsam …«

Ich bin total genervt von der irren Erscheinung neben uns. »Was ist denn mit der los? So etwas habe ich ja noch nie gesehen!«, zische ich.

»Die ist total am Abkacken, die ist voll auf Crystal hängengeblieben, und weil das keiner auftreiben kann, ist sie total verrückt nach deinem Zeug. Außerdem ist sie der Mittelpunkt einer ganzen Junkieburg. Das sind die perfekten Kunden für dich.«

Sami schiebt sich an mich und schmiegt sich an meinen Arm, labert irgendwas.

»Ey, du, reiß dich jetzt mal zusammen, sonst kriegst du gar nichts mehr von mir«, weise ich sie schroff zurecht.

»Ja, ja, schon gut. Ich freue mich nur, dich zu treffen!«

»Pass auf! Ich gebe dir meine Nummer. Hörst du mir zu? Ich gebe dir meine Nummer! Am Telefon machen wir nur aus, wann und wo wir uns treffen. Wir treffen uns, du sagst mir, was du brauchst, gibst mir Geld und in einer Viertelstunde hast du deinen Stoff.«

Samira grinst debil.

»Hast du das verstanden? Wenn du das verpeilst, siehst du mich nie wieder«, stelle ich klar.

Aber Samira ist gar nichts klar. Am nächsten Tag, ich bin gerade beim Autowaschen, ruft sie an.

»Ey, Dome, ich bin es, Samira. Ich brauche ganz dringend den weißen Riesen, von dem du erzählt hast. Ich brauche ganz viel davon. So zwanzig Packungen. Ich habe viel Wäsche zu waschen, also komm mit deinem Schneemobil bei mir vorbei«, plärrt Samira ins Telefon. Sofort lege ich auf.

Ich fass es nicht.

Sofort klingelt das Telefon erneut.

»Hallo, Dome, hier ist Samira, wieso legst du auf, hab ich was Falsches gesagt?«

»Du sollst überhaupt nichts am Telefon sagen, und außerdem geht das nicht so schnell, ich muss vielleicht arbeiten! Heute Abend«, fauche ich ins Telefon.

»Ja, ja, Dome, Dome, Dome, tut mir leid, tut mir leid, du hast ja recht. Aber bitte, bitte, wir müssen uns treffen«, bettelt sie.

»Okay, in einer halben Stunde am Maffeiplatz, U-Bahn-Haltestelle. Sei pünktlich, ich hab nicht ewig Zeit!«

In der Mittagspause fahre ich nach Hause. Ich gehe in mein Zimmer, schließe ab, hänge meine Cap vor das Schlüsselloch und stelle die Musik an, damit meine Mutter nichts merkt. Vorsichtig öffne ich meinen Schrank, hole den untersten, grünen Schuhkarton hervor. Hastig, aber dennoch sorgfältig packe ich Samiras Bestellung ab, während ich mir selbst eine Nase gebe. Meine Hände zittern noch, ich muss nachlegen. Überall habe ich inzwischen meine Verstecke. Selbst unter der PC-Tastatur auf der Arbeit.

Die Übergabe mit Samira läuft natürlich nicht so professionell ab wie mit Valentina.

Samira sitzt auf einer Bank, sie ist total nervös, schaut sich andauernd um, als hätte sie Angst. Auf diese Weise kann das nicht ablaufen.

»So wie heute läuft das nicht noch einmal. Ab jetzt komme ich bei dir vorbei und bringe dir immer dieselbe Menge, klar? Deine Aufgabe ist es, jedes Mal die Kohle zu haben. Verstanden?«

»Danke, Dome, aber bitte sag Valentina nicht, dass ich mich mit dir treffe, sonst schlägt die mich wieder!«

»Geht klar«, sage ich. Aber was ist das denn wieder für ein Scheiß?

Einige Tage später lerne ich Bali, ihren Mann, kennen. Sie wohnen in Schweinau. Ich lebe schon mein ganzes Leben in Nürnberg, aber in diesem Viertel bin ich noch nie gewesen. Jeder Zweite ist hier druff, voll das Ghetto, und die Bullen sieht man hier nur ganz selten.

Kurze Zeit später konsumiert hier jeder mein Dope. Deshalb behandeln mich alle wie ihren besten Freund.

»Dome, du hast wieder eine Kopf-SMS erhalten. Ich wusste es, wir haben über die Matrix kommuniziert!«, schreit Samira, als sie mein Auto vorfahren sieht.

Ständig labert sie so wirres Zeug! Trotzdem fängt sie an, mir ans Herz zu wachsen.

Sami sei Dank verdiene ich jetzt fette tausend Euro täglich und alles, wirklich alles läuft wie am Schnürchen. Ich kann mir längst nicht alles kaufen, was ich will, aber ich komme an die geilsten Drogen und an genug Kohle, um langsam, aber sicher den Verstand zu verlieren.

Meinen Ursprungsgedanken, vom Geldsparen die Firma zu retten und Mama glücklich zu machen, habe ich erst einmal hinten angestellt. Ich meine, schließlich bin ich es, der das Geld ranschafft. Ich bin es, der es verdient hat! Ralph, Calvin und Boss repräsentieren mich jetzt. Jeder glotzt mich an, jede Frau dreht sich nach mir um, und jeder will mein Freund sein. Alle zwei Tage kaufe ich mir Schmuck. Eine goldene Uhr, eine Weißgoldkette oder sonst irgendwelche Klunker. Ich bin jeden Tag am Feiern, umgeben von schleimenden Wichsern, die mir für einen Hunni die Eichel lecken, die mir meine Poloshirts mit der Hand waschen würden, und Mädels, die mir für ein Gramm Speed ihre Muschi präsentieren.

Hast du was, bist du was, und daran wird sich auch niemals etwas ändern. Ganz anders als mein Papa. Der schuftet sich jeden Tag zu Tode, rappelt sich immer wieder aufs Neue auf, holt das Letzte aus sich heraus und schafft es immer wieder, den fast hoffnungslosen Kontostand der Firma wieder auf null zu bringen. Bis dann der nächste Trottel mit einem Mietfahrzeug in den elektronischen Brückenpfeiler des Hamburger Elbtunnels donnert. Hundertfünfzigtausend Euro, die die Versicherung nicht bezahlen will. Hundertfünfzigtausend Euro, für die der Mieter nicht haftet. Hundertfünfzigtausend Euro, die sechs Menschen arbeitslos machen, und hundertfünfzigtausend Euro Schulden, die meinen Vater endgültig in den Wahnsinn treiben. Am besten sollte er die ganze Scheiße einfach abfackeln und vom Versicherungsbetrug leben, aber er hat für den rechten Weg gekämpft. Hat dafür gekämpft, jemand zu sein, der aufrecht durchs Leben geht.

Letztendlich ist von dem Superheldenvater meiner Kindheit nicht mehr übrig geblieben als ein bemitleidenswerter alter Mann, der sich erfolgreich kaputtgesoffen hat …

Seven

»Ey, Dome, komm, ich will dir meine Traumfrau vorstellen!«, erzählt mir Nils, der endlich über seine missglückte Beziehung mit Marekle hinweggekommen ist.

»Ich sage dir, sie heißt Seven, ist voll cool drauf und lässt sich halt mal gar nichts gefallen, die haut sofort zu, wenn sie was stört«, schwärmt er mir vor.

»Korrekt, dann stell sie mir doch mal vor, bin ja mal gespannt, auf was für Bräute du jetzt so abfährst«, antworte ich, während ich etwas gelangweilt mit dem Kopf wackele.

Seven steht an der Bar.

»Seven, das ist Dome, mein großer Bruder«, stellt er mich ihr vor. Natürlich sind wir keine Brüder, aber er ist einer meiner ältesten Freunde.

Seven reicht mir ihre Hand.

»Was geht ab?«, frage ich plump.

»Nicht viel ...«, antwortet sie.

Nils steht wie angewurzelt da, glotzt Seven entrückt an und kriegt keinen Ton raus.

»Wir sind gleich zurück! Warte kurz!« Ich schiebe ihn Richtung Toiletten.

»Ist sie nicht der Hammer? Sag ehrlich? Die sieht doch mega aus, hab ich recht? Ich sag dir, die ist es!«

Mit dem Fuß trete ich gegen die Klotür.

»Komm schon rein, du verliebter Vogel, und sperr die Tür zu!« Ich lege uns jetzt zwei dicke Linien Crystal.

»So etwas hast du noch nicht probiert, das ist der Hammer! Vielleicht fängst du dann auch an, mit deiner Traumfrau zu reden, und starrst ihr nicht nur auf die Titten.«

Nils setzt an, fängt an zu ziehen, hört aber nach einem Drittel auf, verschluckt sich und hustet.

»Alter, das brennt wie Hölle!«

»Ja, genau, schrei es halt noch lauter herum. Gib den Schein her.«

Ich zieh alles weg, was auf der Ablage liegt. Selbst die feinen Crystalsplitter schleck ich mir vom Finger. Als wir die Toilette verlassen, brennen bereits die Lichter. Feierabend.

»Ist es echt schon fünf? Mann, der Abend ist durchgerauscht wie ein D-Zug«, mosert Nils.

Bei der Jackenausgabe treffen wir erneut auf Seven.

»Hey, Seven«, stottert Nils und tippt mit seinem rechten Bein auf und ab, als wär es aufgezogen.

Das gibt es doch nicht! Noch nicht mal auf Crystal bekommt der das gebacken, denke ich mir und übernehme für ihn.

»Ey, Seven, was hältst du davon, wenn wir morgen zusammen Party machen? Gib mir mal deine Nummer!«

***

»Fleur, jetzt beeil dich doch mal, wir kommen schon wieder zu spät«, hetze ich.

»Ja, ja, ich mach doch schon, wieso stresst du denn so rum?«, fragt er.

Ich habe mit Seven ausgemacht, dass wir uns um zweiundzwanzig Uhr am Bahnhof treffen, und wir kommen schon wieder viel zu spät.

Wo bleibt ihr denn? Hast du mich vergessen?, schreibt Seven im selben Moment per SMS.

»Wo ist eigentlich Nils, der Trottel?«

Der hat den Treffpunkt bestimmt total verpeilt! Dabei mache ich das alles nur für ihn.

Dann treffen wir ein. Seven und eine Freundin stehen am Treffpunkt. Nils steht zwei Meter daneben. Zuerst begrüße ich Nils, sein Blick verrät mir, dass es nicht wirklich gut läuft. Dann begrüße ich Seven. Seven stellt uns Lisa vor, ich stelle ihr Fleur vor. Auch Fleur sehe ich an, dass er nicht gerade begeistert von den Mädels ist. »Wo wart ihr denn?«, fragt Seven, die in ihrem Minirock und High Heels echt geil aussieht.

»Wir waren noch bei Fleur, mächtig einen aufhacken. Auf einmal steht seine Mutter in der Tür. Ich konnte mich gerade noch so vor den Tisch stellen, damit sie das Crystal nicht sieht. Die Alte hat uns echt ein Ohr abgekaut. Die hat ohne Punkt und Komma gelabert, hätte ich es nicht besser gewusst, hätte ich gesagt, dass die auch auf C ist«, berichte ich ohne Punkt und Komma. »Ich hab versucht, ihr klarzumachen, dass wir losmüssen, aber da war nichts zu machen. Erst als ich ihr gesagt habe, dass wir uns mit zwei hübschen Mädels treffen wollen, hat sie von uns abgelassen.«

Darauf ist Seven nicht gefasst, sie wirkt irritiert.

»Ne, alles Quatsch, war nur ein Witz! Lass uns gehen.«

Unser Weg führt uns, wie könnte es auch anders sein, ins Twelve. Das Twelve ist die größte Assidisko Nürnbergs. Ins Twelve gehen ist wie Pornos gucken. Jeder tut es, aber keiner gibt es zu. Mir persönlich taugt es, seit einiger Zeit enden alle meine Abende in diesem Schuppen. Die Musik ist gut und der Alk ist billig. Über die Tanzfläche ist eine Brücke gebaut, von der ich mal während eines LSD-Trips hinunterspringen wollte, nachdem ich stundenlang einen Vortrag über die Entstehung der Erde gehalten hatte. Der Hopser sollte den Vortrag krönen. Mein zerplatzter Schädel inmitten der Partygäste wäre in die Geschichte eingegangen.

In jedem Fall ist das Twelve der perfekte Ort, um zu saufen, sich zu prügeln und jemanden abzuschleppen. Also genau der richtige Ort für mich. Nils steht auf Seven, also mache ich mich an Lisa ran. Fleur ist inzwischen beleidigt abgedampft, als er geschnallt hat, dass er wieder mal das fünfte Rad am Wagen ist. Beim Tanzen in der Black Hall bemerke ich, wie Martina zwei Meter hinter mir mit einem Jungen tanzt. Martina ist Mitte dreißig und die Mutter von Ace. Ihr Tanzpartner ist gerade mal so alt wie ich. Martina ist nicht gerade gut auf mich zu sprechen, aber das geht ja mal gar nicht. Ich laufe auf Martina zu, packe ihren Lover am Kragen.

»Verpiss dich! Die Dame ist vergeben.«

Martina tanzt total besoffen vor mir herum.

»Dein Sohn sitzt im Knast, und du hast nichts Besseres zu tun als ...«, schnauze ich sie an.

Martina drückt mir einen Kuss auf, ich drücke sie weg.

»Scheiße, ist das eklig!«, fluche ich und versuche Martina davon abzuhalten, noch weitere Männer anzusabbern.

»Du stehst wohl nur auf Ältere?« Seven steht plötzlich ganz nah bei mir.

Ich antworte: »Nein, eher auf Mädels in deinem Alter.«

»Wieso tanzt du dann mit dieser Alten statt mit mir?«

»Ehrlich gesagt, weil Nils was von dir will und ich ihm nicht im Weg stehen will!«

»Was wäre, wenn ich nicht auf Nils, sondern auf dich stehe?«

So geht das eine ganze Weile hin und her. Nils hat es mittlerweile aufgegeben und ist angepisst. Immer wenn er kurz nicht da ist, drückt sie mir einen Kuss auf oder versucht, meine Hand zu halten. Das ist zwar nicht gerade korrekt Nils gegenüber, aber was soll ich denn machen?

Irgendwann realisiere ich gar nichts mehr. Ich komme gerade vom Trip herunter, und der Alkohol klatscht nun richtig. Ich bringe Seven zum Bahnhof, und sie drückt mir einen Abschiedskuss auf die Wange, dann weiß ich nichts mehr.

Zwei Tage später treffe ich Nils. Ich gestehe ihm den Abschiedskuss. Ich habe allerdings nicht geschnallt, dass er unser Rumgeturtel vorgestern längst mitbekommen hatte und wütend abgehauen war.

»Tut mir leid, Mann. Ich weiß nicht mehr wirklich viel von der Nacht, aber ich habe echt versucht, sie zu ignorieren«, entschuldige ich mich.

»Scheiß mal drauf. Die steht sowieso auf dich. Also pack sie dir!«

Nils ist echt ein korrekter Typ. Ich mag ihn sehr, und wenn er mich vor die Wahl gestellt hätte, hätte ich mich gegen Seven entschieden, aber in dem Moment bin ich echt froh darüber, dass er so saucool reagiert.

Die ersten zwei Monate läuft alles super mit Seven. Ehrlich gesagt, weiß ich nichts über sie. Aber es ist mir auch irgendwie egal. Das bisschen, was sie mir bisher erzählt hat, habe ich eh nicht gespeichert, da ich ihr nicht richtig zugehört habe. Sie arbeitet in einer Animierbar. Die Aufgabe einer Animierdame ist es, den Gast zum Trinken zu bewegen. Der Gast bestellt für sich und für sie ein Getränk; natürlich zu astronomischen Preisen. Die Animierdame bekommt die Hälfte des Preises des ihr ausgegebenen Getränks, je mehr und exklusiver die Getränke, desto mehr Geld für die Ladies. Diejenigen, die nicht so geschickt mit ihren Reizen spielen können, müssen schon auch mal eben Hand anlegen. An sich finde ich das eine ganz coole Angelegenheit. Notgeilen alten Säcken das Geld aus der Tasche ziehen, das hat irgendwie Stil. Allerdings nur, wenn, so wie Seven mir geschworen hat, sie das allein mit Kommunikation schafft. Sie hat mir gesagt, dass eine Animierbar nur läuft, wenn es auch Huren gibt, die mit den Gästen im Séparée eine Nummer schieben. Natürlich würde Seven das nie machen. Das wäre das Letzte, sagt sie zumindest. Natürlich glaube ich ihr. Deshalb finde ich es auch so cool: Der Dealer und das Flittchen – passt! Aber alles mit Stil. Ich spiele sogar mit dem Gedanken, mit Seven eine eigene Animierbar aufzumachen. Finanziert mit den Drogengeldern.

Seven wohnt noch bei ihrer Mutter und ihrem Stiefvater in einer schäbigen Wohnung und macht dort, was sie will. Sie hat ihrer Mutter gegenüber null Respekt und verzeiht ihr nicht, dass diese sie als Zehnjährige ins Heim gesteckt hat, weil sie völlig überfordert war und nicht mit ihr zurechtgekommen ist. Seven musste auf eine Schule für Schwererziehbare. Dort war sie so ziemlich das einzige Mädchen. Sie hat sich geschlagen, die Lehrer bespuckt, geraucht, gesoffen, gekifft und gepöbelt. Sie war schon als Kind krass. Einmal hatte sie sich mit ihrer

Stiefschwester gestritten. Aus Rache hat sie deren Hamster frittiert und ihr ins Zimmer geworfen.

Nils und ich sind nun ständig bei Seven, er und sie sind jetzt so etwas wie beste Freunde. Wir hängen bei ihr ab, saufen, kiffen und ziehen, was das Zeug hält. Das Beste ist, dass Seven mit Geld nur so um sich schmeißt: Wir gehen dreimal am Tag essen, wenn sie Durst hat, lässt sie uns am Abend Cola vom Lieferservice bringen.

Sie fasziniert mich total, sie lässt sich nichts gefallen und macht das, worauf sie Lust hat. Ich bin von ihr wie besessen und finde sie einfach nur geil! Meine Freundinnen davor waren alle so anständig und brav. Seven ist ein elendes Miststück! Sie passt genau zu dem, was ich jetzt bin, oder sein will.

***

Meine Deals nehmen zu. Mein Material bunkere ich immer noch in meinem Kinderzimmer. Wenn meine Mutter das findet, ist die Hölle los. Das kann auf keinen Fall so weiterlaufen, also verfrachte ich alles zu Seven. Die ständigen Streitereien innerhalb ihrer Familie werden aber sicher früher oder später dazu führen, dass die Bullen dort einlaufen. Ist also auch nicht sicher. Es ist Zeit für was Eigenes.

»Hey, aufwachen, hörst du mich denn nicht! Es ist Sonntag, komm zum Essen, deine Mutter hat Braten gemacht!«, rüttelt mich mein Papa aus dem Tiefschlaf.

Der Sonntagsbraten ist so ziemlich die einzige Tradition, an der wir als Familie noch festhalten. Also quäle ich mich aus dem Bett und setze mich widerwillig an den Tisch.

»Möchtest du einen oder zwei Knödel?«, fragt mich meine Mutter liebevoll.

Ich will deine Scheißknödel nicht!, denke ich.

Ich bin völlig abwesend und kaputt, in meinem Hirn ist nur noch Matsch, ich bin einfach völlig fertig. Damit sich meine Eltern keine Sorgen machen und mich in Ruhe lassen, würge ich das Essen mit Wasser runter. Zumindest einen Teil.

Früher habe ich viel gegessen. Mein Vater sagte immer: »Du frisst mir noch die Haare vom Kopf!«

Drauf ist das nahezu unmöglich. Ich versuche eigentlich nur, das Essen schnell hinter mich zu bringen, um dann wieder zu verschwinden.

»Dominik, halloooo! Deine Mutter hat dich etwas gefragt!«, ruft mein Vater mich freundlich an.

»Hä, was?«, antworte ich verpeilt.

»Ob du dir die Wohnung von der Oma ansehen möchtest! Der Mietvertrag läuft noch, und wir könnten dem Vermieter ja vorschlagen, dass du die Wohnung beziehst. Vielleicht mit einem Freund zusammen, dann könnt ihr euch die Miete teilen.«

Meine Oma war vor ein paar Wochen an Darmkrebs gestorben. Es war alles sehr schnell gegangen. Sie war immer kerngesund und topfit gewesen, bis der Krebs gekommen ist und sich rasend schnell ausgebreitet hat, und zack, aus.

Mit einer eigenen Bude wäre das Verkaufen viel einfacher und unauffälliger. Meine Eltern würden das sonst irgendwann wirklich mitbekommen. Allein wie ich schon wieder beim Essen saß.

»Äh ja, die will ich mir definitiv ansehen. Und außerdem hab ich lange genug an euren Nerven gesägt!«

Gleich nach dem Essen fahre ich zu Seven. In erster Linie, um zu kiffen, aber natürlich auch, um ihr von der Wohnung zu erzählen.

»Oh Schatz, ich will mit dir zusammenziehen, bitte, bitte!«, schreit sie und fällt mir dabei um den Hals und reißt mich halb zu Boden.

»Ah, ich weiß nicht recht«, antworte ich. Seven ist cool und alles, aber gleich mit ihr zusammenziehen? Und außerdem verdient sie im Moment kein Geld, weil sie in der Bar aufgehört hat. Sie bearbeitet mich den ganzen Abend, um mir den Gedanken schmackhaft zu machen:

»Und wenn du nach Hause kommst, steht das Essen auf dem Tisch, und ich räume die Wohnung auf und werde die beste Hausfrau sein. Wir sind sowieso jeden Tag zusammen, das würde so gesehen überhaupt keinen Unterschied machen, nur hätten wir eine Wohnung für uns alleine. Wegen der Finanzierung gehen wir einfach zur ARGE, die übernimmt dann meine Hälfte der Miete.«

So gesehen hat sie natürlich recht. Ob sie jetzt im Mietvertrag steht oder nicht, ist ja wohl egal. Mir geht es hauptsächlich darum, in Ruhe meinen Stoff lagern und verkaufen zu können.

»Na gut, von mir aus. Reden wir mit meinen Eltern.«

Meine Eltern sind nicht wirklich mit Seven einverstanden. Nicht als Mitbewohnerin und nicht als Freundin. Die haben gleich gemerkt, dass mit ihr etwas nicht stimmt.

Doch egal, Seven und ich wohnen zusammen. Die erste eigene Wohnung, machen, was ich will und niemand, der herumstresst!

***

Mit einem Wasserbestäuber für Blumen besprühe ich vorsichtig einen Speedklumpen. Wichtig ist dabei, dass er nicht zu feucht wird. Der Klumpen darf gerade so viel Feuchtigkeit abbekommen, dass ich ihn mit einem Draht auseinanderschneiden kann. Wenn man es richtig macht, gleitet der Draht wie durch Butter. Durch das Vakuumieren presst sich das Speed zusammen. Ist die Packung eine Zeitlang offen, trocknet die ganze Scheiße ein und wird steinhart. Im Durchschnitt verkaufe ich in Fünf-Gramm-Portionen. Aus einem Stein mit sieben Zentimetern Durchmesser gewinne ich etwa sechs Portionen. Die Waage zeigt vier Komma neun Gramm, perfekt. Ich wickle den Stein in Frischhaltefolie.

Mit Gras ist das Ganze wesentlich einfacher. Zurechtschneiden, abwiegen, verpacken, fertig! Dennoch artet die ganze Sache langsam richtig in Arbeit aus, wie am Fließband, ein Package nach dem anderen. Ich kann mich nicht erinnern, dass ich jemals für einen Job so viel Engagement gezeigt hätte, aber man tut es ja gerne. Allein heute habe ich tausendfünfhundert Euro eingenommen.

Gleich kommt Vincent, Dr. Love, vorbei, bisschen feiern.

Schon kurze Zeit später sind wir richtig straff, Seven sitzt wie immer vor ihrem PC und füttert ihre virtuellen Fische.

»Love, wo denkst du hin? Klar war ich schon in Venlo. War total krass! Das Ganze ist so drei Jahre her. Ich hatte gerade drei Wochen meinen Führerschein, Tomsen und ich sind sofort nach Köln zu einer Bekannten gefahren. Die Nichte von so einem Politikheini hatte da eine eigene Bude, dort haben wir unser Lager aufgeschlagen.«

Ich bin in meinem Element, voll auf dem Redefilm.

»Die war vielleicht unterwegs, sage ich dir, voll auf Chemie, die Alte. Wir sind dann mit dem Zug rüber nach Venlo. Wir waren am Ende so dermaßen prall, dass wir völlig vergessen hatten, dass wir ja in Holland sind, und haben undercoverstyle im Gebüsch neben dem Bahnhof geraucht. Aber warum fragst du?«

»Ganz einfach, was hältst du davon, wenn wir dorthin fahren?«, schlägt Love vor.

»Jetzt oder was? Mitten in der Nacht?«, frage ich verwundert.

»Das könnt ihr so was von vergessen!«, schnauzt Seven hinter ihrem Monitor hervor.

»Ach Quatsch, das ist doch die Idee schlechthin. Komm schon, Schatz, wir machen einfach mal was Verrücktes und fahren dorthin. Die Kohle ist doch bestens in so einem Roadtrip angelegt.«

Kurz noch was gezogen und ab geht's. Drei Stunden später sitzen wir zugeschnupft im Auto. Wir haben sechsundzwanzig Stunden Zeit, dann ist das Auto für den nächsten Kunden reserviert, aber das ist definitiv machbar. Auf halber Strecke hält mir Vincent von der Rückbank zwei aufgehackte Lines vor die Nase.

»Eine Empfehlung des Hauses«, fügt er hinzu.

»Oh, korrekt, Love, megakrass, das kommt jetzt wie gerufen. Hey, Seven, komm schon, aufwachen.«

Verdutzt und total verschlafen glotzt sie mich an.

»Was denn los? Sind wir schon da?«

»Halt mal schnell das Lenkrad, ich muss gerade was ziehen.«

Blitzschnell ist sie hellwach, greift ins Lenkrad!

»Du bist doch echt behindert im Kopf!«, schreit sie mich an.

»Klappe, dich fragt keiner!«

Seven schüttelt den Kopf, hält aber das Lenkrad. Mit einem als Miniaturstaubsauger getarnten Schnupfröhrchen zieh ich alles weg. Mittlerweile ist es hell. Der vorbeifahrende LKW-Fahrer wird Zeuge einer filmreifen Szene.

Auf Venlo haben wir dann doch keine Lust mehr und fahren spontan nach Aachen, alte Freunde besuchen. Die haben normalerweise das gleiche Material am Start wie die Holländer, nur ersparen wir uns so den Grenzübertritt. Die Enttäuschung ist groß, als sie uns nach acht Stunden Autofahrt kein Pot anbieten können. Krasse Wichser! Aber immerhin Speedpaste. Halbes Kilo für tausendfünfhundert Euro! Na, sieh mal einer an! Als alter Spirituosenhändler kann ich da unmöglich nein sagen. Mit den Jungs noch ein paar Lines angetestet, Stoff in die Verkleidung verbaut, diesmal wirklich, und schon geht es wieder zurück nach Hometown City. Noch neun Stunden, dann geht das Auto raus.

Die Rückfahrt verläuft recht problemlos, ohne Stau, ohne Stress, bis auf die üblichen Paranoiafilme wie *Autobahn endet – los, Vollbremsung!* oder *SEK verfolgt uns – fahr rechts ran* und Meinungsverschiedenheiten, die das Draufsein halt so mit sich bringt.

»Alter, Dome, wir müssen unbedingt mal tanken, wir fahren schon fast auf Reserve«, erinnert mich Love.

Ich bin so damit beschäftigt, meinen Gesichtsfasching unter Kontrolle zu halten, dass ich völlig verblickt hätte, zu tanken.

»Krass, du hast vollkommen recht, ich danke dir recht herzlich, mein Freund«, antworte ich mit verstellter Stimme.

Beim Tanken schließlich bemerke ich, dass ich überhaupt keine Kohle mehr habe.

»Scheiße! Leute, jetzt haben wir echt ein Problem. Hat einer von euch Geld dabei? Ich habe alles für die Drugs ausgegeben!«

»Wie, du hast kein Geld mehr? Verarschen kannst du jemand anderen«, schnauzt Love.

»Laber mich jetzt nicht voll. Ich habe wirklich keine Kohle mehr dabei. Fuck, Mann.«

»Das kann doch nicht wahr sein. Wie sollen wir denn jetzt nach Hause kommen?«, brüllt mir Seven ins Ohr.

»Was weiß denn ich, lass mich nachdenken!«

»Jetzt vergisst der Penner echt, Geld aufzuheben. Ich glaube es nicht! Wie dämlich bist du eigentlich?«, mosert Seven vor sich hin.

»Halt bloß die Fresse, Mann! Nur weil von euch nie einer Geld hat!«

»Was machen wir denn jetzt?«

»Alter, seht ihr den? Was der für Gesichtsfasching schiebt, der Hammer«, Love deutet auf einen ums Klohaus herumschleichenden Typen, lacht sich schlapp.

Wortlos steige ich aus, schiebe meinen Arsch auf die Rückbank.

»Was machst du? Lass das da drinnen, scheiß Drogenopfer«, kreischt Seven.

»Seven, halt einfach dein Maul! Passt ihr nur auf, dass keiner reinglotzt.«

Die Sonne brennt durch die Scheibe, ich schwitze und zittere, schaffe es gerade so, den Stoff auszubauen und ein Stück herauszunehmen. Der Pepgeruch verteilt sich im Auto. Hoffentlich sieht uns keiner. Ich steige aus, laufe auf den Streuner zu.

»Ey, du, komm mal mit aufs Klo.«

»Schau ich aus wie ein Stricher, oder was? Brauchst du Ärger?«, pöbelt der Arsch mich an.

»Jetzt schieb mal keine Filme und hör dir an, was ich zu sagen habe. Komm mit in die Kabine und schließ die Tür.«

»Alter, ich schieb hier keine Nummer!«

»Sei leise, Mann. Du siehst so aus, als könntest du was zum Ziehen gebrauchen. Hier, schau's dir an. Drei Gramm feinste Paste direkt aus Holland. Gib mir neunzig Euro dafür, und dann passt die Sache.«

Er sieht mich an, dann kontrolliert er das Pep. Ich werde nervös. Er könnte genauso gut ein Ziviler sein, aber eine Alternative gibt es nicht. Ich rechne mit allem, dass er mir das Zeug abziehen will, mich festhält oder sonst was, aber am wenigsten mit dem, was jetzt passiert.

»Dich schickt der Himmel. Korrekte Sache. Aber woher wusstest du …?«

»Sagen wir mal so, dein Um-die-Toilette-Herumschleichen hat mich an etwas erinnert. Ich hab gehofft, dass du auf dem Trockenen sitzt.«

»Auf jeden. Ich hab aber nur siebzig.«

»Passt, heute mach ich eine Ausnahme!«

In der Not frisst der Teufel bekanntlich Fliegen, oder wie auch immer das heißt. Jetzt an die Kasse, und dann nichts wie weg hier.

Ich laufe gerade aus der Tanke, als drei Mannschaftswagen der Polizei auf den Rastplatz fahren. Alles cool, nicht durchdrehen. Ich steige in mein Auto und fahre weg.

Auf die Minute genau steht das Auto zur Abgabe bereit.

Pilze

»Du Spast gibst mir jetzt sofort meine Kohle!«

»Ich hab dein Geld nicht, aber Pilze.«

»Sag das doch gleich. Ich habe gedacht, du lässt mich mit Dope durch die halbe Stadt fahren und bezahlst dann nicht!«

»So ein Schwachsinn, die ganze Zeit versuche ich dir einen Tausch vorzuschlagen, aber du tickst ja immer gleich aus.«

»Ja, tut mir leid. Ich habe in letzter Zeit echt krasse Aggressionsschübe und Aussetzer! War nicht so gemeint. Aber zeig doch mal deine Pilze.«

Ufo greift in seine Jackeninnentasche und holt ein Päckchen hervor.

»Also, pass auf! Das sind hawaiianische Pilze, die Könige der Magic Mushrooms. Die bringen dich auf ein neues Level! Garantiert«, erklärt Ufo mit der Leichtigkeit eines Staubsaugervertreters.

Ufo ist fast vierzig und immer noch Student. Ich habe ihn beim Feiern im Raumschiff kennengelernt, daher sein Name. Ufo verfügt über eine unglaubliche Allgemeinbildung, hat Jura, dann Medizin und Psychologie studiert. Hat aber jeden seiner Studiengänge wieder abgebrochen, weil er der Meinung war, dass die ihm nichts Wesentliches mehr beibringen können.

Der weiße, ziemlich längliche Stil des hawaiianischen Magic Mushrooms ist gespickt mit schwarzblauen Verfärbungen. Der Hut ist bräunlich und erinnert ein wenig an ein Cocktailschirmchen, das noch etwas geschlossen ist. Es ist schon eine Weile her, dass ich in Amsterdam Magic Mushrooms gegessen habe. Frisch schmecken die widerlich, glitschig und eklig.

Ufo dagegen preist seine vakuumierten Mushrooms als geschmacksneutral, trocken und ganz easy zu kauen – ohne Würgereiz – an. Volle Dröhnung ...

»Seven, geh du doch schon mal mit Nils runter. Ich muss noch was mit Love klären!«

»Okay, aber beeil dich, ich will rechtzeitig dort sein!«

»Ja, keine Sorge, das dauert nicht lange.«

»Love, setz dich hin!«

»Was'n los, Alter?«, fragt er verwundert.

Ich greife in meine hintere Hosentasche und werfe ihm ein Päckchen zu.

»Alter, du hast Magics am Start. Das ist ja der Hammer!«

»Ja, Mann, fünf Gramm hawaiianische Pilze. Das sind die Einzigen, die ich noch nie ausprobiert habe. Bei denen muss immer einer nüchtern bleiben. Selbst wenn man mit Pilzen erfahren ist, sollte man nicht mehr als ein Gramm einbauen!«

»Geil, Mann! Komm, jeder die Hälfte. Seven und Nils sind dann die, die auf uns aufpassen müssen«, kreischt Love.

Manchmal denke ich echt, Vincent kann Gedanken lesen. Ich schneide den Beutel auf, pule die eine Hälfte auf meine Hand, die andere Hälfte bekommt Love. Die Dinger sind echt staubtrocken. Und hochgradig giftig.

»Bei drei alles auf einmal in den Mund.«

Ich: »Eins …«

Love: »Zwei …«

Beide zusammen: »Drei.«

Zweieinhalb Gramm getrocknete Mushrooms sind eine Menge. Mein ganzer Mund ist voller Magics. Die Pilze sind schwer zu kauen, sie fühlen sich wie lauter kleine Pappstücke an. Ich habe noch nie Pappe gefressen, aber ich kann mir beim besten Willen nicht vorstellen, dass Pappe so beschissen schmeckt.

Love hat die Dinger bereits nach wenigen Sekunden ohne Probleme hinuntergeschlungen. Wie der das immer macht? Ich muss würgen, spucke die angekauten Magics in meine Hand, muss mich schütteln.

»Tief durchatmen, nicht in Panik verfallen, du packst das!«, feuert Love mich an.

»Gib mal das Wasser her!«

Erneut stecke ich mir die schon vollgesabberten, halb aufgeweichten Pilze in den Mund, kaue wild darauf herum, atme durch den Mund, versuche nicht zu kotzen. Nach und nach kippe ich mir Wasser in den Mund, bemühe mich zu schlucken, doch die aufgeweichten Pilze verfangen sich in meinen Zähnen. Mit der Zunge versuche ich, sie zu lösen. Mein ganzes Maul ist gestrichen voll mit schleimigem Pilzbrei. Love schaut mir gespannt zu.

»Los, schluck es runter!«

Ich wedele mit den Armen, schlucke nach und nach alles runter und merke deutlich, wie mir der Pilzbrei die Speiseröhre hinunterläuft. Dann ist endlich alles unten.

»Was war denn schon wieder so wichtig?«, meckert Seven, als wir endlich nachkommen.

»Ach, das hat sich schon geklärt, erzähl ich dir ein anderes Mal.«

Selbst in der U-Bahn kann ich mein Grinsen nicht abstellen, Love geht es genauso. Seven ist absolut gegen Pilze und LSD! Sie kannte jemanden, der auf Pilzen hängengeblieben ist. Das passiert aber nur, wenn man die überdosiert. Uns kann das jedenfalls nicht passieren.

Eine halbe Stunde ist vergangen, und bis jetzt ist mir nur schlecht. Immer wieder fährt mir der Pilzbreigeschmack in die Speiseröhre. Wir stehen gerade an der ersten Bar. Seven will Getränke bestellen, ich betrachte mich im Spiegel.

»Echt cool, dass die hier überall Spiegel aufgestellt haben.« Ich stupse Seven gegen den Arm.

»Was für Spiegel, was laberst du?«, entgegnet Seven.

Gespannt glotze ich dem Barmann dabei zu, wie er Getränke einschenkt. Einige Tropfen gehen daneben, verwandeln sich in ein kleines Männchen und rennen über die Theke.

»Boah, krass, hast du das gesehen! Irre!«

Wie ein kleiner Junge springe ich auf und ab, ziehe Seven am Spaghettiträger. Alles ist so hell, so intensiv.

»Was willst du denn jetzt trinken?«, fragt Seven erneut.

»Diese Farben!« Ich bin total begeistert, stiere durch die Gegend.

»Ey, willst du mich verarschen oder was? Sieh mich gefälligst an, wenn ich mit dir rede!«

»Faszinierend. Hörst du den Wasserfall?«, flüstere ich ihr leise und behutsam ins Ohr.

»Leck mich, Penner! Bestell dir doch deinen Scheiß selber. Komm, Nils, wir gehen eine rauchen!«

Love kniet auf dem Boden, zerpflückt mit dem Finger

zertretene Kippenstummel und reicht mir einen davon hoch. »Probier mal, die schmecken ausgezeichnet.« Dann läuft er los. Um ihn nicht zu verlieren, klammere ich mich an seinem T-Shirt fest.

Love und ich stehen auf der Tanzfläche, die Party ist im vollen Gange.

»Was ist das für ein Hebel?«, fragt Love.

»Keine Ahnung, Mann, ich bin gerade damit beschäftigt, den Farben Geschmacksrichtungen zuzuordnen.«

Mit aller Kraft versucht Love, den Hebel hinunterzudrücken.

»Geschafft! Sechs, fünf, vier …«

»Warum zählst du rückwärts?«, frage ich.

»Eins, los …«

Die Tanzfläche beginnt sich zu drehen. Erst langsam, dann schneller, dann viel zu schnell. Ich verliere das Gleichgewicht, knalle gegen die Treppenstufen, die die Tanzfläche umkreisen. Love reicht mir seine Hand, hilft mir wieder auf. Love nuckelt an seinem Bier wie an einem Babyfläschchen, genial. Mit seiner Glatze sieht er original aus wie Johnny Depp in *Fear and Loathing in Las Vegas*.

»Boah, gib dir mal das krasse Orange! Von dem Kollegen da drüben«. Love deutet auf den Typen direkt neben uns, pikst ihm mit seinem Bierstrohhalm in die Backe und sagt: »Krasses T-Shirt, Digger. Korrekte Farbe.«

Dann muss ich niesen. Und noch mal. Mit jedem Niesen wechselt das orangefarbene T-Shirt seinen Besitzer. Jetzt trägt es der in der hinteren Reihe, jetzt der links daneben.

»Ich glaube, es ist Sonntag«, sagt ein Mädel neben mir.

»Hä, was, brauchst du Ärger, oder was?«, antworte

ich, plötzlich auf dem Aggro. »Love, halt mich zurück, los, halt mich zurück, sonst flipp ich aus, ich schwör«, stammele ich apathisch, tänzele dabei um Love herum.

Der weiß überhaupt nicht, was geschieht, ist nur noch am Kommentieren: »Da geht er wieder ab wie Schmidts Katze und läuft die Zielgerade entlang.«

Dann packt uns Seven am Arm, zieht mich und Love gleichzeitig weg in den Raucherbereich. »Mann, was habt ihr euch denn jetzt schon wieder eingebaut? Kann man mit euch nicht ein einziges Mal feiern gehen, ohne dass ihr euch wie die Blöden ... wo willst du hin, bleib gefälligst da!«

Love kriecht auf allen vieren durch den Raucherbereich.

»Wir haben uns nur ein paar Pilze eingebaut, aber ich glaub, jetzt geht's wieder!«, erkläre ich.

»Du hast was?! Bist du wahnsinnig?« Seven ist außer sich.

Ich versuche gerade, meine Jacke zuzumachen, als die Halluzinationen die nächsthöhere Stufe erreichen. Ein Blick auf meine Uhr verrät, dass die Zeiger irre schnell und gegen den Uhrzeigersinn rotieren. Der Boden beginnt, Wellen zu schlagen. Surferposition einnehmen und ab geht's. Mit den Armen versuche ich den Wellengang auszugleichen.

»Seven, lauf, da kommt eine richtig dicke Welle angeschossen«, brülle ich.

Seven schreit mich an. Ihr Kopf ist knallrot, aber aus ihrem Mund kommen nur Seifenblasen. Ich renne auf die Tanzfläche, stoße mit jemandem zusammen. Der hebt seine Faust, läuft auch rot an, scheint zu brüllen, aber aus seinem Mund kommen ebenfalls Seifenblasen, die ich zu zerpiksen versuche. Love steht jetzt direkt vor mir. Ihn umgibt eine Art Goldnebel. Den hat er bestimmt aktiviert, damit ich ihn besser finden kann.

»Ey, Love, ich bin total am Abdrehen!«

»Ich auch. Ab jetzt müssen wir dicht zusammenbleiben, ansonsten haben wir keine Chance, heil aus der Sache rauszukommen.«

Ich konzentriere mich darauf, Love in die Augen zu schauen, bis mein Blick nach oben schweift. Aus dem obersten Balken der Decke kommt Wasser. Erst ein paar Tropfen, dann immer mehr. Bolzen schießen aus der Decke. Ein gigantischer Wasserfall rauscht durch das Diskodach, prasselt auf die Menge. Die Flut reißt die komplette Tanzfläche mit, der Alarm geht los. Überall leuchten grüne Pfeile auf, die den Weg zum Notausgang weisen. Ich bilde mit Love eine Zweimannpolonaise und stapfe durch die Disko Richtung Ausgang. Überall fahren kleine Papierboote mit Wodkaflaschen herum.

»Ey, Love, ab in die Toilette, sieh doch mal, da ist es noch trocken!«

Love und ich stapfen in Richtung Toilette. Kurz vor dem Ziel stürzt Love und wird von der Flut mitgerissen.

Ich suche Schutz in der Toilettenkabine. Hastig versperre ich die Tür. So eine abgedrehte Scheiße. Ich schlage die Hände über den Kopf, atme dreimal tief durch, versuche, einen klaren Kopf zu bekommen, und überlege, wie ich hier am besten heil rauskomme.

»O. k., so wird es gehen«, stammele ich, drehe mich um. Kein Türknauf?

Links, rechts, vorne, hinten, überall Wände, aber keine Tür.

Dann zieht es mich zu Boden, eine Art Magnet zieht

mich an. Mit aller Kraft versuche ich, mich zu wehren, bin aber zu schwach ... komme der Toilettenschüssel immer näher. Plötzlich packt mich jemand unter den Armen, zerrt mich weg. Mit rudernden Armen und Beinen versuche ich gegen ihn anzukämpfen.

Im nächsten Moment sitze ich auf einer Parkbank, bin klatschnass und friere. Seven sitzt Zigarette rauchend neben mir. Ihr Blick ist mehr als genervt.

***

Wieder zu Hause, staucht Seven mich zusammen: »Du scheiß Drogenopfer! Du kannst nichts anderes, als dich mit Drogen vollzupumpen!«, brüllt Seven.

Mein Puls steigt, Wut sammelt sich in meinem Bauch, in meinem Körper, in meiner Seele. »Du dreckige Hure, wenn du mich noch einmal so nennst, klatscht es!«

Ich warte nur darauf, dass sie noch einmal »Drogenopfer« sagt.

»Du Opfer, ich hab keine Angst vor dir! Ich ruf die Bullen und sag denen, dass du mich schlägst. Du kannst mir gar nichts! Bin gespannt, was die zu deinem Drogenvorrat sagen!« Seven funkelt mich an und lacht dreckig. Sie hat diesen irren Blick, diese hämische Lache, von der ich Gänsehaut bekomme. Von einem Moment auf den anderen tickt sie aus, ohne Grund. Wenn sie ihre Anfälle hat, wirkt sie unberechenbar, ohne Skrupel, ohne Reue, zu allem bereit. Sie macht mir Angst. Gleichzeitig spüre ich diese unbändige Wut in mir, die nur darauf wartet, endlich rauszudürfen und alles wegzufegen, was sich mir in den Weg stellt. Seven kommt mir da gerade recht. Ich bin fest entschlossen, ihr wehzutun, warte nur noch auf die passende Gelegenheit! Sie lässt sich siegessicher vor ihrem Computer nieder, steckt sich eine weitere Zigarette an. Gottkönigin, so präsentiert sie sich auf ihrem Thron.

Wie von einer Tarantel gestochen renne ich auf sie zu, packe sie an den Haaren und schlage ihr den Kopf mit voller Wucht gegen den Computertisch. Trotz der Wucht entflieht ihr nur ein leises Stöhnen.

»Du Hure! Du bist nichts! Rede nicht so mit mir, verdammte Nutte, sonst bring ich dich um!« Ich ziehe sie an den Haaren, zwinge sie dazu, mir in die Augen zu sehen. Sie läuft knallrot an, Tränen schießen ihr aus den Augen, laufen ihr die Wangen hinunter. Ich schnaufe ihr ins Gesicht wie ein wilder Stier, dann stoße ich sie weg. Sie gibt keinen Mucks mehr von sich. Siegreich verlasse ich die Wohnung. Meine Anspannung fällt von mir ab. Schlagartig fühle ich mich elend, haue mit der Faust gegen die Wand im Treppenhaus. Verdammt, ich hasse sie. Ich hasse sie so sehr! Wieso bringt sie mich nur dazu? Das war gerade das erste Mal, dass ich ein Mädchen geschlagen habe. Ich hätte es nie für möglich gehalten, so etwas zu tun, vor allem nicht bei Seven. Noch vor einem Monat war sie das tollste Mädchen der Welt für mich, war ich verrückt und verzaubert von ihr. Jetzt finde ich sie zum Kotzen.

Meine Gedanken überschlagen sich, ich kann nicht mehr klar denken, irre ziellos umher. Dass sie nicht einfach ihre Fresse halten kann. Ich wollte ihr nichts tun, ich wollte doch nur, dass sie still ist, einfach still …

Als ich nach einem endlos langen, planlosen Spaziergang wieder vor unserer Tür stehe, habe ich Angst, unsere Wohnung zu betreten. Einen weiteren Streit verkrafte ich nicht. Ich klingele. Seven öffnet die Tür.

»Schatz, da bist du ja endlich. Wo bist du denn so lange gewesen? Ich hab mir schon Sorgen gemacht. Ich habe Essen gemacht«, säuselt sie. Das dicke Horn am Kopf scheint sie nicht zu stören.

Hallo, was geht denn hier ab?, frage ich mich. Seven wirbelt um mich herum, überschüttet mich mit Liebe, als wäre nie etwas passiert.

Anbau

Ich sitze auf dem Sofa und stiere auf den verdreckten Bauch meiner Bong. Das Wasser ist abgestanden, eklig gelb, das Schillum verstopft. Im Hintergrund läuft irgendeine Serie auf Super RTL. Seit einigen Stunden sitze ich regungslos auf dem Sofa und zerbreche mir den Kopf darüber, wie ich mein Geschäft sicherer und profitabler gestalten kann. Da klingelt mein Telefon.

»Hallo, Dominik, wie geht es dir?«

»Ja, passt so weit, ich bin zu Hause und schau TV!«

»Hast du Lust, dir die neue Dokumentation auf BBC Earth anzuschauen? Ich wäre so in einer Stunde bei dir!«

»Alles klar, ich organisiere noch was zum Futtern, bis gleich.«

Kurz darauf schleiche ich ins Schlafzimmer, betrete meinen begehbaren Kleiderschrank. Im untersten Fach, direkt unter meinen Hosen, steht ein kleiner Safe. Mit einem kleinen silbernen Schlüssel, den ich an meiner Goldkette befestigt habe, öffne ich die Safetür, greife in einen Beutel Gras und hole einige Knospen heraus. Laufe ins Wohnzimmer und wiege auf meiner Feinwaage fünfundzwanzig Gramm ab. Eine Knospe lege ich weg, verpacke den Rest in drei kleine, gleich große, schwarze Drogenpacks.

Dann klingelt es zweimal kurz, einmal lang, dreimal

kurz an der Tür. Exakt sechzig Minuten, nachdem er sich angekündigt hat. Der nimmt es wirklich genau! Vor mir steht ein knapp zwei Meter großer, dünner Herr im Anzug. Sein Haar ist gepflegt, sein Bart rasiert. Er trägt eine kleine Aktentasche mit sich herum. Free!

Free ist der Bruder einer Bekannten, der besten Freundin von Sevens Schwester. Durch Zufall standen wir vor kurzem zur selben Zeit bei Frees Schwester auf der Matte. Im weiteren Gesprächsverlauf ergab es sich, dass er im Marihuana-Business tätig ist und wir von einer Zusammenarbeit nur profitieren können. Free ist kein Großdealer oder so etwas. Einmal die Woche benötigt er fünfundzwanzig Gramm Gras. Nicht gerade ein Lottogewinn, aber Free ist extrem vorsichtig und zuverlässig. Zwei Eigenschaften, die ich so noch bei keinem gesehen habe. Die erste Frage, die ich ihm gestellt habe: »Arbeitest du bei der Bank, oder warum läufst du so rum?«

»Nein, ich bin arbeitslos! Aber wenn du mich so auf der Straße siehst, würde ich dir zwar auffallen und du würdest dir deinen Teil denken, aber im nächsten Moment hättest du mich wieder vergessen. Du würdest keinen Gedanken daran verschwenden, wo ich herkomme oder wohin ich gehe, und das ist der Trick dabei.«

Wortlos winke ich ihn herein und verschließe leise die Tür. Wir gehen ins Wohnzimmer, den Fernseher stelle ich etwas lauter.

»Na, alles klar bei dir?«, fragt er.

»Bei mir ist alles gut.«

Ich deute auf den Wohnzimmertisch. In der Mitte des Schwarzglaswohnzimmertisches steht die Feinwaage mit den Packs. Free tauscht sie gegen zwei Hunderter, die er ebenfalls auf der Feinwaage platziert.

»Null Komma dreiundfünfzig Gramm gegen fünfundzwanzig«, grinst Free.

»Rauchst du noch einen mit? Seven schläft bereits, ich könnte echt etwas Gesellschaft vertragen«

»Klar, einen rauche ich schon mit.«

Aus einem werden zehn, und nach drei Stunden verrät er mir, warum er diese ganze Scheiße eigentlich macht.

»Ich verlasse so gut wie nie meine Wohnung. Es sei denn, ich kaufe oder verkaufe. Ich bin nicht gerne unter Menschen. Jeder Mensch, dem ich bis jetzt vertraut habe, hat mich hängen lassen. Erst meine Mutter, dann mein Vater, dann meine Freundin. Enttäuschungen ziehen sich wie ein roter Faden durch mein Leben. Ich habe Schulden, hab den Gerichtsvollzieher am Hals. Ich muss irgendwie an Kohle kommen. Im Moment komme ich mit meinen Deals gerade so über die Runden, aber wenn das so weitergeht, muss ich mir etwas einfallen lassen. Eine Tankstelle überfallen. Ausgekundschaftet habe ich schon eine. Hundertachtzig Sekunden, rein und wieder raus und dann untertauchen. Für ein paar Monate, vielleicht für immer. Jedenfalls so lange, bis Gras über die Sache gewachsen ist. Zu verlieren habe ich nichts mehr ...«

»Das mit der Tankstelle lässt du mal schön bleiben!«, antworte ich.

»Oder ich organisiere mir Samen und eine Infrarotleuchte. Züchte mir mein Zeug einfach selber. Das verscherbel ich dir dann ...« Free lacht.

Ich schaue Free dabei zu, wie er sich fein säuberlich seinen Kopf zurechtstopft. Vorsichtig tapse ich zur Schlafzimmertür, vergewissere mich, dass Seven tief und fest schläft, schleiche zurück zu Free und sage:

»Genauso machen wir es! Du willst anbauen, dann aber richtig. Ich weiß, wo wir einen richtig professionellen Growschrank herbekommen. Samen holen wir uns direkt von *Sensi Seeds* aus Holland. Lass den Schrank kosten, was er will, kein Problem. DU und ICH, wir starten was ganz Großes!«

***

Wir wollen monatlich fünf Kilo Gras züchten und verkaufen. Free ist bereit, es zunächst in seiner Wohnung zu züchten. Ferner planen wir eine Art mobile Plantage. Um mobil zu bleiben, brauchen wir eine Menge leichter Growschränke. Zusätzlich benötigen wir ein Growzelt, Abluftset, Kettensätze für die Reflektoren, Samen, eine Zeitschaltuhr, Töpfe, Erde, Dünger, Unkrautschutz und so weiter. Um voluminöses und gleichzeitig starkes Marihuana zu züchten, wollen wir verschiedene Sorten kreuzen. Das alles wird uns um die fünfundzwanzigtausend Euro kosten. Züchten wollen wir das Zeug in Mietshäusern, die wir das Zeug im Sechsmonatstakt wechseln werden. Anmietung erfolgt mit gefälschten Ausweisen und sechs Monatsmieten im Voraus. Abnehmer habe ich auch schon im Auge. Die warten nur darauf, dass es endlich losgeht.

Free ist schon ein echt merkwürdiger Typ, verkauft jahrelang Drogen, doch benimmt er sich so unscheinbar, als hätte er mit der ganzen Kacke nichts am Hut. Er hat was in der Birne, und ich nehme mir seine Vorsicht zu Herzen, als er mir am Anfang unserer Geschäftsbeziehung Folgendes sagt: »Schau dich mal im Spiegel an. Was siehst du?«

Ich blicke in den Spiegel: »Äh, ich sehe einen Jungen mit dickem Bizeps«, lache ich.

Free verzieht keine Miene. »Ich mein das ernst!«, sagt er. »Was siehst du?«

Etwas genervt antworte ich: »Ich sehe einen Jungen im Unterhemd mit dicker Goldkette, Tattoos, Cap und Sonnenbrille.«

»Und jetzt sag mir, wenn du Bulle wärst, würdest du so einen doch sofort kontrollieren, oder?«

Allmählich verstehe ich, worauf Free hinauswill. Ich laufe herum wie ein typischer Drogenticker aus Filmen.

»Wenn wir das Ding durchziehen wollen, Dome, musst du einen unscheinbaren Eindruck vermitteln. Das Image, das du hast, ist für das, was wir vorhaben, ganz schlecht. Damit meine ich, dass dich viele Leute kennen, viele wissen, dass du verkaufst. Und die, die dich nicht kennen, können es sich denken. Das musst du ändern. Du musst eine Zeitlang die Füße stillhalten. Jeder muss denken, dass du nichts mehr mit Drogen zu tun hast. Dann haben wir genug Zeit, um unser Ding in Ruhe aufzubauen. Stell dir Folgendes vor: Du siehst jemanden mit Streberbrille, Seitenscheitel und Pullunder in der U-Bahn. Was denkst du? Du denkst dir *Scheißstreber* und hast ihn in dem Moment auch schon wieder vergessen. Keiner vermutet, dass so einer kiloweise Drogen tickt. Und genau dieses Vorurteil müssen wir nutzen. Verstehst du, was ich meine?«

Free kommt mir vor wie ein Wahrsager oder so was Ähnliches. Das, was er sagt, erscheint mir nahezu genial. Ich sehe ihn bewundernd an, nicke und sage: »Free, du bist echt genial. Morgen besorge ich mir ein seriöses Outfit, warte ab!«

Am nächsten Tag kaufe ich mir ein Hemd, Sakko, eine feine Hose, Anzugschuhe und gele meine Haare zur Seite.

Free betrachtet mich von oben bis unten und lacht. »Siehst du, genau das meine ich. Du siehst aus wie ein Streber, verdammte Scheiße!«

***

»So, nun haben wir gut gespeist, ich schlage vor, dass wir den ersten Coffeeshop aufsuchen und gleich mal ein paar Sorten antesten. Danach schauen wir uns die Stadt an, fahren mit dem Boot die Amstel entlang und erleben etwas Kultur. Bevor wir dann mit dem Nachtbus wieder zurückfahren, checken wir noch die heftigsten Samen ab! Was hältst du davon?«, frage ich.

»Hört sich gut an, da vorne ist schon der erste Coffeeshop. Der Grasshopper!«, antwortet Free.

»In dem habe ich vor vier Jahren meine erste Amsterdamer Tüte geraucht. Bin mal gespannt, ob's noch genauso aussieht. Welcome to the Grasshopper! Ich höre förmlich die Trompeten«, freue ich mich.

Der Grasshopper erstreckt sich über drei Etagen. Erdgeschoss und erster Stock erstrahlen im lila schimmernden Mahagoniholz. Eine riesige Bar zieht sich quer durch den Raum. Ringsherum befinden sich Sitzmöglichkeiten. Alles cool und edel gestaltet. Ähnlich wie in einem Irish Pub. Ein Smirnoff Ice kostet schlappe acht Euro. Aber wer fährt bitte schon zum Saufen nach Holland? Der feine Weedsmoke zieht uns direkt aus dem Keller in die Nase. Der Raum ist weniger schön gestaltet, wirkt eher düster und ungemütlich. Passt eigentlich überhaupt nicht zum Rest der Bar. Direkt am Eingang steht eine kleine Theke. An der Wand befinden sich jede Menge übereinandergestapelte Plastikboxen: zehn Reihen lang, acht Reihen hoch. Jede einzelne Plastikbox ist bis oben hin mit Weed befüllt.

Unsere Wahl fällt auf White Widow, Purple Haze und Super Skunk.

»Allererste Sahne«, stammelt Free, als er sich die erste Tüte ansteckt und der Rauch durch seinen Mundwinkel schießt. Mit jedem Zug am Joint entfleucht ein grandioser Rapskill: »Ich bin der oberkrasse Chiller, chill im Blitzlichtgewitter, du bist ein Stricher!«, oder so ähnlich.

Der Barkeeper scheint nur mäßig beeindruckt.

»Meister, das ist schon ordentliches Gras, aber hast du auch etwas, das mich richtig umhaut?«, brülle ich hoffnungsvoll, fast schon euphorisch.

»Knock out! Das Gramm kostet vierzig Euro und ist die stärkste Zucht, die wir anbieten«, antwortet er.

»Für 'nen Vierziger muss es aber schon verdammt gut sein. Na, dann hau mal her!«, mischt sich Free ein.

»Ich muss euch warnen! Null Komma ein Gramm auf einen Joint ist völlig ausreichend. Ansonsten kippt es euch aus den Latschen!«

Die Herausforderung nehme ich dankend an.

»Komm, Free, hau das komplette Gramm auf einen Joint.«

Free legt an, gibt Feuer, hustet.

»Ach, gib her«, rufe ich schadenfroh.

Nach drei zaghaften Zügen bin ich volle Kanne breit. Der Händler hat nicht zu viel versprochen.

»Komm, wir hauen ab, ich brauche dringend frische Luft!«, stammele ich. So dermaßen Banane wie nach diesen drei Zügen bin ist seit Jahren nicht mehr gewesen.

»Lass uns doch jetzt die Rundfahrt machen. Wenn das noch ins Budget passt«, schlägt Free vor.

»Ja klar, kein Problem, das ist auf jeden Fall noch drin.«

Ich habe nicht wirklich Bock auf Bootfahren, muss mich aber dringend setzen und durchatmen. Schließlich haben wir später noch was zu erledigen.

Mit dem Ende der Einleitung unseres Bootsführers fallen mir die Augen zu. Als ich sie wieder öffne, sind bereits alle am Aufstehen.

»Komm, du Schlaffsack, wir sind durch.«

»Häh, was ist los? Ach so, ja, äh, schade, war ziemlich geil«, antworte ich.

Jetzt aber auf zu *Sensi Seeds*.

Free läuft voran, ich tappe völlig stoned und orientierungslos hinter ihm her. Als er plötzlich stehen bleibt, steche ich mir um ein Haar mein Auge an seiner knochigen Schulter aus.

»Gib dir mal diese krasse Bong!« Free deutet auf einen Coffeeshop. Im Schaufenster steht eine riesige Bong.

»Dome, komm, die müssen wir antesten! Du zuerst!«

»Was, ich?«

Ich kann mich nicht erinnern, dass ich jemals so einen Abtörn geschoben hätte, wenn es ums Bongrauchen ging, aber genau in jenem herrlichen Moment, als wir so in der Amsterdamer Fußgängerzone stehen, Touristen an uns vorbeiflanieren und ein sanftes Lüftchen weht, gäbe ich alles dafür, woanders zu sein. Der bloße Gedanke an eine Bong reicht aus, um tagelang zu kotzen.

Während ich mir in Gedanken überlege, wie ich am besten meinen Würgereiz unterdrücken kann, schiebt mich Free in den Coffeeshop, parkt mich an einem Tisch, organisiert die Bong, stopft einen Kopf.

»Komm schon, du bist dran.«

Widerwillig stehe ich auf, schwanke, versuche das Gleichgewicht zu halten. Beuge mich vor und stecke meinen Mund in das überdimensionale Bongrohr. Der Rand der Bong drückt mir gegen die Brille, Free gibt Feuer.

»Zieh, zieh, zieh hoch!«, feuert er mich an. »Ja, gleichmäßig, gleichmäßig, immer weiter.«

Wie ein Schluck Wasser und mit geschlossenen Augen hänge ich an der Pipe dran. Das Einzige, was mich stützt, ist die Bong selbst. Ich atme langsam, aber stetig ein, in der Hoffnung, dass sich der ganze Qualm irgendwie in Luft auflösen möge. Free kniet vor dem Schillum, feuert den Kopf an. Er kommt mir vor wie ein irrer Hexenmeister. Würde er noch ein bisschen mehr grinsen, würden seine Mundwinkel die Ohren berühren. Als sich nach einer gefühlten Ewigkeit das gesamte Rohr mit dichtem, gelblichem Weedsmoke gefüllt hat, lässt Free das Kickloch los.

Eine gigantische Rauchwolke schießt mir in den Mund, sammelt sich in meiner Lunge, entfleucht durch alle Öffnungen. Ein unglaublich ekliges Gefühl fährt mir durch den Körper. Ich sacke zurück auf meinen Stuhl, hebe meinen Kopf, schaue umher. Mir ist schwindelig, schlecht, heiß und eiskalt zugleich. Blitzschnell füllt sich mein Mund mit Kotze. Ich schaffe es gerade so, meine Cap unterzuhalten, bevor ich das Bewusstsein verliere.

Als ich wieder zu mir komme, sitze ich mit angewinkelten Beinen an eine Mauer gelehnt. Wortlos reicht mir Free eine Plastiktüte. Während ich erneut in die Tüte kotze, sitzt Free ganz gemütlich im Schneidersitz neben mir und raucht eine Tüte. Kurz darauf bin ich auch schon wieder im Land der Träume. Als ich erneut zu mir komme, dämmert es bereits. Die ersten Rotlichter leuchten bereits.

»Dome, kommst du klar, oder was? Wir müssen jetzt echt mal weiter. Seit geschlagenen drei Stunden lehnst du an dieser Scheißmauer.«

Free hilft mir auf.

»Du hättest es nicht mal mitbekommen, wenn die dir die Unterhose geklaut hätten«, lacht Free, »aber das Beste hast du gar nicht mitbekommen. Ich war kurz am Stand gegenüber, um was zum Essen zu holen. Ich war keine drei Minuten weg, da hat doch echt einer deine vollgekotzte Tüte geklaut! Dem seine dämliche Fresse hätte ich gerne gesehen, als er gemerkt hat, was drinnen ist«, lacht Free sich kaputt.

Kurze Zeit später erreichen wir die *Sensi Seeds*-Samenbank. Das Eldorado der Kiffer, das Nonplusultra. Die Samenbank hat etwas von einem Hightech-Computerladen. Der Schuppen ist eins a in Schuss. Ausgebildetes Fachpersonal grüßt uns. Die Männer tragen Hemd und Krawatte, die Frauen Bluse und Kostüm. Der Verkaufsladen ist blitzblank, die Regale fein säuberlich sortiert. Auf Flat-Screens werden Bilder von gigantischen Hanfplantagen und preisgekrönten Züchtungen vorgeführt: White Haze, Super Skunk, New York City, Amnesia White, Northern Lights #5 X Haze. Fünf Samen kosten zwischen sechzig und zweihundert Euro. Aufgeteilt sind sie in verschiedene Kategorien. Ertrag, Klimazone, Pflanzengröße, Blütezeit, sativa oder indica. Der THC-Gehalt ist explizit aufgelistet. Ich fühle mich erneut wie ein Kind zu Besuch bei Willy Wonka – dem Schokoladengott.

»Wir sollten eine Sorte mit möglichst viel Ertrag kaufen. Unser Gras muss genug THC enthalten, damit die Käufer angefixt sind, darf aber nicht zu sehr knallen, sonst sind die nach einem Kopf platt und dann reicht'n Fuffie ewig«, analysiere ich.

»Dann beschränken wir uns auf Sorten, die im Fünfprozentbereich liegen. Das reicht allemal!«, schlägt Free vor.

Schließlich nehmen wir Ed Rosenthals Super Bud. Die Samen sind feminisiert, das bedeutet, dass keine Blindgänger dabei sind, der THC-Gehalt ist mit fünf Gramm ausreichend, die Reifezeit beträgt fünfundfünfzig bis fünfundsechzig Tage, und bei zehn Pflanzen kriegen wir dreihundert Gramm trocken raus.

Unsere Ware schaffen wir anschließend problemlos nach Nürnberg, denn auf meine Frage, wie wir die Samen transportieren sollen, greift sich Free in den Mund und rüttelt an seinem hinteren Backenzahn herum. Zwischen Daumen und Zeigefinger präsentiert er mir ein todsicheres Versteck.

Dealen 2.0

Mittlerweile wohne ich übergangsweise bei Fleur, weil ich wegen Seven meine Bude aufgelöst habe. Sie kann nämlich nicht alleine bleiben, weil sie als junges Mädchen vergewaltigt worden ist. Das ist auch der Grund, warum sie mich keine Sekunde aus den Augen lässt. Aber nicht auf die schöne verliebte Weise, sondern auf die richtig kranke Psychoart. Wenn ich mich heimlich aus der Wohnung schlich, um Drugs zu verticken oder zu feiern, flippte sie so aus, dass sie erst die Wohnung verwüstete und sich dann selbst verstümmelte. Einmal hat sie sich vor ihrer Webcam live geritzt. Sie war total besoffen und hat sich ganz langsam, über mehrere Stunden hinweg, lange und tiefe Schnitte zugefügt. Vom Handgelenk, über die Schultern bis hin zur Brust, so dass sich auf dem Tisch und auf dem Boden eine Blutlache bildete. Freunde von ihr haben das über die laufende Cam mitbekommen und den Notarzt gerufen. Die Sanitäter haben sie aus der Wohnung gezerrt und auf direktem Wege in die Psychiatrie verfrachtet. Dem einen hat Seven dabei fast den Finger abgebissen, weil der ihr unseren Verlobungsring abnehmen wollte.

Währenddessen habe ich das ganze Drama von der anderen Straßenseite aus beobachtet. Als ich ihr Massaker mitbekommen hatte, habe ich versucht, schnellstmöglich die Drogen aus der Wohnung zu schaffen. Zu spät. Auf dem Wohnzimmertisch stand eine Salatschüssel mit Gras, die die Sanitäter gesehen haben mussten. Wenn die Bullen aufgetaucht wären, wäre es nur eine Frage der Zeit gewesen, bis sie auch den Safe mit den Drogen im Schlafzimmer entdeckt hätten.

Seven war nur einen Tag in der Psychiatrie. Ihre Mutter hat sie abgeholt. Währenddessen habe ich die komplette Wohnung ausgeräumt und gekündigt. Ich wollte sie nie wiedersehen und hatte gehofft, dass durch diese Aktion das Kapitel Seven endgültig abgehakt ist. Bei der Wohnungsübergabe sah ich sie aber zwangsweise wieder. Sie war wieder das coole und süße Mädchen vom ersten Tag. Ohne Wohnung wusste auch ich nicht, wohin. Ich kroch zunächst bei Fleur unter, und Seven zog zu ihrer Familie.

Nach einigen Tagen Funkstille habe ich mich wieder mit ihr getroffen. Als sie so in ihrem roten Top vor mir stand und mich mit ihren funkelnden Augen musterte, war ich ihr sofort wieder verfallen.

Ich weiß nicht, was sie mit mir macht, aber was es auch ist – sie kann es verdammt gut. Unsere Verlobung hat sie auch einfach beschlossen. Auf Party haben mir wildfremde Leute dazu gratuliert. Einen richtigen Antrag oder so hat es nie gegeben. Ist schon merkwürdig. An sechs Tagen die Woche hasse ich sie von ganzem Herzen. Einmal wollte ich sie sogar vergiften. Aber am siebten Tag ist sie dann wieder so süß und liebevoll und hübsch. Ich bin nichts weiter als Wachs in ihren Händen.

***

Vincent ruft an.

»Alter, Dome, was geht ab? Du hast echt was verpasst. Ultrageile Oben-ohne-Party, aber du hast einfach gefehlt. Ich bring meinen Kumpel Psy mit, der dreht genauso gerne am Rad wie wir, passt also super zu uns. Außerdem hat er ein super Angebot für dich.«

»Klar, bring mit«, antworte ich knapp.

Ich bin mir nicht sicher, ob ich mich darüber freuen soll, dass Love irgend so einen Knallkopf mitbringt. Sicherlich hat er ihm schon wieder alles erzählt.

»Mach dir keine Gedanken, Digger. Wir sehen uns in ein paar Stunden zum Partymachen. Treffpunkt Stammdisko!«

Love hat diese naive Always-Party-Stimmung. Alles ist super, solange Party geht.

»Das ist eine linke Bazille«, schießt es mir durch den Kopf, als ich Psy sehe. Er ist sonnenstudiogebräunt, nobel gekleidet, trägt ein schwarzweißes Poloshirt mit stonewashed Jeans, dazu Lackschuhe. Haare, Bart und Augenbrauen sind penibel zurechtgestylt. Er wirkt auf mich wie ein Versicherungsvertreter, der dir um jeden Preis sein Produkt andrehen will, der für den richtigen Preis sogar seine eigene Mutter verkauft.

»Ich bin Psy, freut mich, dich kennenzulernen«, begrüßt er mich und streicht sich dabei mit dem Finger über seine Nase.

»Ja, komm mit«, sage ich wenig begeistert. *Du bist nur ein weiterer Junk, der auf meine Kosten feiern will,* denke ich mir.

Wir gehen auf Toilette, um eine aufzuhacken.

»Das ist aber kein besonders gutes Zeug«, sagt er zu mir.

»Ich weiß, aber es lässt sich verkaufen«, antworte ich.

Die darauffolgenden Minuten klebt mir Psy förmlich an der Backe, prahlt damit, wie gut er sich auskennt und was für geiles Zeug er aufstellen kann.

»Pass mal auf, dein Gelaber interessiert mich nicht. Du bist ein Kumpel von Love, also bleib auch bei ihm, hau rein!« Ich bin total angepisst, und kurz darauf verlassen Seven und ich die Disko, alle anderen bleiben. Egal, wie heftig wir uns zoffen, in solchen Momenten ist sie immer bei mir.

Schon eine Woche später habe ich Psy wieder am Hals.

Als ich in der Mittagspause nach Hause komme, sitzt Psy in der Bude.

»Scheiße, Dome, Love hat ihn einfach sitzengelassen und ist nach Ansbach abgehauen. Psy wohnt jetzt erst einmal bei uns«, rechtfertigt sich Fleur.

»Ich trau dem nicht«, sage ich.

»Ach was, der ist schon ganz in Ordnung. Im Club haben wir einen falschen Eindruck bekommen«, nimmt Fleur ihn in Schutz.

»Macht, was ihr wollt, ich hab nur Pause und muss gleich wieder los«, gebe ich genervt klein bei.

Aus meinem Safe, den ich in Fleurs Abstellkammer zwischen alten Socken und Geröll gebunkert habe, hole ich Kokain.

»Also kommt, wir ziehen erst mal was!«

Fleur lehnt ab, der Schnorrer ist dabei. Wie es Kokain so mit sich bringt, kommen Psy und ich ins Gespräch.

»Capkekz aus Köln, kennste? Der macht den krassesten Hip-Hop«, dröhnt Psy und gestikuliert wild um sich.

»Ach was, du laberst. Bass Crew und Berlin Crime aus

Berlin. Da sind alle mit dabei, Frauenarzt, MC Bogy. Pornoparty, Berlin bleibt Untergrund, Pornomafia, das sind Alben«, halte ich dagegen. Wie zwei aufgedrehte Kids hängen wir vor dem PC. Psy spielt mir *Cap der Angst* von Capkekz vor.

»Köln-Chorweiler. Das sind krasse Gangster, alle im Heroingeschäft.«

»Sieht schon krass aus, aber ich weiß nicht!«

»Jetzt mal im Ernst. Du zahlst fünf Euro fürs Gramm? Ich kann dir das Gramm Speed für einen Euro fünfzig klarmachen, und es hat definitiv bessere Qualität. Komm schon, lass uns zusammen Geschäfte machen.«

»Ich muss jetzt los, ich denke drüber nach.«

Mein Kopf rattert. Wenn das stimmt, was er behauptet, könnte ich das Kilo für tausendfünfhundert Euro kaufen und für fünfundzwanzigtausend Euro verkaufen.

Am Abend geht es direkt weiter. Psy erzählt, dass er zwei Jahre Knast auf dem Buckel hat. Wer im Knast war, verrät keinen, denke ich mir. Wir haben den gleichen Humor. Außerdem kann er richtig feiern, ohne dass er schlapp macht.

»Also gut, ich bin dabei!«

Meine Abmachung mit Free steht trotzdem weiterhin. Ich hatte ihm zwar versprochen, die Füße still zu halten, aber bei so einem Angebot kann ich schlecht nein sagen. Free hat alles, was er braucht, bis zur ersten Ernte dauert es drei Monate, und ich hab gleich zwei Eisen im Feuer.

***

Es dauert eine Woche, bis er den Deal klargemacht hat.

»Wie viel Kilo willst du?«, fragt Psy.

»Drei«, antworte ich. Mal schauen, ob er das echt hinbekommt.

Am nächsten Tag fahren wir in einen Kölner Vorort. Seven hat so lange genervt, bis ich sie mitnehme. Vielleicht können wir ihr die Drogen wieder um den Bauch binden. Das haben wir schon einmal gemacht. Aus Pappe, Mullbinden und reichlich Klebeband habe ich aus der taffen Seven kurzerhand ein schwangeres Fräulein gezaubert.

»In das Hochhaus da vorn müssen wir.« Psy deutet in Richtung Horizont.

Vor uns liegt ein riesiger Hochhauskomplex. Der einzige Hochhausblock weit und breit. Von weitem wirkt es so, als würde die Sonne überallhin scheinen, außer auf diesen Block. Eine richtige Grauzone.

»Da drinnen ticken die Uhren ein bisschen anders«, so Psy.

Vor dem Eingang sitzt eine Gruppe Jugendlicher.

»Für dreißig Gramm stechen die dich ab!«, flüstert er beschwörerisch.

Ich werde nervös, auch Psy schlottern die Knie. Seven ist wie immer unbeeindruckt.

Wir müssen nicht lange warten, bis Hinkebein und Johnny auftauchen. Johnny ist großgewachsen, spargeldürr und bleich. Hinkebein trägt einen blonden Bob, eine Jeans, weiße Bluse, blaue Jacke. Sie hinkt, seit sie versucht hat, einen Großdealer abzuziehen. Der hat ihr das Bein abgesägt, zappzarapp! Von denen lass ich mich nicht abziehen, Messer und Totschläger trage ich bei mir. Seven hat einen Schlagring. Für den Ernstfall sollte das reichen. Einfach zustechen.

Mit dem Aufzug fahren wir in den sechsten Stock. Tür

an Tür, an Tür, an Tür. Wir gehen zur dritten Eingangstür auf der rechten Seite. In der Wohnung ist nichts außer zwei Campingstühlen und einem kleinen Tisch.

»Ihr lasst es euch ja gutgehen!«, grinse ich.

»Das ist nur eine Scheinwohnung, um unsere Geschäfte abzuwickeln«, erklärt Johnny. Ich schlucke.

»Es gab ein Problem. Ich habe nur zwei Kilo auftreiben können. Tausendsiebenhundert Euro das Kilo«, stellt Hinkebein klar. Sie spricht laut und deutlich.

»Das war nicht der Deal, wie stehe ich denn jetzt da!« Psy spielt den Verärgerten.

»Schon okay. Aber ich will die Ware probieren«, beruhige ich.

Mit einem Strohhalm ziehe ich eine Line Speed. Es brennt nicht zu sehr in der Nase, löst sich gut auf, läuft kurz darauf den Hals hinunter.

»Alles klar, wir nehmen es!«

Die Kilos werden luftdicht verpackt, dann übergebe ich das Geld.

»Wenn ich wieder was brauche, melde ich mich.«

Der Deal dauert keine fünfzehn Minuten. Schnell sein! Rein, raus!

Auf der Heimfahrt sitzt Psy auf der Rückbank und kümmert sich um den Stoff. Ich glaube nicht, dass wir kontrolliert werden. Es ist Freitag, Feierabendverkehr, da sind viel zu viele Menschen unterwegs. Falls wir doch rausgezogen werden, versteckt Psy alles in der Rückbank.

»Das hat echt gut geklappt, hätte ich nicht gedacht«, sage ich erleichtert, während ich durch den Rückspiegel schiele.

»Klar, Mann, habe ich doch gesagt«, tönt Psy.

»Was willst du dafür haben?«, frage ich.

»Nichts!«, Psy lehnt sich entspannt zurück.

Seine Antwort verwundert mich, denn Psy hat keine Kohle und keine Wohnung.

Unseren Erfolg feiern wir ausgiebig im *Twelve*. Als ich von der Toilette komme, stehen zwei Typen um Psy herum und machen ihn an. Ich gehe sofort dazwischen, packe den kleineren von beiden am Kragen.

»Verpiss dich, du Wichser!«, schreie ich ihn an und schiebe ihn beiseite.

»Denen musst du gleich zeigen, wo es langgeht. Wenn noch mal was ist, gib ihm eine. Ich steh hinter dir, Standard«, versichert mir Psy.

»Party geht nicht wirklich. Kommt, lasst uns gehen«, schlage ich nach einer guten Stunde vor. »War ein langer Tag, hab echt keinen Bock mehr.«

Seven holt noch ihre Jacke. Als sie endlich die Treppe hinunterläuft, wird sie angemacht.

»Grab noch einmal meinen Freund an, dann klatscht es«, pöbelt eine Fremde.

Seven lässt so etwas natürlich nicht auf sich sitzen und donnert die Alte von der Treppe.

»Du Hure, pass auf, wie du mit mir sprichst!«

Von hinten packt eine andere Seven an den Haaren, reißt an ihr herum. Ich gehe dazwischen, packe sie ebenfalls an den Haaren.

»Verpiss dich, du Fotze!« Ich schnappe mir Seven. »Taxi!«, rufe ich.

»Du gehst nirgendwohin, du Wichser!«

Ich dreh mich um. Oberhalb der Treppe stehen unsere zwei Typen von vorhin mit Verstärkung. Sechs Mann, alle bereit für Stress. Diese Fotzen, haben die Mädchen vorgeschickt. Langsam kommen sie näher.

»Hier, halt mal!«, sage ich ruhig zu Seven und ziehe meine Ketten, Uhr und Sonnenbrille aus. Ohne zu zögern, laufe ich auf den Ersten zu. Mit voller Wucht donnere ich ihm meine Faust gegen die Nase. Blut spritzt, bevor er auf die Treppe kracht. Von rechts bekomme ich eine gegen den Kiefer, so dass es mich zur Seite dreht, ich torkle, zwei weitere Schläge treffen mich am Hinterkopf, ich falle und knalle auf den Boden. Einen Tritt kann ich abwehren, springe auf. Schläge prasseln nun von allen Seiten auf mich ein, dennoch schaffe ich es, einem weiteren Typen einen Stein an den Kopf zu klatschen. Dem Nächsten ramme ich mein Knie in den Bauch, er geht zu Boden. Ich trete zu, drei-, viermal, immer wieder, ich kann nicht aufhören.

»Du Fotze!«, brülle ich, Blutfäden spritzen aus meinem Mund. Dann reißt mich einer nieder, ein weiterer nimmt Anlauf, zielt auf mein Gesicht. Das war es jetzt! Psy wirft sich dazwischen, kriegt volle Kanne den Tritt ab, liegt da. In mir brodelt es, so etwas habe ich noch nie erlebt, ich müsste eigentlich schwer verletzt sein, stehe wieder auf, schlage weiter zu, auf alles, was sich bewegt, bis mir von rechts ein harter Gegenstand gegen den Kopf knallt. Stille.

Aus dem Augenwinkel sehe ich ein Taxi vorfahren, aus dem Seven mir zuwinkt, wir springen rein, weg sind wir. Ich sitze benebelt da. Psy zerrt an mir herum:

»Fett! Alter, ich hätte nie gedacht, dass wir da noch mal rauskommen, das war der Wahnsinn!«

Schmerzen spüre ich noch keine, dafür dieses irre Gefühl!

***

Im Raumschiff: Ich lehne an einem Subwoofer. Der gewaltige Bass würfelt meine Gehörknöchelchen durcheinander. In meiner rechten Hand halte ich ein abgestandenes Red Bull, brodelwarm, ohne Kohlensäure. Mein nicht mehr ganz so weißes, mit gelben Schweiß- und Kotzflecken gespicktes Unterhemd klebt an meiner Haut. Mit meinen Füßen tippe ich unregelmäßig den Beat mit. Meine Augenlider hängen. Seit Stunden kann ich mich nicht mehr richtig auf den Beinen halten, nach Hause will ich aber auch nicht. Viel zu geil war der Sound, der die Nacht bestimmt hat. Schlafen kann ich eh nicht. Ich muss zwar noch etwas erledigen, weiß aber nicht mehr, was. Ich weiß weder, mit wem ich auf dieser Party bin, noch welchen Tag wir eigentlich haben. Ich überlege und überlege, bekomme aber keinen klaren Gedanken zustande. Meine pepzerfressene Zunge brennt höllisch. Um acht Uhr schmeißt mich der Türsteher raus. Es ist bereits hell, und die Sonne scheint. Als ich mich so gegen die Ampelstange lehne und versuche, mein Gleichgewicht wiederzufinden, fährt ein Leihwagen der Firma Forster an mir vorbei. Sieh mal einer an. Die sind bestimmt gerade auf dem Weg zur Autovermietung, um das Auto abzugeben. Ich überlege, wer wohl gerade Dienst hat? Gerald? Nein, der war letzte Woche dran. Doris? Da läuft es mir eiskalt den Rücken hinunter. Ich bin an der Reihe.

»Verdammte Scheiße, ich hab Dienst«, fluche ich.

Fünfundfünfzig Minuten trennen mich vom Geschäftsbeginn. Ich habe fünfundfünfzig Minuten, um zur Arbeit zu kommen, alle Mietverträge herauszusuchen, Autos abzunehmen und umzuparken. Von hier aus brauche ich eine gute halbe Stunde.

So ein Wochenenddienst läuft folgendermaßen ab:

Man ist immer zu zweit, einer sitzt im Büro und füllt zusammen mit dem Kunden den Mietvertrag aus, rechnet ab und bedient das Telefon. Der andere nimmt die Autos ab, kontrolliert das Schadensprotokoll, parkt die Autos um und erklärt dem Kunden alle wichtigen Details. Wenn man eine halbe Stunde vorher da ist, ist das alles kein Stress, obwohl fünfundzwanzig Autos und drei Anhänger gleichzeitig rausgegeben werden müssen, weil die Kunden niemals nacheinander aufkreuzen. Wenn ich Glück habe, ist Marek bereits dort und hat schon alles vorbereitet. Ach Mist, der hat ja nicht einmal einen Schlüssel.

In rekordverdächtigen zwanzig Minuten lasse ich die Strecke zum Geschäft hinter mir. Als ich ankomme, rast meine Pumpe, alles dreht sich. Meine Ohren piepsen wie blöd, und irgendwie ist alles verschwommen. Die Vermietung, eine stillgelegte Tankstelle, ist seit fünfundzwanzig Jahren der ganze Stolz meines Vaters. Das riesige Tankstellendach ziert noch immer den Parkplatz. Direkt unter dem Dach befinden sich Stellplätze für Transporter, eine Art riesiger Carport. Das Tankstellenhäuschen dient jetzt als Büro. Rechts neben dem Büro befindet sich eine kleine Werkstatt, auf dem Dach ist eine Solaranlage.

Ich gehe hinter das Haus zu den Toiletten, die sind nie abgesperrt. Hastig wasche ich mein Gesicht und meinen Körper mit Waschpaste, hacke mir drei dicke Linien auf, ziehe alle auf einmal weg.

»So wird's gehen«, schwafle ich vor mir her und lege den Kopf in den Nacken.

Ein Blick in den Spiegel verrät mir, dass ich genauso aussehe, wie man sich ein Drogenopfer vorstellt. Riesige Pupillen, pechschwarze Augenringe, bleiche Haut und aufgequollene Lippen.

Kurz darauf gehe ich in die Umkleide und schnappe mir halbwegs frische Klamotten. Ich zittere wie verrückt. Gut, dass bis jetzt noch keiner da ist. Kurz abgecheckt, welches Auto wie geparkt werden muss, und weiter geht's zur Eingangstür. Kurzzeitig bin ich wieder total gelassen. Fuck, ich habe den Schlüssel gestern vom Schlüsselbund abgemacht, der liegt zu Hause. Dann halt durch die Werkstatt. Die Werkstatt ist über die Küche mit dem Büro verbunden, und die Küchentür zur Werkstatt steht immer offen. Die Tür zum Büro ist jedoch verschlossen, allerdings steckt der Schlüssel. Ich schiebe ein Blatt Papier unter der Tür durch. Mit einem Schraubenzieher stoße ich den Schlüssel aus dem Loch, dieser fällt auf das Papier. Vorsichtig ziehe ich das Papier mit dem Schlüssel wieder unter der Tür zurück. Ich öffne die große rote Werkstatttür, und zack, ich bin drinnen. Vorsichtig schlängle ich mich um das Auto herum, das in der Werkstatt steht. Die Tür zur Küche ist wie erwartet offen. Als ich die Küche betrete, ertönt der Alarm, ein extrem schriller und lauter Ton schallt durch die Werkstatt.

»Fuck, der Alarm, den hab ich voll vergessen«, fluche ich.

Die Vermietung ist alarmgesichert; wird eine Tür geöffnet, hat man zehn Sekunden Zeit, den Alarm mit Hilfe eines Chips zu deaktivieren. Tut man das nicht, werden der Sicherheitsdienst und eine Polizeidienststelle informiert. Die Sirene der Anlage ist so ätzend laut, dass die ganze Straße wach geworden sein muss. Nervös schiebe ich meinen Unterkiefer hin und her. In meiner Panik fällt mir nichts Besseres ein, als mit aller Kraft gegen den Türknauf zu treten und gegen die Tür zu schlagen.

»Dominik, was ist hier los?«, schreit Marek.

»Marek, scheiße, ich hab den Büroschlüssel vergessen und bin durch die Werkstatt rein. Scheiße, verdammt, was machen wir denn jetzt?«

Marek schiebt mich zur Seite, stellt sich breitbeinig vor die Tür. Mit nur einem einzigen Ruck steht die Tür offen. Marek eilt zur Anlage und deaktiviert sie.

»Puh, das ist gerade noch mal gutgegangen, was?«, stammele ich vor Erleichterung.

»Noch mal gutgegangen? Spinnst du eigentlich komplett? Dominik, was ist denn los mit dir?«

Ja, was? Ich bin total auf Koka und Meth, habe seit sechs Tagen nicht geschlafen, ewig nichts gegessen, zwei Schachteln Kippen hintereinander geraucht und stand bis vor einer Stunde mit einer fiesen Optik auf der Tanzfläche.

»Tut mir leid, ich habe gestern einen über den Durst getrunken. Ich bin immer noch total besoffen.« Die Saufnummer klappt in unserem Land halt immer noch. Marek lacht. Zeitgleich fährt mit den ersten Kunden ein Streifenwagen auf den Hof. Wäre das ein Traum, wäre jetzt der perfekte Zeitpunkt, um aufzuwachen, sich den Schweiß von der Stirn zu wischen und durchzuatmen. Das Blaulicht flackert in meinen Augen. Ich stehe wie angewurzelt da. Marek läuft mit wedelnden Armen auf die Beamten zu und erklärt ihnen das Szenario, dass ein Fehlalarm ausgelöst wurde und, und, und ... Marek schafft es tatsächlich, die Bullen vom Hof zu jagen, ohne dass die meinen Zustand bemerkt haben. Mit hastiger Schnappatmung versuche ich mich zusammenzureißen, um nicht kotzend auf den Boden zu fallen. Nach und nach gehen alle Autos raus, meine Anspannung sinkt.

»Das letzte Auto gebe ich raus, danke, Marek«, sage ich im Aufstehen.

Ich laufe ein paar Meter, mir wird schwarz vor Augen, ich verliere das Gleichgewicht und knalle mit voller Wucht gegen den Counter.

In gegenseitigem Einverständnis wird mein Arbeitsverhältnis nach diesem Auftritt gekündigt. Mein Vater war natürlich total sauer auf mich und hat mir den Wohnungsschlüssel gleich mit abgenommen. Streit gab es bestimmt, wahrscheinlich habe ich ihm Schläge angedroht und ihn als Säufer beschimpft. Ich kann mich aber nicht mehr daran erinnern, ich war irre zugedröhnt, und egal war es mir auch.

***

»Ey, Dome, jetzt sind schon zwei Wochen vergangen, und du hast fast noch nichts verkauft«, spottet Psy.

Im Block von Sami wurden einige hochgenommen, und mit den zwei Kilo habe ich mich klar übernommen, würde das aber niemals zugeben.

»Ja schon, aber scheiß mal auf das Speed. Dafür hab ich im Moment keine Abnehmer. Aber ich brauche dringend Gras. Kannst du bei der Miss Holzbein was klarmachen?«, frage ich, um davon abzulenken, dass ich auf dem Zeug sitzenbleibe.

Ich tue immer so, als ob ich alles unter Kontrolle hätte, als ob ich der große Dealer bin. Ein Scheiß bin ich! Ein beschissener Schatten von gar nichts. Die Dinge entgleiten mir unaufhörlich.

»Warte, ich ruf gleich mal an!«

Ich brauch nicht lange zu warten.

»Dome, zweitausendfünfhundert pro Kilo ist okay, oder?«

»Klar, Mann, Bombe!«, antworte ich cool.

»Alles klar, dann sind wir morgen gegen siebzehn Uhr am üblichen Treffpunkt. Bis dann!«

»Also, Dome, du hast es gehört. Morgen, siebzehn Uhr. Siebentausendfünfhundert Euro für drei Kilo Gras«, wiederholt Psy.

»Das ist korrekt, dann fahren wir also um zwölf Uhr los.«

Kurz darauf kommt Seven ins Zimmer. Übergangsweise haben wir uns im Zimmer ihrer Schwester einquartiert, die Drogen habe ich immer noch bei Fleur im Safe gebunkert. Wenn ich noch länger von dort aus verkaufe, fliegt die ganze Sache bestimmt bald auf. Außerdem will mich Seven für sich allein haben.

»Musst du schon wieder nach Köln? Du übertreibst es voll! Schau doch erst mal, dass du das Weiße wegbekommst!«, mischt sie sich ein.

Ich weiß ganz genau, dass sie recht hat, würde das aber nie zugegeben. »Du kannst ja hierbleiben«, antworte ich trotzig.

»Kommt gar nicht in Frage!« Seven ist sofort wieder auf hundertachtzig. »Außerdem muss ja einer auf euch Chaoten aufpassen«, fügt sie hinzu, was vermutlich auch nicht ganz verkehrt ist.

Gegen vierzehn Uhr sind wir auf der Autobahn. Wir sind zwar schon um dreizehn Uhr losgefahren, mussten aber noch einmal zurück, Meth besorgen.

Speed wird nur noch verkauft. Crystal ballert mehr. Meth ist Königsklasse. Speed ist Kinderkacke. Crystal gibt mir den Turbo. Auf Crystal habe ich keine Angst, fühle mich unantastbar. Mein Herz schlägt schneller, ich bin stärker, und es wirkt immer.

Vorher konnte ich kaum die Augen offen halten. Jetzt geht es wieder!

Mit einer halben Stunde Verzögerung treffen wir ein. Ich habe mächtig auf die Tube gedrückt. Holzbein und ihr Handlanger stehen bereits am Treffpunkt.

»Gibt es Schwierigkeiten?«, fragt Hinkebein mit bedrohlicher Stimme.

»Nein, nein, aber du weißt ja, wie das ist, wir mussten noch mal umkehren, hatte was vergessen«, sage ich, zugleich fasse ich mir an die Nase.

»Okay, lasst uns hochgehen.«

Hinkebein ist seltsam, nicht weil sie hinkt, sondern weil sie so einen strengen Ton draufhat. Wir beide gehen in das Zimmer mit den Campingstühlen und dem Tisch, um unser Geschäft abzuwickeln. Johnny und die anderen bleiben im Nebenzimmer zurück. Ich habe echt Schiss vor Hinkebein, gleichzeitig bin ich voll fasziniert von ihr. Ich bin voll im Laberfilm und texte sie nonstop zu und vergesse für einen Moment, weswegen ich hier bin.

»Du, ich muss mal kurz rüber, bin gleich wieder da«, unterbricht sie mich.

»Kein Thema«, antworte ich und freestyle weiter vor mich hin.

Als ich mal kurz mein lautes Selbstgespräch unterbreche, höre ich aus dem Nebenzimmer nur noch Seven und Psy. Eiskalt läuft es mir den Rücken hinunter, und ich renne rüber.

»Psy, Alter, was ist denn los? Das dauert mir schon wieder viel zu lange. Was machen die? Die wollen uns bestimmt abziehen. Gib mir die Kohle, wir hauen lieber ab!«, befehle ich und fuchtle mit meiner rechten Hand hin und her.

»Welche Kohle? Die habe ich dem Handlanger mitgegeben, der wollte gleich wiederkommen. Er meinte, ›Schieb keinen Film, Hinkebein bleibt ja bei euch‹.«

Psys Antwort schießt mir wie ein Pfeil in die Birne.

»Was hast du? Bist du verrückt? Siehst du die Alte vielleicht hier irgendwo?« Ich bin panisch und dreh total ab.

»Du kannst dem doch nicht siebentausendfünfhundert Euro mitgeben und darauf vertrauen, dass der schon wiederkommt. Kohle erst, wenn die Ware da ist! Wir warten hier wie die Deppen, und die sind längst weg! Mit meiner Kohle, du Arschloch!«, brülle ich aggressiv.

Nervös laufe ich auf und ab, versuche einen klaren Gedanken zu fassen, renne zum Balkon, blicke auf die Straße. Nichts! Halt, doch. Mehrere Männer stürmen gerade ins Gebäude.

»Hast du das gesehen? Verdammt, Dome! Mann, wir müssen hier raus! Die knallen uns ab!«, schreit Psy, der plötzlich neben mir steht.

Ich bekomme Panik. Was geht denn jetzt ab! Ich bin zu keinem klaren Gedanken fähig.

»Los, raus hier!« Irgendwer zerrt an meinem Ärmel. Wir flüchten zum Aufzug. Ich habe Panik, ich schwitze, wir flippen. Wie wild kaue ich auf den Resten meines Kaugummis herum. Meine rechte Hand umklammert ein Schnappmesser, das ich hinter meinem Rücken bereithalte. Ein Schnappmesser gegen das beschissene SEK, oder wer die Wichser auch immer sind.

»Mann, aah! Das war meine letzte Kohle. Du weißt genau, dass ich das von meinem Vater geklaute Geld wieder zurücklegen muss. Wir müssen uns die Kohle wiederbeschaffen, egal wie!« Ich bin verzweifelt wie ein kleines Kind.

»Es tut mir leid, Mann. Ich bin total am Abdrehen. Es ging alles so schnell. Er sagte: ›Gib mir das Geld‹, und ich hab es ihm gegeben. Fuck, Mann.« Psy ist auch sichtlich am Ende, stammelt nur noch durch die Rotze, die ihm aus der Nase tropft. Heult wie ein Baby.

»Jetzt müssen wir erst einmal heil aus diesem Block kommen«, antworte ich, kurzzeitig wieder Herr meiner Sinne.

Der Weg nach unten dauert ewig. Endlich öffnet sich der Fahrstuhl. Ich bin auf alles gefasst, halte den Atem an, stürme raus, bereit, mir den Weg freizustechen.

Kein Schwein da!

Jetzt verstehe ich überhaupt nichts mehr. Ich laufe auf die Straße, Messer in der Hand. Dreh mich in alle Richtungen, fuchtele hin und her. Passanten weichen mir ängstlich aus.

»Pack das Messer weg, bist du irre?« Psy packt mich an den Schultern.

»Komm, wir fahren nach Bensberg, es gibt nur einen, der uns jetzt helfen kann.«

Eine halbe Stunde später treffen wir in Bensberg ein. Die Stimmung ist richtig beschissen. Ich kann es nicht fassen, dass ich mich auf diese Weise habe abziehen lassen! Das pisst mich extrem an. Das darf ich gar keinem erzählen! Wie einen dämlichen Anfänger haben die mich vorgeführt, FUCK! Außerdem war das die letzte Kohle, die ich aus der Firmenkasse hab mitgehen lassen. Die Geldquelle ist futsch! Bleiben nur noch Psys Leute! *Aber was wollen die machen*, frage ich mich. *Selbst wenn sie die beiden ausfindig machen können und das Geld wiederbeschaffen, werden sie es mir bestimmt nicht aus Freundschaft einfach in die Hand drücken.*

»Bieg rechts ab. In der Straße wohnen meine Leute!«, dirigiert Psy.

»Und hier wohnen deine krassen Leute?«, fragt Seven verwundert.

Die Straße ähnelt einem ruhigen Vorstadtgebiet. Sieht schwer nach Rentnern mit Nachbarschaftswache aus.

»Ja, fahr immer die Straße entlang«, antwortet Psy.

Mit jedem Meter, den wir fahren, werden die Häuser erst dunkler, dann baufälliger, dann richtig abgefuckt. Vor einem gerade noch so beigen Haus bleiben wir stehen. Die Fassade ist mit Schmutzflecken übersät, Risse ziehen sich über die Fassade. Auf dem kleinen schwarzen Schornstein sitzen irgendwelche Vögel, richtig gruselig. Vorsichtig schleichen wir zur Eingangstür. Die donnernde Technomusik höre ich bis auf die Straße. Psy öffnet die nicht abgesperrte, knarrende Holztür. Die Rollläden sind allesamt runtergelassen, es ist stockdunkel. Über einen kleinen, engen Flur gelangen wir ins Wohnzimmer. Durch die heruntergelassenen Rollos blitzen einige Sonnenstrahlen, durch die der aufgewirbelte Staub gut sichtbar ist. Es ist kalt und feucht, riecht modrig. Bereits jetzt verrät das Haus einiges über seine Besitzer.

Links an der Wand steht ein kleines Sofa, das an allen Ecken und Kanten aufgerissen ist und aus dem Schaumstofffetzen quellen, der Sessel rechts davon ist im selben Zustand. Auf dem Wohnzimmertisch stapeln sich vollgestopfte Aschenbecher, Bierkäpsel, Bierflaschen, eine Knarre, zahlreiche Patronenhülsen und ein Haufen durcheinanderliegender Zeitschriften, überwiegend Pornohefte. Zwischen dem Durcheinander erkenne ich stellenweise die braunen Kacheln eines so typischen Hartz-IV-Wohnzimmertischs. An der Wand hängen vergilbte Pink-Floyd-Poster. Zwischen den Postern ziert eine deutsche Reichsfahne die Tapete: schwarz-weiß-rot. Mit offenem Mund und zusammengekniffenen Augenbrauen stehe ich wortlos da, blicke umher.

Plötzlich packt mich von hinten einer an der Schulter und dreht mich mit einem Schwung zu sich um. Fuck, ein Riese steht vor mir. Er mustert mich. Seine Hände sind so riesig, dass er mir ohne Probleme den Kopf zerquetschen könnte. Mit nacktem, dreckbeschmiertem Oberkörper steht er vor mir. Ekelhaft lange Haare ragen aus seiner Achselhöhle. Bierflasche in der Hand.

»Wer bist du denn?«, fragt er mich mit hölzerner Stimme. Dabei blitzen kurz seine abgefaulten Zahnstummel hervor.

»Äh …« Bevor ich antworten kann, stapft er an mir vorbei.

»Erik, bist du das? Dich hab ich ja ewig nicht gesehen! Komm an meine stinkende Brust!«, sagt er und presst Psy mit der Schnauze gegen sein Brusthaar. Wieder einmal komme ich mir vor wie in einem schlechten Film. Aus dem Sessel erhebt sich eine alte, schmuddelige Gestalt, die mir vorher gar nicht aufgefallen ist. Sie trägt eine ausgefranste Jeansweste, darunter ein schwarzes, nicht mehr ganz so frisches T-Shirt. Ihre Klamotten hängen nur so an ihr herunter. Arme und Hände sind übersät mit schlecht gestochenen Tattoos im typischen Knastblau. Die langen, grauen Haare kleben am Bart, die Lippen sind mit Schmodder bedeckt.

»Hannes, erkennst du Erik nicht mehr?«, fragt der Große.

Hannes überlegt kurz, reibt sich seine Augen, geht dann auf Psy zu.

»Das kann doch nicht sein, was führt dich in meine abgefuckte Bude?«, fragt der Alte.

»Hannes, Pete, darf ich euch jemanden vorstellen? Das sind Dome und seine Freundin. Ich wohne bei denen in Nürnberg. Wir sind nach Köln gefahren, um Gras zu kaufen, wurden aber abgezockt und deswegen brauchen wir eure Hilfe! Ich hab schon mit Walid und Abdelmalek telefoniert, die kommen nachher vorbei«, erklärt Psy.

»Ach so, na gut, meinetwegen. Du weißt ja, mein Haus ist auch dein Haus! Hier, trink erst mal ein lecker Bierchen!«, bietet Hannes an. Sein gezielter Griff in den Kasten strahlt Souveränität aus.

»Und was darf ich euch beiden Hübschen anbieten?«

»Danke, ich trinke kein Bierchen, ich hätte gerne was zum Rauchen oder zum Ziehen«, antworte ich.

Hannes lacht. Auch seine Vorderzähne sind mit einem vornehmen Schwarz überzogen. Vielleicht trägt man das heute so. Wortlos wirft mir Hannes einen Beutel Gras hin. Pete greift im selben Moment unter den Wohnzimmertisch und holt eine Box mit Speed und Kokain, Rasierklinge und Röhrchen hervor.

»Das sollte fürs Erste reichen! Falls du Heroin rauchen willst, musst du warten, bis die anderen kommen«, fügt er hinzu.

»Heroin? Nein, Mann, lass stecken!«

»Ab und zu so ein Heroinpfeifchen ist schon was Schönes!«, flachst Hannes, wobei ich mir sicher bin, dass er keine Witze macht. Seine Antwort ist dennoch cool. Meine Stimme auf dem Wählerzettel, sollte es je einen geben, haben die beiden auf jeden Fall sicher.

»Ihr seid echt cool drauf. Dann hacke ich mal was auf«, meine ich.

Ich mache gleich mal einen ganzen Stein zurecht. Fünf Gramm, zehn Linien. Ich zieh zwei hintereinander. Psy und Hannes passen.

»Bleiben also nur noch wir«, sage ich und reiche Pete das Schnupfrohr.

Pete zieht, Seven bockt. Man sieht ihr an, dass sie Hannes und Pete auf den Tod nicht ausstehen kann.

Dann beugt sich Pete zu mir rüber.

»Ist die immer so? Zwei Wochen mit der, und ich müsste wieder in den Bau!«

Ich wippe vorsichtig mit dem Kopf und presse durch die Lippen: »Danke, mein Freund, du verstehst mich!«

Hannes und Psy kippen ein Bier nach dem anderen, Pete und ich sind am Koksen. Dauernd drückt er mir einen Stein in die Hand, die Stimmung ist gut, Seven sitzt wortlos, tierisch genervt und Zigarette rauchend etwas abseits.

Dann klingelt es. Ob die nicht wissen, dass die Tür offen steht? Zwei Gestalten treten herein. Walid trägt schwarze Lackschuhe, eine weiße Hose, ein rosa Poloshirt von Lacoste und eine Sonnenbrille. Den weißen Pullover hat er sich lässig um seinen Hals gebunden. Er sieht aus wie einer von Miami Vice. Ist offensichtlich Südländer, spricht aber einwandfrei deutsch, kein Akzent, nichts! Abdelmalek dagegen ist sehr kleingewachsen, knappe eins sechzig, hat pechschwarze, kurze lockige Haare, trägt ein löchriges T-Shirt und eine weiße Malerhose mit eingetrockneten Farbflecken. Die tiefen, vernarbten Schnittwunden, die er im Gesicht, am Hals und an den Armen trägt, sprechen eine ganz eigene

Sprache. Psy hat mir erzählt, dass sich Abdelmalek mit einem Messer durch die Wüste gekämpft hat. Seine knochige Faust umklammert eine Stofftasche.

Was für ein merkwürdiges Duo. Der eine ist gekleidet wie ein Filmstar, der andere sieht aus wie ein Gastarbeiter, den man wegen seiner fehlenden Aufenthaltsgenehmigung für drei Euro die Stunde buckeln lässt.

»Pete, ich brauche die Waage!«, befiehlt der kleine Mann, der offensichtlich das Sagen hat.

Pete deponiert die Digitalwaage auf dem Wohnzimmertisch. Abdelmalek legt das Päckchen auf die Waage. ERROR! Schallendes Gelächter.

»Das sind tausendeinhundert Gramm Heroin!«

Wo bin ich denn jetzt wieder gelandet?, frage ich mich.

»Psy, was ist genau passiert? Am Telefon hab ich nichts verstanden«, sagt Abdelmalek.

Psy steht auf, will seinen Arm um Abdelmalek legen, lässt es dann aber sein.

»Also, folgendermaßen. Das ist Dome, mein Partner aus Nürnberg. Zwei Fotzen haben uns gelinkt. Wir haben keinen Stoff und keine Kohle, und die Abnehmer in Nürnberg warten. Kannst du uns helfen, das Geld zurückzuholen?«

Abdelmalek zögert, sein Augenlid zittert.

»Wie stellt ihr euch das vor? Namen und Adresse hast du?«

»Die Adresse schon, allerdings haben wir uns immer in einer Scheinwohnung getroffen!«, erklärt Psy.

»Verstehe. Du hast dein Geld schon so gut wie sicher zurück. Verlass dich auf mich«, sagt Abdelmalek ganz locker.

»Korrekt!«

»Aber jetzt lasst uns erst einmal feiern. Ich koch was, schließlich haben wir uns lange nicht gesehen!«, sagt Abdelmalek.

Ich weiß nicht, was ich von der ganzen Sache halten soll. Ich wünsche mir ja, dass die mir meine Kohle wiederbeschaffen können, aber wenn Psy solche Leute als Freunde hat, wieso kaufen wir dann nicht bei denen?

Psys Heimkehr wird die ganze Nacht gefeiert. Alkohol und Kokain. Ein Shot, eine Pfeife! Mit jedem Zug an der Kokainpfeife, mit jedem Trinkspruch fühle ich mich mehr mit Hannes und Pete verbunden.

»Hannes, ich will bei euch mitmischen. Ihr habt es drauf, komm schon, lass mich mit dabei sein!«

Seven und Psy trauen ihren Ohren nicht.

»Du kannst die Karten mischen, mehr aber nicht!« Hannes grinst.

»Hannes, komm schon, du weißt genau, was ich meine. Ich hab es drauf. Und in Nürnberg gibt es bestimmt genug, die Heroin brauchen.«

Hannes schluckt, hört schlagartig auf zu grinsen, ist todernst.

»Jetzt hör mal zu! Ich habe mit dem Verkauf nichts zu tun. Das ist Abdelmaleks Ding, aber glaub mir, Heroin verkaufen ist eine Nummer zu groß für dich! Setz dich hin und frag mich so was nie wieder, verstanden?«

Hannes macht mir irgendwie Angst.

»Aber dann lass mich wenigstens mal schießen!«

Die Knarre habe ich schon den ganzen Tag im Visier. Hannes schüttelt den Kopf, steht auf, geht rüber zu seiner Kommode, holt einige Patronen. Wortlos, hochkonzentriert und mit Kippe im Mund führt er die Patronen ins Magazin ein, lädt durch.

»Neun Millimeter Luger, Vollmantel, zuverlässige Präzision, kein Aufpilzen und geringe Laufverschmierung«, erklärt er und zwinkert mit dem Auge.

Ich habe keine Ahnung von dem, was er sagt, aber es hört sich verdammt geil an. Dann zielt er auf das Wohnzimmerfenster, drückt zweimal ab. Der Knall der Schüsse ist irre laut, fährt mir durch Mark und Bein. Ich habe noch nie zuvor eine echte Knarre gesehen, geschweige denn jemanden damit schießen sehen.

»Fett, geiles Teil!«

Hannes führt erneut eine Patrone ins Magazin, lädt ein zweites Mal und drückt mir das Eisen in die Hand. Ein richtig geiles Gefühl. Der kalte Stahl in meiner Hand fühlt sich mächtig an. Das Ding entscheidet über Leben und Tod.

»Willst du sie anstarren oder damit schießen?«, drängt Hannes.

Ich halte die Waffe senkrecht, ziele auf das Fenster, erst jetzt sehe ich die Flaschen, die im Garten aufgestellt sind. Was wohl passieren wird? Mein ganzer Körper kribbelt. Mit gestrecktem Arm ziele ich auf die Flaschen. Jeder Muskel in meinem Arm ist angespannt, Schweiß läuft mir über die Stirn. Mit dem Zeigefinger betätige ich den Abzug. Ein leeres Klicken, nichts passiert.

Hannes brüllt vor Lachen, läuft knallrot an.

»Ey, was ist denn das? Wieso schießt die nicht?«

Ich drücke Hannes die Knarre in die Hand, der fummelt wild dran herum, gibt sie mir zurück. Ohne zu überlegen, ziele ich auf die Flasche, drücke ab. Ein wahnsinnig lauter Knall fährt mir direkt ins Ohr. Der Rückstoß ist echt heftig, mein Handgelenk knickt ein, Rauch strömt aus der Kammer. Gleichzeitig zerplatzt eine Flasche im Garten.

»Wohoo, geile Scheiße, Mann!«, jubelt Hannes.

Ich fühle mich wie Superman, Psy, Hannes und Pete klatschen nacheinander ab.

Dann stürmt Abdelmalek herein, brüllt dermaßen laut herum: »Scheiße, verdammt! Was ist hier los?«

Vor Schreck lasse ich die Waffe fallen, hoffentlich hat er das nicht gesehen.

»Hannes, was ist los? Wieso hat der Junge geschossen? Hast du ihm das gezeigt?«

Wenn Blicke töten könnten ... Abdelmaleks Halsschlagader ist in diesem Moment so dermaßen aufgepumpt, der Traum jedes Fixers.

»Sorry, aber Dome wollte unbedingt mal schießen! Ich hätte ihm die Knarre nicht geben sollen!«

Hannes sackt vor ihm auf die Knie, verteidigt sich, klingt dabei wie ein kleiner Junge. Abdelmalek bekommt wieder Farbe, fährt langsam runter.

»Schon gut, ich hab gedacht, wir werden überfallen!«

Hannes erzählt, dass hier im Umkreis jeder Dealer sein eigenes Revier besitzt und dieses natürlich auch verteidigen muss. Manchmal kommt es zu Übergriffen. In letzter Zeit nehmen diese zu. Vor zwei Wochen hat Abdelmalek so einem Pisser durch die Backen geschossen. Der hat sich Stoff geliehen und konnte nicht zahlen. Das ist nichts Persönliches, nur kann es sich Abdelmalek nicht leisten, als Schwächling zu gelten.

»Ach komm, das ist doch jetzt Schwachsinn! Oder?«, rufe ich aufgeregt.

»Geht jetzt schlafen, wir müssen morgen früh raus!«, erwidert Hannes gelassen.

Ich mache die ganze Nacht kein Auge zu. Ich muss immer wieder daran denken, wie Abdelmalek diesen Typen weggepustet hat, stelle mir vor, wie sich dieser Irre mit dem Messer durch Sibirien kämpft.

Als es endlich dämmert, treiben mich dumpfe Schläge in Richtung Küche. Je näher ich komme, desto lauter werden die Schläge. Was zum ...?

Abdelmalek steht mit nacktem Oberkörper in der Küche, bereitet Fleisch zu. Mit seiner rechten Hand schwingt er ein Streitbeil, mit dem er das Fleisch klopft, mit der linken wendet er es.

»Ah, Dominik, setz dich!«, befiehlt er mir, als er mich entdeckt.

»Äh, gut, okay.« Was soll ich auch anderes sagen?

Widerwillig setze ich mich an den Küchentisch, blicke umher. Inmitten der Küche steht ein kleiner, weißer Kühlschrank mit roten Spritzern dran.

Ist das Blut?, frage ich mich. *Was sollte es sonst sein? Erklärt sich irgendwie von selbst, nur wessen Blut? Vielleicht das von dem armen Irren, der sich Stoff geliehen hat? Und das Fleisch, das er da zubereitet, ist das von einem Menschen?*

»Willst du ein Stück Fleisch? Ist gutes Fleisch, ist ganz zart und schmackhaft.«

Oh, Fuck. »Äh, nein danke, ich bin noch immer voll druff und kriege keinen Bissen runter!«

Ich habe einen wahnsinnigen Kohldampf, habe seit Ewigkeiten nichts mehr gegessen, aber für nichts auf dieser Welt fresse ich diese Henkersmahlzeit. Im selben Moment stapft Pete in die Küche. Er setzt sich, Abdelmalek stellt ihm einen Teller vor die Nase. Mit beiden Händen packt er den Fleischklumpen, reißt sich ein Stück ab. Wie ein Tier, das gerade seine Beute zerlegt. Die restlichen Fleischfetzen, die sich in seinem Maul verfangen haben, spült Pete mit einer Flasche Korn hinunter.

»Bisschen Mut antrinken!« Pete und Abdelmalek lachen. Pete lacht so laut und heftig, dass lauter kleine Essensreste durch die Luft fliegen. Dann ist es still. Pete haut mit seinen Fäusten auf den Tisch. »Ich zieh mir jetzt noch mein Totenhemd über, und dann prügeln wir den Wichsern die Scheiße aus dem Leib!«

Dann geht alles irre schnell. Ehe ich mich versehe, stehen wir vor dem Hochhaus. Dann rennen wir die Treppe hinauf.

»In das siebte Stockwerk, dann nach rechts um die Ecke. Die dritte Tür auf der rechten Seite«, dirigiert Psy.

Abdelmalek und Pete stapfen voran, ich taumele einfach nur hinterher. In meinem Innersten bete ich, dass wir niemanden antreffen und ich einfach wieder nach Hause fahren kann. Scheiß auf siebentausend Euro, scheiß auf Drugs, scheiß auf alles, ich will einfach nur nach Hause ...

»Da ist es!«

Ein gezielter Tritt von Pete, und die Tür steht offen.

Paranoia

Ein Knopfdruck, und aus dem Kenwood KVT 526 Moniceiver Autoradio fährt ein siebzehn Komma acht Touchscreen mit MOSFET-Endstufe, Navigationssystem KNA-G620T und Sprachsteuerung. Angeschlossen ist das Baby an drei Hifonics BX 300 TUBE Auto-Lautsprecher, die dir den Bass nur so um die Ohren hauen. Die Motorhaube des weiterhin schwarzen, so langsam vor sich hin rostenden Peugeot 106 steht immer einen Spalt offen, weil das Kabel von der Batterie nicht durch das Armaturenbrett verbaut worden ist, sondern einfach an der Fahrertür vorbeiführt. Mit jedem Türauf- und -zumachen scheuert das Kabel weiter durch. Ab und zu, so kommt es mir jedenfalls vor, schießen beim Türzuknallen Funken aus dem Kabel, aber scheiß drauf. Nils hat sein Bestes gegeben, und der Sound ist phänomenal.

Neuerdings setze ich auf die Taktik *auffällig ist gleich unauffällig*. Die Masche scheint bestens zu funktionieren, vielleicht habe ich aber auch bisher nur verdammtes Glück gehabt. Wie dem auch sei, Seven und ich sind gerade auf dem Nachhauseweg. Wir haben die letzten fünf Tage durchgefeiert – frei nach dem Motto *Tragt mich zum Auto, ich fahre euch alle heim* geht es endlich nach Hause. Mir ist kotzübel, ich schwitze heftig. Wenn ich meinen Kopf drehe, um nach links oder rechts zu schauen, dauert es eine Weile, bis das Bild nachkommt. Deshalb versuche ich, meinen Blick stets auf die Straßenmitte zu richten.

»Ras doch nicht so!«, nölt Seven mich an.

Ich presse meinen Körper, insbesondere meinen Kopf, gegen den Fahrersitz. Mit durchgestreckten Armen und der Zehn-nach-zehn-Autofahrerposition kann ich mich am besten stabilisieren. Ich bin absolut am Ende und spüre, dass ich jeden Moment das Bewusstsein verliere.

Aus dem Türschlitz steigt Qualm.

»Fuck, das Kabel brennt«, schreie ich, lege, ohne in den Rückspiegel zu glotzen, eine Vollbremsung hin und komme mitten auf einer vielbefahrenen Kreuzung zum Stehen. Dann säuft der Motor ab.

»Was machst du denn?«, kreischt Seven.

Hektisch lege ich den ersten Gang ein, erwische aber den dritten, die Karre säuft erneut ab. Die Ampel steht bereits wieder auf Grün, und von links und rechts kommen hupende Autos auf uns zu.

Irgendwie schaffe ich es dann doch, den richtigen Gang einzulegen und die Karre auf dem Seitenstreifen zu parken.

»Los, raus hier, die Karre explodiert!«, brülle ich, beuge mich zu Seven hinüber, öffne ihr den Sicherheitsgurt und die Beifahrertür, stoße sie hinaus und springe selbst aus dem Auto. Ich renne quer über die Straße, wedele hektisch mit den Armen.

»Seven, los, bring dich in Sicherheit!«

Ich selbst versuche, Schutz in einem der Hauseingänge zu finden, und klingele Sturm.

»In Deckung, Hände über den Kopf!«, schreie ich den Passanten zu.

»Du bist doch nicht ganz sauber!«, ruft einer zurück.

Der Türöffner summt, ich reiße die Tür auf und ziehe sie schnell hinter mir zu. Dann werfe ich mich in eine Ecke, verschränke die Arme und beginne zu zählen.

Warum passiert nichts?

Vorsichtig stehe ich auf und öffne die Tür. Der Peugeot steht unverändert auf dem Seitenstreifen. Seven sitzt Zigarette rauchend und sichtlich genervt auf dem Beifahrersitz. Völlig perplex stolpere ich zurück zum Auto. Das Kabel ist völlig in Ordnung.

»Ich habe gedacht, die Karre explodiert!«, versuche ich Seven zu erklären. Seven schnippt die Kippe raus und sieht demonstrativ an mir vorbei.

»Fahr mich heim, du Penner!«

Die Bombe tickt; sie tickt in meinem Kopf!

***

Mit Walids letztem Anruf kamen sie, meine Paranoiaanfälle, mein Verfolgungswahn, meine Angstzustände. Nachdem wir in der Scheinwohnung keinen angetroffen hatten, waren wir unverrichteter Dinge wieder nach Nürnberg zurückgefahren. Gerüchteweise hatte ich gehört, dass Abdelmalek und seine Männer ein zweites Mal in die Wohnung gefahren waren und es dort zu einer Schießerei gekommen war. Nachdem dann plötzlich Walid ständig anrief, bekam ich so einen Schiss, dass ich nie ans Telefon gegangen bin. Jedes Handyklingeln ließ meinen Herzschlag aussetzen. Und dann war endlich Schluss mit den Anrufen, aber die Anfälle fingen an.

Es beginnt immer mit einem Kribbeln. Fängt an meinen Füßen an, fährt mir an den Beinen entlang, strömt über meinen Rücken, fährt mir in den Kopf. Schlagartig erscheint mir alles wesentlich heller und intensiver. Ich habe das Gefühl, von jedem angestarrt zu werden, als würde ich ein überdimensionales Schild mit der Aufschrift *Seht mich an, ich bin ein gottverdammter DRUFFI* mit mir herumtragen. Es scheint, als würde mich jeder erkennen, als würde ich leuchten. Mein Leben lang habe ich mich nach Anerkennung gesehnt, wollte derjenige sein, den man nicht mehr aus den Augen lässt. Blicke fangen an, mich zu treffen, bleiben an mir kleben, durchdringen mich, löchern mich, werden extrem unangenehm, fangen an, mir wehzutun. Dann beginnen meine Ohren zu brennen, erst langsam, dann immer stärker. Ein extrem stechender Pfeifton fährt mir durch den Schädel, verwandelt sich in eine Art Tinnitus. Zeitgleich schnürt mir der Hals zu. Ich kann nicht mehr schlucken, weil sich Schleim in meinem Hals sammelt, kurz danach wird mir unglaublich warm, ich fange an zu brennen, fange an zu rennen, wohin, ist egal, Hauptsache ich laufe, laufe so schnell und so weit ich kann. Und egal, wie weit ich gelaufen bin, es ist nicht weit genug, ER ist bereits hinter mir. Hinter mir ist immer dieser Schatten. Der Schatten eines großen Mannes mit langen Haaren verfolgt mich. Panisch schrecke ich umher, versuche mich zu verstecken, versuche, meinen Verfolger loszuwerden, und immer wenn er kurz davor ist, mich zu packen ... ist alles wieder vorbei. Ich verspüre weder Schmerz noch Angst, noch Trauer, aber fühle mich leer.

***

Ich bin gerade bei Samira, als Bali, ihr Ehemann, mich beiseitezieht.

»Hey, Dome, ich brauch deine Hilfe. Ich brauche dringend sechshundert Gramm Hasch!«

Ich schlucke kurz.

»Ich kann dir das schon organisieren, aber wie hast du dir das vorgestellt? Ich will fürs Gramm vier Euro. Mit Transport und allem Drum und Dran kann ich da nicht tiefer gehen. Wie willst du das bezahlen?«, antworte ich.

Bali und Samira sind zwar Stammkunden, dennoch bin ich misstrauisch. Samira hat oftmals Probleme, für fünf Gramm Speed hundert Euro zu bezahlen. Wie will er denn da zweitausendvierhundert Euro auftreiben?

»Zweitausendvierhundert für sechshundert sind okay. Ich habe viele Verteiler, die das dann fünfundzwanziggrammweise verkaufen«, antwortet er.

Woher hat der bitte Verteiler? Auf mich wirkt er wie der typische Konsument, verpeilt und launisch.

»Ist gut, ich besorge dir den Shit, aber ich will deinen Abnehmer kennenlernen. Das ist eine große Menge, und die sollte nicht irgendein Spast mit sich herumtragen! Weißt du, was ich meine? Außerdem will ich nicht, dass er weiß, dass das Zeug von mir kommt. Ich will ihn kennenlernen, aber wir tun so, als wäre ich einer, der ab und zu von dir Shit kauft! Einverstanden?«, fordere ich.

Balis Hauptabnehmer ist ein Afroamerikaner. Er trägt die typischen XXL-Baggy-Jeans und ein passendes Shirt dazu. Er wirkt nicht gerade zuverlässig, auch eher verpeilt. Aber er hat die Knete dabei. Er versichert Bali, dass er diese Menge dreimal die Woche benötigt. Ich habe kein gutes Gefühl bei der Sache, andererseits bringt er mir siebentausendzweihundert Flocken zusätzlich. Außerdem ist Bali mein direkter Partner und nicht er.

»Bali, wir sind im Geschäft«, sage ich, kurz nachdem

der Bote das Haus verlassen hat. »Rede ihm aber noch mal ins Gewissen. Er soll verdammt vorsichtig sein. So wie er herumläuft, wird er schnell kontrolliert.«

»Alles klar. Mach ich, fettes Ding!« Bali schlägt ein.

Drei- bis viermal die Woche kommt Bali vorbei. Knappe zehntausend Euro die Woche. Immer Ware gegen Geld. Um es in zeitgemäßer Sprache zu formulieren: *Läuft bei mir!*

***

»Dome, ich habe folgendes Problem. Dein Dope geht von Mann zu Mann über viele Leute. Jetzt gibt es Probleme mit der Bezahlung. Du musst mir die nächsten Bestellungen auf Pump geben. Ich schwöre dir, du kriegst dein Geld. Alles bis auf den letzten Cent. Bruder, ich schwöre dir, du kannst mir vertrauen.«

Bruder, du kannst mir vertrauen, wenn ich das schon höre. Jetzt bettelt er, spätestens wenn es um seinen Arsch geht, zieht er seinen Kopf aus der Schlinge.

»Ich habe durch dich viel Kohle verdient! Ich gebe dir die Scheiße auf Pump«, sage ich dennoch großspurig.

Im selben Moment bereue ich meine Großzügigkeit. Die Aussicht auf Kohle ist stärker.

»Fett, du wirst es nicht bereuen. Ich bringe das in Ordnung. Das sind meine Jungs.«

Überraschenderweise klappt auch das, Bali holt immer zuverlässig die Ware ab, kommt drei Tage später und bezahlt. Kommt, geht, kommt wieder, bezahlt.

Ich führe eine Art Geschäftsbuch, das ich aus Gründen, die ich vergessen habe, bei Bali verwahre: T-Konten, Soll und Haben. In der Schule habe ich T-Konten immer für scheiße befunden. Doch jetzt bin ich froh, mal etwas Nützliches in der Schule gelernt zu haben. Jedes Treffen wird sorgfältig vermerkt. Ich verdiene im Monat so viel wie der Polizeipräsident im gesamten Jahr, und schon bald werde ich mir meine eigene Insel beschaffen, mit meinen eigenen Gesetzen. Ich bin ein reicher Mann.

Denke ich zumindest.

Dass nicht alles mit rechten Dingen zugeht, checkt auch Seven, die sich sonst immer aus allem heraushält, und spricht mich darauf an.

»Du, Schatz, sag mal, hat dir Bali mittlerweile die Kohle für das letzte Kilo gegeben? Ich glaub, die wollen dich abziehen.«

Völlig selbstsicher sitze ich in Boxershorts und Unterhemd auf dem Sofa.

»Das kann überhaupt nicht sein. Ich habe jeden Deal im Buch vermerkt, außerdem bin ich Geschäftsmann. Ich lass mich schon nicht abzocken«, grinse ich arrogant.

»Mach doch, was du willst. Die lachen sich gerade einen ab, weil du gar keine Ahnung mehr hast, was eigentlich abgeht!«, donnert sie mir an den Kopf, geht aus dem Zimmer und knallt die Tür zu.

Ich drehe mir einen Joint. Sevens Worte gehen mir nicht mehr aus dem Hirn. Es lässt mir keine Ruhe, zumal ich mich nicht einmal mehr erinnern kann, wie viele Tage ich wach bin, geschweige denn, was ich gestern Abend gemacht habe.

Mittlerweile bin ich auf Crystal umgestiegen. Was heißt *umgestiegen*, ich konsumiere Crystal und Koks zusätzlich zum Speed. Ich komme pro Tag auf fünf Gramm Speed, ein Gramm Kokain und ein Gramm Crystal. Das Weed, das ich nebenher paffe, zählt schon gar nicht mehr.

Vielleicht hat sie recht. Vielleicht ziehen die mich ab, lachen über mich! Kurzerhand packe ich mir meinen Totschläger, der unter dem Sofa liegt, und schnappe mir Seven.

»Tut mir leid, du hast sicher recht! Komm, wir statten denen einen Besuch ab.«

Als wir mit dem Auto in Samis Straße einbiegen, schalte ich das Licht aus, rolle bis zu ihrem Haus. Im Wohnzimmer brennt Licht.

»Ich weiß nicht, was da drinnen passieren wird, vielleicht bleibst du besser hier«, schlage ich ihr vor, während ich mir eine Linie Crystal durch die Nase ziehe.

»Was redest du, ich lass dich doch nicht alleine!«, antwortet sie.

Ich nicke. Wir schleichen auf das Haus zu. Ich trage hellblaue Air Max, eine beige Hose und ein Unterhemd, Seven eine graue Jogginghose und ein pinkfarbenes Top. Das Crystal pulsiert. Ich klingele.

Der Öffner surrt, die Tür schnappt auf. Ich schleiche die Treppe hinauf, Seven direkt hinter mir. Gleich fliegen die Fetzen.

»Hallo, wer ist da?«, flüstert Samira in den dunklen Hausflur und betätigt den Lichtschalter.

Ich spurte die Treppe hinauf, direkt auf Samira zu. Drei Stufen vor ihr bleibe ich stehen und reiße die Arme in die Luft:

»Ey, ey, ey, was geht denn hier ab? Party oder was?«

Samira ist verwundert, dann strahlt sie: »Ah, der Dome! Ich habe schon gedacht, die Matrix meint es böse mit mir!«

»Ach was, wir sind doch alles Compañeros, wie mein mexikanischer Großvater immer zu sagen pflegte.«

Vorsichtig betrete ich ihre Wohnung, laufe durchs Wohnzimmer direkt in die Küche. Bali sitzt mit zwei extrem zugeballerten Junks am Küchentisch.

»Bali, was ist los mit dir? Schmeißt eine Party, ohne mir Bescheid zu sagen?«, frage ich einschüchternd.

»Hätte ich gewusst, dass du kommst, hätte ich Blumen auf den Tisch gestellt! Rauch doch erst mal einen!«

Balis Antwort klingt für mich bedrohlich. Ich setze mich, rauche. Alles ist wie sonst auch, aber irgendetwas stimmt nicht. Seven steht zwischen Wohnzimmer und Tür, unterhält sich mit Samira.

»Bali, zeig mir das Buch, ich komme gerade auf einen ganz falschen Film«, sage ich, nachdem die Junks gegangen und wir alleine sind.

»Ja, klar. Warte kurz.«

Ich blättere in meinem Buch, bin verwundert.

»Das ist doch nicht unser Buch, hast du da was verändert?«, frage ich.

»Nein, nein, wie kommst du darauf, ich habe es nur aufbewahrt.«

Das kann nicht sein. Ich habe das Buch immer ordentlich geführt. Datum, gelieferte Grammzahl, wie viel bereits bezahlt wurde, der noch offene Betrag. Die ersten fünf Seiten sind astrein. Auf den weiteren Seiten fehlen Datum und/oder Grammzahlen, zwischendurch sind Seiten weg, spiegelverkehrte Einträge ... scheiß Crystal.

»Bali, verdammte Scheiße. Hast du mal in das Buch gesehen?«, frage ich.

»Nein, Mann, wieso denn?«

»Schau dir doch mal die Scheiße an, wollt ihr mich verarschen, oder was?«

»Jetzt bleib mal locker, wird schon stimmen«, flachst er.

Dann ist es still. Zeitgleich springen wir beide auf. Ich stoße den Tisch um, Gläser gehen zu Bruch. Das braungelbe Bongwasser läuft über den Boden, der Geruch verteilt sich in der Luft.

»Es fehlen mindestens dreitausend Euro, und die will ich von dir haben, verstanden?«, drohe ich.

»Verdammte Scheiße, was kann ich denn dafür? Wenn du zu blöd bist, das Buch zu führen.«

»Du dreckiger Wichser ...«, schreie ich und packe Bali am Kragen.

Samira versucht, mich von ihm wegzuziehen.

»Verpiss dich«, schreie ich und drücke sie weg.

»Seven, pack sie dir!«

Bali holt aus, schlägt zu, haut mir voll auf die Schnauze. Seven schlägt Bali zweimal gegen den Schädel, er fällt zu Boden, Samira kreischt. Ich schnappe mir eine Flasche, zieh auf ... Bali liegt am Boden, ringt und hechelt nach Luft.

Dann grinse ich, schaue umher. Bali lacht, laut, unverständlich. Ich stelle die Flasche auf die Küchenplatte, helfe ihm wieder auf.

»Vielleicht sollten wir uns erst einmal beruhigen«, schlage ich vor.

Bali wischt sich den Schweiß von der Stirn, setzt sich wieder.

Samira weiß nicht, was sie tun soll, sie wirkt verstört, aber die Anspannung löst sich. Minuten später ist alles wieder beim Alten. Aufgehackte Lines sind quer über den Tisch verteilt. Der dampfende Joint in meiner Hand entspannt mich.

»Warum flippst du gleich so aus? Ich habe nichts an deinem Buch verändert!«, schwört Bali.

»Klar, weiß ich doch, ich habe überreagiert, bin seit Tagen scheiße drauf, weißt doch, wie das ist«, rechtfertige ich mich.

Seven blickt zu mir rüber, schüttelt den Kopf. *Was soll das?*, verrät ihr Blick.

Zehn Minuten später knallt Bali mit dem Kopf nach hinten gegen die Fensterbank, Samira nickt nach vorn weg. Die beiden haben sich gerade ziemlich starke Beruhigungsmittel durch die Nase gezogen, solche Trottel. Für die nächsten zwanzig Stunden sind die nicht mehr wachzukriegen. Seven und ich durchsuchen die Wohnung, finden knapp tausend Euro und ein paar Gramm Meth.

»Schau dir diese Wichser an. Du hattest die ganze Zeit recht«, entschuldige ich mich.

»Hab ich dir doch gleich gesagt. Hör auf deine Frau.«

Dann verlassen wir die Wohnung. Kurz überlege ich, die Hütte in Brand zu stecken, wäre ein geiler Abgang gewesen. Das wäre aber zu hardcore.

***

Ich liege in meinem Bett. Durch das offen stehende Fenster fällt das Licht der Straßenlaternen.

Mit starrem Blick beobachte ich Schatten an der Wand. Im Fünfsekundentakt schnappe ich nach Luft, würge und röchele vor mich hin. Mit jedem Atemzug verdichtet sich die Schleimkugel in meinem Hals. Ich kann spüren, wie sich der Schleim um meinen Gaumen wickelt. Meine Zunge ist aufgequollen und übersät mit blutigen Rissen. Mein Zahnfleisch blutet, vermischt sich mit dem Schleim, der sich verhärtet. Während ich mich von einer unerträglichen Schlafposition in die nächste wälze, merke ich, wie sich der Crystalschleim in meinem Körper ausbreitet und sich einlagert.

»Bitte mach, dass es vorbei ist! Ich werde nie wieder Drogen nehmen, wenn es nur endlich vorbei ist«, stammle ich vor mich hin, rotze immer wieder gigantische Schleimfäden über die Bettkante. Mit jedem Mal wird es schlimmer, mit jedem Tag und mit jedem Konsum verschlimmern sich meine Nächte. Ich bin sicher, dass Drogen meinen Tod bedeuten, aufhören kann ich aber auch nicht.

Nacht für Nacht schlage ich mir so um die Ohren, werde jedes Mal ein Stückchen näher an den qualvollen Tod durch Ersticken herangeführt, während Seven im Tiefschlaf neben mir liegt.

Psychisch bin ich richtig am Arsch, konsumiere und verkaufe aber trotz allem weiter. Mehr oder weniger. Wenn ich Zusammenbrüche habe, die immer öfter passieren, pausiere ich für eine Weile. Meine verätzten Nebenhöhlen lassen mich ununterbrochen würgen und kotzen.

Mein Hauptproblem ist allerdings ein anderes. Ich habe so gut wie keine Kohle mehr. Vielleicht noch viertausend Euro. Durch Drogenverkauf und Diebstahl habe ich plus/minus hundertdreißigtausend Euro verdient und auf den Kopf gehauen. Nicht genug, um mir alles zu kaufen, was ich wollte, aber genug, um auf den Film zu kommen, mir alles kaufen zu können. Drogen, Designerklamotten, Schmuck und Partys. Für sinnlose Taxifahrten gingen auch ein paar tausend Euro drauf.

Mit dem Taxi zum *McDonald's* ans andere Ende der Stadt fahren, durch den Drive-in und wieder zurück, um einen Cheeseburger zu kaufen, den ich dann nicht einmal gegessen habe, weil ich zu druff war.

Das Sinnvollste, was ich getan habe, war, diversen Leuten Geld zu schenken. Wenn Sevens Freundinnen wieder mal kurz davor waren, ihre Kinder an das Jugendamt zu verlieren, kam ich ins Spiel. Ich habe denen jedes Mal zwei- bis dreitausend Euro hingeblättert. Ob sie es für ihre Kinder oder für sonst irgendetwas ausgegeben haben, weiß ich nicht. Ich habe nicht geblickt, ob die meine Hilfe brauchten oder mich verarschten. Ich war einfach viel zu verballert. Durch meine *Spenden* habe ich mich wie der Messias gefühlt, oder so etwas. Wenn du drauf bist, das heißt, wenn du einmal auf den Geschmack gekommen bist, wie es ist, wenn du dir kaufen kannst, was du willst, hebst du ab! Durch das Draufsein verändert sich alles: Überblick über das Geld, Einnahmen, Ausgaben, in deinem Kopf dreht sich alles. Kaufen, kaufen, kaufen. Nach dem Motto: Warum eine Hose waschen? Ich werfe die weg und kaufe mir einfach eine neue.

Aber jetzt muss ich definitiv wieder schnellstmöglich an Kohle kommen. Meine große Hoffnung ruht auf Free und unserem *Projekt*. Bis wir das erste Mal ernten können, dauert es noch drei Monate. So lange habe ich Zeit, klarzukommen. Free habe ich nichts von meinen Paranoiaanfällen erzählt. Der würde sonst die Fliege machen. Mit Free wird das etwas ganz Großes. Ich muss nur von meinen Trip herunterkommen und jedem vermitteln, dass ich keine Drogen mehr verticke.

***

Seven ist mit ihren Mädels unterwegs, und ich habe die Bude für mich alleine. Wir haben mittlerweile eine neue Wohnung gefunden und beziehen beide Hartz IV.

Ich bin gerade dabei, mir gepflegt einen runterzuholen, als es an der Tür klopft. Ich erkenne das Klopfen genau, es ist Nils. Ich habe null Bock auf Remmidemmi, aber wenn ich nicht öffne, hebelt er womöglich die Tür mit einem Schraubenzieher auf, und ich muss doch unauffällig bleiben, denke ich. Ich gehe also zur Tür und öffne. Die ganze Meute, sprich Love, Ace und Nils, steht vor der Tür.

»Leise! Los, rein mit euch, ihr seid wieder mal viel zu laut!«, flüstere ich.

Ich schließe die Tür hinter mir. »Alter, nicht mal in Ruhe wichsen kann man …«

»Mostrowja Partytime«, singen alle im Kanon.

Mostrowja Partytime kommt von dem russischen *nastrowje*, also *prost*. Auf irgendeinem Pillenereignis habe ich mal im Vollrausch *nastrowje* wie *mostrowja* ausgesprochen, und seitdem ist das unser Trink- und Feierspruch.

Love grinst mich an. Ace ist mittlerweile wieder draußen aus dem Knast, und Love habe ich bestimmt eine Woche nicht gesehen; so ist klar, dass wir es heute krachen lassen. Da ich nicht damit gerechnet habe, heute feiern zu gehen, habe ich nur meine übliche Menge Speed und ein paar Gramm zum Chillen in der Wohnung.

»Also, Jungs, macht es euch bequem, ihr überfallt mich hier mitten in der Nacht. Jetzt wird erst einmal eine Runde gechillt«, nuschele ich.

»Ich wäre eher für was Schnelles!«, fügt Ace hinzu.

Es braucht nicht viel an Überredungskunst, bis ich

einwillige, dabei hatte ich gerade den Entschluss gefasst, erst einmal Abstand von der Chemie zu halten.

»Okay, unter einer Bedingung, für jede Linie, die ihr zieht, raucht ihr einen Kopf!«

Ich weiß genau, dass alle drei nicht so die Chiller sind und dass ich mein Gras nur unnötig verschwende, aber ich finde es lustig.

Ich hacke das Speed auf und ziehe ein paar fette Linien, die über den schwarzen Glastisch verteilt sind. Love flammt derweil drei Kippen, die er mit circa vier Gramm Gras gemischt hat. Jetzt noch ein passendes Lied, *Smoke Weed* von Orgi69 feat. Serk. Ich stopfe den Flutschkopf der neongrünen Acrylbong bis zum Anschlag, zünde und ziehe den Kopf auf einmal weg. Drei Sekunden innehalten und ausatmen. Beim Auspusten habe ich immer das Gefühl, als würden mir Steine vom Herzen fallen. Der gelblich-dichte Qualm verteilt sich im ganzen Raum. Das verpeilte Durch-den-Raum-Glotzen, das Schlucken und das Tief-Luftholen nach einem Kopf machen mich fröhlich.

»Du bist dran, Love!«, sage ich.

Nachdem jeder einen Kopf geraucht hat, wird die zweite Runde eingeläutet. Ich ziehe das weiße Pulver mit einem Geldschein durch mein rechtes Nasenloch. Das Prickeln der chemischen Substanz in meiner Nase erzeugt ein Kribbeln auf meiner ganzen Haut. Kurz darauf läuft mir die ätzende Substanz den Rachen hinunter.

Wir chillen eine Stunde.

»Was geht ab, ziehen wir durch die Stadt und feiern? Oder wie sieht's aus?«, fragt Ace.

»Ah, schlecht, Mann, jetzt habe ich kein Material mehr am Start.«

Andererseits sind wir schon wieder viel zu laut, und ich hätte die Meute lieber aus der Bude.

»Du kennst doch bestimmt jemanden, wo noch was aufzutreiben ist.«

Klar kenne ich jemanden, denke ich mir. Ich habe knapp zwei Kilo Speed bei Free gebunkert. Bei ihm ist der beste Platz zum Bunkern, er zieht gerade die Pflanzen hoch. Außerdem weiß keiner, wo er wohnt, und bei ihm kann ich mir hundert Prozent sicher sein, dass er vorsichtig ist. Ich nicke zögerlich.

»Worauf warten wir denn dann noch, wir fahren dorthin!«, bestimmt Love.

Mit Free habe ich stundenlang über Situationen diskutiert, die wir vermeiden müssen, wenn wir uns von dem ganzen Junkiepack, das von den Bullen gefickt wird, abheben wollen. Und genau diese Situation, in der ich mich gerade befinde, hätte ich vermeiden müssen. Die dürfen gar nicht wissen, wo sich Free und unsere Miniplantage befinden.

»Okay, wir fahren dorthin, aber ihr bleibt um die Ecke stehen, und wenn Bullen kommen, rennt ihr weg. Wir rufen uns dann zusammen«, stimme ich zu.

Die anderen feiern, während ich bei der Taxifahrt extrem still bin. Ich habe ein ganz mieses Gefühl. Ich weiß ganz genau, dass ich gegen meine eigenen Regeln verstoße. Diese Regeln haben Free und ich für unser Plantagenprojekt aufgestellt.

Erstens: Kein Dopetransport nach Einbruch der Dunkelheit.

Zweitens: Niemand erfährt Frees Aufenthaltsort.

Drittens: Kurierdienste immer gut gekleidet durchführen.

Viertens: Karten, Ausweis, Geldbeutel müssen ordentlich sein, da Methamphetaminkonsumenten zum Aufhacken meist Karten oder Ausweise benutzen. Selbst abgewaschene Reste spiegeln sich im Licht (zum Beispiel im Laternenlicht).

Fünftens: NIEMAND darf von unserem Plan erfahren.

»Hier können Sie anhalten«, sage ich zum Taxifahrer.

»Also, Jungs, ihr wartet genau hier, bis ich wiederkomme. Verhaltet euch ruhig, und wenn die Bullen auftauchen, wisst ihr, was ihr zu tun habt. Für den Fall, dass ihr gerade kontrolliert werdet, wenn ich zurückkomme, laufe ich an euch vorbei, und wir telefonieren später.«

»Klar, schieb keinen Film, Digger«, meint Ace. Love und Nils stimmen dem zu.

Schieb keinen Film. Die Armleuchter haben doch gar keine Ahnung, was eigentlich abgeht. Wovon ich keine Ahnung habe, ist, dass die anderen mir hinterherlaufen wie kleine Entenbabys.

Ich klingele bei Free. Lang, lang, kurz, kurz. So weiß Free, dass ich es bin. Mir rast das Herz, ich schiebe den Film, dass ich jeden Moment hochgenommen werde. Free öffnet die Tür, sieht mich mit großen Augen an.

»Komm rein.«

Der Marihuanageruch ist deutlich zu riechen. Wir haben eine Filteranlage, jedoch muss Free diese abends abschalten, weil sie zu laut ist und die Nachbarn darauf aufmerksam werden könnten. Wir gehen durchs Wohnzimmer in sein Schlafzimmer.

»Verdammt, Dome, was machst du denn hier? Ich hoffe, du hast einen guten Grund«, flüstert Free sehr bestimmt.

»Ich weiß, ich weiß, ich begebe uns in Gefahr, doch

ich muss unbedingt was holen«, argumentiere ich miserabel.

»Wegen was zum Ziehen bist du hier aufgetaucht? Was ist los mit dir? Hätte dir das denn nicht früher einfallen können? Und was hast du überhaupt an, Baggy Jeans und Lederjacke? Na ja, jetzt ist es auch egal. Aber merk dir eins, wir haben die Chance, reich zu werden. Versau es nicht! Du weißt genau, was für uns auf dem Spiel steht.«

»Tut mir leid, Free, das kommt nicht mehr vor. Das war alles nicht geplant«, entschuldige ich mich.

Ich verpacke einen Speedklumpen und klebe ihn mir unter die Gürtelschnalle meiner Hose.

»Alles klar, bis dann.«

Ich schleiche durch den Hinterhof und ziehe mir den Kragen hoch. Gehe zur Haustür hinaus, sehe erst nach links und dann nach rechts. Zwei Häuser weiter stehen die drei.

»Alter, was soll das, ich hab euch doch gesagt, wartet da hinten. Nichts wie weg hier.«

Ich packe Ace und Love am Kragen und schiebe sie nach vorne. Zeitgleich biegt vor uns ein Streifenwagen um die Ecke. Mein Herz rast.

»Fuck, genau das meine ich, ihr Penner«, fluche ich.

»Bleibt ruhig und labert keinen Scheiß«, antwortet Ace, als die Bullen aussteigen.

»Allgemeine Personenkontrolle. Die Ausweise, bitte.«

»Ist etwas passiert, Herr Kommissar?«, versuche ich, ihn in ein Gespräch zu verwickeln.

»Reine Routine. Ihr seid auf dem Weg zur Disko, habe ich recht? Habt ihr Drogen oder Waffen dabei?«

»Nein, wir sind Sportler«, ist meine Standardantwort. Vor ein paar Monaten hätte man mir das vielleicht noch abgenommen, mittlerweile sind wir alle ziemlich abgemagert.

»Ja klar, und ich bin der Weihnachtsmann«, erwidert der kleinere Bulle und sammelt unsere Ausweise ein, die er per Funk in der Zentrale überprüfen lässt.

Wir stehen in einem Halbkreis um die Bullen herum. Der größere von beiden leuchtet mir mit der Taschenlampe in die Augen. Wenn einer drauf ist, verändern sich die Pupillen, sobald Licht drauf fällt.

Nach mir leuchtet er Ace in die Augen.

»Du bist doch drauf. Komm, pack den Stoff aus!«

Der zweite Bulle kommt hinzu: »Joachim Schwarzer. Du bist erst vor zwei Wochen auf Bewährung entlassen worden.«

Bevor Ace etwas sagen kann, fangen die beiden an, uns zu durchsuchen.

»Los, Taschen leeren!«

Ich hole meinen Geldbeutel und mein Handy aus der Tasche. Der Bulle fasst in meine Taschen. Ich bleibe äußerlich ruhig, doch innerlich explodiere ich fast vor Aufregung. Ich halte den Atem an. Um ein Haar streift er das Päckchen an der Innenseite meines Gürtels, doch er bemerkt nichts.

»Da habt ihr noch mal Glück gehabt«, sagt der Bulle.

»Wir haben nichts verbrochen und werden es auch nicht«, meine ich erleichtert. Ace wünscht den Bullen noch einen schönen Abend. Als die um die Ecke sind, entschuldigt sich Love.

»Tut mir leid, Mann, das wollte ich nicht, aber hast du gar nichts dabei, oder was?«

»Klar habe ich was dabei. Ich bin doch nicht blöd, ich hab es mir hinter die Gürtelschnalle geklebt. Aber hört gefälligst auf mich, wenn ich euch etwas sage. Ich weiß, was ich tue. Jetzt geht es erst mal zur Party. Wehe, der Club ist scheiße.«

Wir feiern in einem kleinen, abgeranzten Club in der Innenstadt. Love, Nils und Ace gehen heftig ab. Ich bin bis oben hin zugeschnupft, Spaß habe ich aber keinen. Die Drogen wirken schon lange nicht mehr richtig. Von dem irre geilen Glücksgefühl und der wahnsinnigen Energie von früher ist nichts mehr zu spüren. Meine Gedanken würfeln durcheinander. Um ein Haar hätten die uns gefickt, genau wie Free es vorhergesagt hat. Ich hätte das nicht tun dürfen. Ich habe Free in große Gefahr gebracht und alles nur wegen ein paar Gramm Speed und einem Scheißabend. Ich benehme mich wie ein gottverdammtes Arschloch.

Im Dreieck

Es geht immer weiter bergab. Ich schlucke und ziehe alles, was mir in die Quere kommt. Ich bin ein paranoides Wrack und verbringe immer Zeit damit, mir eingebildete Käfer aus meiner mit Methpickeln übersäten Haut zu schneiden.

Auch das Unternehmen von Free und mir endet in einem totalen Fiasko. Die erste Ernte hatten wir zwar abgeschlossen, und unser Gras konnte sich echt rauchen lassen, aber dann bekam Free einen Brief vom Gericht. Er hatte seine Schulden nicht zahlen können, und nun kündigte sich der Gerichtsvollzieher an. Ich musste also mein Dope inklusive Schrank von dort wegschaffen. Da habe ich mir Ace ins Boot geholt. Ihm kann ich vertrauen. Er sollte das Dope bei sich aufbewahren.

Ich vegetiere nur noch vor mich hin. Ich kann es einfach nicht lassen, mir das Gehirn wegzuballern. Wenn du mit der Chemie beginnst, geht alles wie von alleine. Du kannst besser und schneller denken, laufen, kämpfen, trainieren, was auch immer. Es ist wie ein enormer Booster. Erst geht alles bergauf. Irgendwann kommt aber der Punkt, an dem alles kippt. Von da an geht es doppelt so schnell bergab, wie es hochging. Ich habe gehofft, dass es, wenn ich weiter konsumiere, irgendwann wieder aufwärtsgeht. An meinen psychischen und physischen Beeinträchtigungen merke ich, dass dem nicht so ist, aber ich kann einfach nicht mehr aufhören. So oft habe ich mir geschworen, das ist die letzte Linie, die ich ziehe. Ein endloses Lied!

Ich verschlafe den ganzen Tag. Wenn ich mal schlafe. Für gewöhnlich dämmere ich alle paar Tage in einer Art Wachkoma vor mich hin. Ich konsumiere mittlerweile täglich etwa fünf Gramm Speed, Koks oder Crystal. Crystal geht nicht oft, nur bei meinem Dealer weit außerhalb, XTC läuft nebenbei. Du musst einfach noch mehr nehmen, dann wird es schon wieder, lautet ja mein tolles Konzept.

Ich habe keinen Plan, seit wann mein Konsum schon so außer Kontrolle geraten ist.

Durch das ständige Zudröhnen schiebe ich immer heftigere Filme. Meistens der superkrasse Verfolgungswahn, gepaart mit Depressionsanfällen: Vor dem Haus parkt ein grauer Lieferwagen. Ich bin mir sicher, dass die Bullen mich von dort aus überwachen und jeden Moment meine Bude stürmen werden. Den ganzen Tag geht es im Wechsel: Kiffen, ziehen, Paranoia schieben. Kiffen, ziehen, Paranoia schieben.

Die Glotze läuft ununterbrochen, Seven zieht sich GZSZ und die ganze Scheiße rein, parallel chattet sie den ganzen Tag mit irgendwelchen anderen Typen. Das geht mir tierisch auf den Zeiger, ist aber immer noch erträglicher, als ihre Psychonummern. Wenn mir dann urplötzlich die Sicherung durchknallt, streiten wir wie Wahnsinnige. Oftmals provoziere ich den Streit, vorausgesetzt ich bin physisch überhaupt in der Lage. Dann liege ich wie ein Tiger auf der Lauer, bereit und willens, jederzeit zuzuschlagen. Es fängt immer vermeintlich harmlos an, steigert sich dann dermaßen schnell, dass wir uns binnen Sekunden mit Gegenständen wie Tellern und Tassen bewerfen oder aufeinander einschlagen. Richtig, richtig heftig. Anschließend verbarrikadiert sich Seven im Badezimmer und beginnt sich zu verstümmeln, sich die Haut zu zerschneiden. Dass sie überhaupt noch unverletzte Stellen auf ihrer Haut findet, ist ein Wunder. Über ihr Handy zieht sie sich nebenher irgendwelches Liebesgedöns rein. Ich donnere währenddessen wie ein Irrer gegen die Tür, voll auf dem Film, und drohe: »Mach die Tür auf, und wenn du die Bullen rufst, bring ich dich um!«

So geht das beinahe jeden Tag. Dass die ständig im Hausflur geiernde Nachbarin nie die Bullen ruft, ist sowieso ein Wunder. Wahrscheinlich hat sie Angst vor mir.

Einmal die Woche gehe ich Party machen. Meistens donnerstags. Partynächte sind im Prinzip auch immer dasselbe: Drogen nehmen, tanzen, prügeln, arschficken mit Seven. Sex ist das Einzige, bei dem wir uns nicht streiten. Im Gegenteil, unsere Orgien sind immer sehr intensiv. Wie Tiere fallen wir übereinander her. Seven sagt mir dann jedes Mal, wie sehr sie mich liebt, und ich fühle mich, als gäbe es kein Morgen. Einerseits hasse ich Seven, beschimpfe sie tausendmal, verlieren will ich sie aber auch nicht.

Allgemein habe ich auf diese ganze Scheiße keinen Bock mehr. Alles ist mir zu viel, und mein Kopf droht immer wieder zu platzen. Nur wenn ich meine Freunde um mich habe, lässt wenigstens die Paranoia für ein paar Stunden nach.

Ich will abhauen, doch ich habe inzwischen weder

Kohle, noch bin ich körperlich in der Lage dazu. Die Drogen fressen mich auf, Tag für Tag. Mein Gehirn ist nur noch Matsch. Ich kann nicht mehr lesen, nicht mehr schreiben. Einfache Dinge wie einkaufen werden zur Megaqual und verlangen mir alles ab. Bevor ich losziehe, heule ich manchmal wie ein kleines Kind, das jetzt in den Ofen der bösen Hexe krabbeln muss. Wenn ich schließlich im Kaufhaus stehe, habe ich längst vergessen, warum ich hier bin, und kaufe irgendwelche Dinge.

Durch andauernden XTC-Konsum werden angeblich millionenfach Hirnzellen zerstört, und tennisballgroße grüne oder gelbe inaktive Felder beginnen auf den Gehirnscans zu leuchten. Ob ich auch schon Löcher im Gehirn habe, weiß ich nicht, dass ich aber einen zunehmenden Dachschaden davontrage, ist offensichtlich. Ich beschließe, im Internet einen IQ-Test zu machen. Mal schauen, was dabei rauskommt. Mit achtzehn Jahren hatte ich schon mal einen gemacht. Damals lag das Ergebnis bei hundertachtzehn. Auch jetzt kann ich alle Aufgaben lösen, lache befreit vor mich hin. Bei keiner Frage komme ich ins Straucheln, alles ergibt einen Sinn. Fett! Ich bin voll da!

Ergebnis: achtundsechzig. Verdammte Scheiße! Um wenigstens vernünftig laufen und sprechen zu können, benötigt man einen IQ von sechzig. Ich bin eine verdammte Pflanze, am Verwelken, vor sich hin gammelnd, eigentlich schon raus!

Mein Leben und ich teilen sich immer mehr. Oft komme ich mir vor, als stünde ich an einem einsamen Bahndamm und vor mir donnert mein Leben als ICE vorbei. Einzelne Bilder und Sequenzen kann ich erkennen, dann reißt mich der Sog wieder mit und das Denken bricht ab, nur um mich irgendwann wieder dort stehen zu sehen, mit meinem Leben, das vorbeifetzt, als wäre es nicht meins. Ohne gegensteuern zu können, steigt langsam eine bedrohliche Panik durch mein Unbewusstes und nähert sich Tag für Tag wie ein Tornado, der auf mich zurast.

Im Delirium träume ich immer wieder von meinen Eltern und der Zeit, in der ich noch ein Kind war. Ich sehe mich als kleinen Jungen durch unsere Wohnung flitzen, Mama und Papa albern verliebt in der Küche herum. Mein kleiner Bruder sabbert auf seinem Hochstuhl vor sich hin. Alles ist unbeschwert und schön. Meine Mutter reicht mir ein Eis. Ich greife danach ...

Schweißgebadet und mit dem Mund voller Schleim, den ich anschließend gegen die Wand spucke, wache ich auf. Die Wand ist eh schon voller Rotzflecken. Die gesamte Wohnung ist gespickt mit Kotz- oder Blutflecken. Es ist mir egal. Ich nehme es nicht mehr wahr. Verpeilt schleiche ich durch die Bude. Ich schleppe mich Richtung Küche, ich brauch ein Eis, jetzt! Im Flur hat sich eine kleine Pfütze gebildet. Ich sabbere vor mich hin, öffne vorsichtig die Kühlschranktür. Ein widerlicher Geruch strömt mir entgegen. Es riecht ekelhaft, faulig. Angewidert knall ich die Tür wieder zu; ich habe eh vergessen, was ich da wollte. In der Spüle stapeln sich ungewaschene Kochtöpfe und Teller, die mit Schimmelflecken überzogen sind. Der Wasserhahn tropft. Das Wasser, das sich in der Spüle staut, schwappt breiig über den Rand. Ich gehe ins Badezimmer. Die Tür lässt sich nur einen Spalt öffnen. Das ganze Badezimmer ist mit nassen, schmutzigen und vollgeschissenen Klamotten vollgestopft. Das Klopapier ist schon längst alle, also greif ich wahllos nach der schmutzigen Wäsche. Keine Ahnung, wie lang das schon so geht.

Inmitten des Wahnsinns steht ein tragbarer DVD-Player zum Pornos gucken. Überall liegen Scherben, und die Wohnung sieht aus wie ein einziger Alptraum, aus dem ich nicht mehr erwachen kann. Ich muss hier raus, ich muss ...

Am Ende

Ich liege auf einer Matratze in der Wohnung von Betty, einer Freundin von Seven, die wir am Vortag getroffen und bei der wir abends was gezogen haben, und schmiede irre Pläne. In schier endlosen Gedankengängen, die nur durch das Kotzen einer schaumartigen Masse unterbrochen werden, versuche ich die Pläne zu perfektionieren.

Das Dauerklingeln meines Handys reißt mich um halb sieben aus meinen Gedanken. Ich denke nur: *Das muss jetzt aber wahnsinnig wichtig sein, sonst flippe ich aus.*

»Wer ist da? Weißt du, wie viel Uhr es ist, du Penner?«, fluche ich ins Telefon.

Nils ist dran: »Alter, Fuck, wo bist du? Die Bullen sind mit einem Einsatzkommando in deine Wohnung einmarschiert. Und als da keiner war, sind die zu uns. Die haben mir voll die Fresse poliert, Digger.«

Er ist total fertig mit den Nerven. Ich kann gar nicht so wirklich glauben, was er da erzählt: Sie haben Ace mit meinem Stoff erwischt, als der Hurensohn ihn verticken wollte. Und dann hat er mich auch noch verpfiffen. Dieser Wichser! Ausgerechnet er verrät mich. Nils fragt am Telefon, ob ich verstanden hätte, was er gesagt hat. Ich springe auf: »Die Bullen sind hinter mir her, wir müssen weg!«

Innerhalb von einer Minute sind wir angezogen. Seven

ruft ihre beste Freundin an, die uns mit dem Auto abholt. Meine SIM-Karte zerstöre ich sofort, damit mich keiner ortet. Wobei die mich bestimmt schon geortet haben. Wohin? Keine Ahnung, was ich tun soll. Keine Ahnung. Seven weint die ganze Zeit.

Ich habe Panik. Mir dreht sich der Magen um, mir ist schwindelig und schlecht. Ich denke, jeden Moment kommen die Bullen um die Ecke und verhaften mich. Während der Autofahrt zieht alles wie in einem Traum an mir vorbei, ich nehme alles nur noch verschwommen war. Die Bullen waren bestimmt auch bei meinen Eltern. Was, wenn die dort auch die Wohnung gestürmt haben? Verdammt, was für einen Schock müssen meine Eltern bekommen haben. Meine Mutter ist bestimmt total fertig mit den Nerven.

Wir fahren zu *Burger King*. Wer weiß, wann ich das nächste Mal dazu komme. Ich bilde mir ein, dass jeder in diesem Raum weiß, dass ich ein Krimineller auf der Flucht bin. Vor Aufregung bekomme ich keinen Bissen hinunter, und wir fahren schließlich zu Bettys Wohnung zurück. Ich habe kein Geld, um abzuhauen. Da keiner weiß, dass ich bei Betty übernachtet habe, bin ich dort erst einmal sicher.

In der Wohnung angekommen, nehme ich nichts mehr wahr, bis mir Seven ihr Handy in die Hand drückt. Am anderen Ende ist mein Vater. »Wo bist du? Ich hole dich ab, wir fahren zum Anwalt und finden eine Lösung.«

»Welche Lösung bitte? Die wollen doch nur, dass ich mich stelle.« Da ich aber nicht weiterweiß, gebe ich ihm die Adresse.

Nach einer Weile steht er zusammen mit Nils vor der

Haustür. Nils versucht mich zu beruhigen, labert, dass ich nach Mexiko gehen soll und solchen Mist.

Betty sagt: »Wir verstecken dich hier«, und Seven weint.

Schließlich spricht mein Vater ein Machtwort: »Stell dich, was hast du sonst für eine Chance? Die erwischen dich früher oder später sowieso!«

Ich denke mir, *okay, zur Not kann ich von dort immer noch abhauen.* Ich gebe der weinenden Seven einen Kuss, und sie sagt: »Versprich mir, dass du wiederkommst.«

Mir fällt keine passende Antwort ein.

***

»Für zwei Kilo Speed, hundert Gramm Koks und tausend Pillen musst du mit fünf Jahren rechnen.«

Der Anwalt sagt mir frei heraus, was auf mich zukommt. »Fünf Jahre wegen Pulver, das sich die Junks, wenn nicht von mir, von jemand anderem geholt hätten? Das kann doch nicht wahr sein!«

»Doch, und das ist nur das, was sie bei Ace gefunden haben. Wenn die Kripo ermittelt, kommt vielleicht noch mehr dazu.«

Ich habe keine Ahnung, was ich jetzt machen soll. Scheiß drauf, die sinnvollste Option ist, sich zu stellen.

Unter Tränen verabschiede ich mich am Telefon von meiner Mutter. »Wir schaffen das!«, schluchzt sie ins Telefon. Ihre Stimme bricht mir das Herz! In diesem Moment bereue ich das allererste Mal meine Taten.

Mein Vater hat recht. Ich trete zusammen mit ihm und meinem Rechtsanwalt den schweren Gang zum Kriminalamt vierundvierzig an.

U-Haft

Jetzt ist es also so weit. Ich bin einundzwanzig Jahre alt und sitze mit Handschellen in einem Transporter auf dem Weg in die JVA. Und das, weil mich mein bester Freund verraten hat. Obwohl wir uns geschworen hatten, dass wir uns immer aufeinander verlassen können.

Ich habe Ace in meine Geschäfte eingeweiht, und als ich auf meine Paranoiaanfälle gar nicht mehr klarkam, habe ich ihm meine zwei Kilo Speed anvertraut. Die wollte er hinter meinem Rücken verkaufen und wurde natürlich erwischt. Er hat gegen mich ausgesagt, um sich selbst rauszuhauen, und jetzt sitze ich hier.

Das Transportauto ist vergittert. Während wir durch die Stadt fahren, können mich alle Leute durch die Scheiben sehen. Ich bin in einer Art Schockzustand. Ich realisiere alles noch nicht so richtig.

Dann durchfahren wir das Tor der JVA. Um mich herum weit und breit nur graue Gebäude und Stacheldraht. Ich werde angemeldet. Ich muss meine Wertsachen abgeben. Ich habe nur eine Kette und zwei Ringe an meinen Fingern. Der eine ist der Verlobungsring von Seven und mir. Was sie wohl gerade macht?

»Ey, schlaf nicht ein«, brüllt der Beamte und gibt mir einen Schubser. Ich muss zuerst auf Kammer. Die Kammer ist der Ort, wo du alles abgeben musst und in Einheitskleidung gesteckt wirst. Ab diesem Moment bist du kein Mensch mehr, du bist nur noch ein Gefangener.

Ich bekomme folgende Gegenstände: eine weiße Unterhose, bei der der Gummi schon gerissen und wieder zusammengeflickt ist, ein ausgeleiertes Unterhemd, schwarze Socken, gefühlt Größe fünfzig, eine blaue Arbeiterhose, ein türkisgrünes Hemd, einen verwaschenen, löchrigen grauen Pullover und unbequeme schwarze Schuhe.

Ich muss mich komplett ausziehen, in die Hocke gehen und husten, damit der Beamte in mein Arschloch schauen kann, dann muss ich meinen Sack und meine Arme heben. Als ob ich ein Messer unterm Sack kleben hätte. Nachdem er mit einem Kugelschreiber in meinem Mund herumgestochert hat, muss ich duschen. Das Wasser ist eiskalt. Ich zittere, gebe aber keinen Mucks von mir. Zum Waschen muss ich einen länglichen, runden Seifenstein benutzen. Die ganze Zeit sieht mir der Beamte dabei zu. »Wasch dich hinter den Ohren, dein neues Zuhause wartet!«

Du Penner!, denke ich mir. *Ich würde dir am liebsten in die Fresse hauen.* Ich will hier raus. Ich muss hier raus! Ich bin noch keine zwei Stunden hier. Das kann ja was werden.

Ich bekomme Zahnbürste, Rasierer, Becher, Besteck und ein längliches Metallbrett als Tellerersatz. Anschließend werde ich auf Station gebracht. Ins Haus B, oberster Stock, U-Haft. Haus B ist das Haus für Langzeitstraftäter mit über sieben Jahren: Mörder, Bankräuber, Gewalttäter. Nur keine Vergewaltiger, die werden in einem separaten Haus untergebracht. Zum Schutz vor Misshandlungen …

Alle drei Meter sperrt der Beamte dicke Stahltüren auf. Das unangenehme Klimpern der Schlüssel macht mich wahnsinnig. Ich werde es nie mehr vergessen. Die anderen Gefangenen haben bereits Einschluss. Meine Zelle liegt am Ende eines langen, dunklen grauen Gangs. Sie ist ausgestattet mit einem Tisch, einem Stuhl, einem Schrank und einem Bett, das ein Betonklotz ist, auf dem eine dünne Matratze liegt. Mein Kopfkissen und meine Decke sind aus grobem Wollstoff. Pferdedecken, die man sonst beim Umzug verwendet. Die Toilette befindet sich mitten im Raum, nur durch eine kleine Wand abgetrennt. Das verschissene Klo stinkt penetrant, der Uringeruch sticht mir in die Nase. Über der Tür hängt eine Halterung für ein Fernsehgerät. Wann ich das wohl bekomme? Ohne Fernsehen wird man hier doch wahnsinnig. Vor dem Fenster sind schwere Metallgitter angebracht.

Der Hausarbeiter, so was Ähnliches wie ein Hausmeister, gibt mir mein Abendessen. Hundertfünfzig Gramm Bierschinken am Stück, Brot und Butter. Der Beamte zieht die Zellentür zu. Das Schloss rastet ein. Ich bin alleine. Alleine in einem Raum ohne irgendwelche Geräusche. Alles ist grau, keine Farben, kein Leben. Ab und zu höre ich Schreie. Ich schmiere mir ein Butterbrot und kaue meinen Bierschinken. Danach beziehe ich mein Bett und versuche zu schlafen, versuche zu vergessen, wo ich bin.

***

Vom Klicken der Schlösser werde ich wach. Es wird immer lauter, bis schließlich meine Zelle an der Reihe ist. Der Beamte öffnet die Tür. Es muss so gegen sechs Uhr sein.

»Foschter, sind Sie noch am Leben?«, reißt er mich aus dem Halbschlaf, während er mit seinem Schlüssel hektisch gegen die Metalltür klimpert.

»Hä, was, ja ... schon?«, antworte ich verschlafen. Krass, so wird man also im Knast geweckt.

Kraftlos lasse ich meinen Kopf zurück auf das Kopfteil fallen.

Das kann doch wohl nicht wahr sein! Mir wird wieder klar, wo ich mich befinde. Sekunden später bin ich panisch. Jeden Moment kann einer in meine Zelle kommen und mich abziehen oder zusammenschlagen, schießt es mir durch den Kopf. Blitzschnell bin ich angezogen. Ich habe wahnsinnige Rückenschmerzen. Mein Schädel hämmert.

Ich greife nach der Gabel, die ich in meiner Hosentasche verstecke. Ich schleiche mich an meine Zellentür. Vorsichtig blinzle ich auf den Gang, nicht wissend, was da auf mich zukommen wird. Ich habe eine Scheißangst. Am Ende des Gangs erkenne ich einen Schatten. Ein zwei Meter großer durchtrainierter Riese schlendert durch die Gänge.

Er kommt langsam auf mich zu und sagt leise: »Du bist also der Neue!«

Oh Gott, was will der denn jetzt?

»Ja, schon«, sag ich.

Ich versuche meine Angst zu verbergen. Er ist locker zwei Köpfe größer als ich. Auf seinen Hals hat er *Badboy* tätowiert, seine Wangen sind mit Narben übersät.

Mit Kölner Dialekt fragt er: »Du bist deutsch, hab ich recht?« Bevor ich etwas sagen kann, fügt er hinzu: »Wenn dich einer von den Kanaken anmacht, sagste mir Bescheid, klar?«

»Äh, klar, okay. Danke!«, antworte ich schnell. Dann dreht er sich um und geht.

Dann ist wieder Einschluss. Der Beamte verriegelt alle Zellentüren.

»So, Foschter, das war dein erster Aufschluss. Hofgang ist um neun Uhr«, brummt er. Und damit fällt auch meine dicke Stahltür wieder ins Schloss.

Der erste Schock ist überstanden. Wenn man so aussieht wie der Narbenmann, muss man im Knast keine Angst haben. Mal sehen, wer hier noch so rumläuft.

Beim Mittagsaufschluss von elf bis dreizehn Uhr lauf ich durch die Gänge. Eigentlich alles ganz normale Menschen, die hier so einsitzen. Die Hälfte davon kann nicht richtig Deutsch.

Plötzlich steht vor mir ein Chinese, der von oben bis unten mit chinesischen Tattoos verziert ist. Er steht da, im Unterhemd, die Arme hinter dem Rücken verschränkt. Und er beobachtet mich.

Das reicht für heute, ich geh lieber zurück in meine Zelle.

Später erfahre ich, dass der seltsame Asiate mit fünfzehn Jahren Haft rechnen muss. Er besaß sieben Lagerhallen, in denen gewerbsmäßig Marihuana angebaut wurde. Erwischt wurde er, weil es beim Stromversorger die Hauptsicherung rausgehauen hat. Ich weiß nicht, wie viel Gras die Bullen sichergestellt haben, aber es müssen Tonnen gewesen sein.

Als ich mir gerade eine Kippe drehe, klopft es an meine Tür: »Ey, Forster, ich bin der Reisner, dein Zellennachbar! Kann ich mir eine von dir drehen?«

»Ja klar, komm rein, woher weißte meinen Namen?«, frage ich.

»Der steht unter deiner Gefangenennummer, du Spast«, antwortet Reisner. »Wegen was bist du da?«

Mein Anwalt hatte mir geraten, mit niemandem zu reden und nicht auf die Frage, weshalb ich hier bin, zu antworten. Völliger Schwachsinn. Das ist die Eintrittskarte, mit der man ins Gespräch kommt. Außerdem entscheidet sich damit gleich mal, ob du Opfer oder cool sein wirst. Drogendealer sind meistens angesehene Leute im Knast. Es sei denn, du bist ein linker Zinker, dann hast du ein echtes Problem. Schweigen ist jedenfalls keine gute Idee, das macht verdächtig.

»Ich wurde verraten«, beginne ich also das Gespräch. Verraten klingt erst mal sympathisch. »Anderthalb Kilo Speed, bisschen Koks, paar Pillen, und du?«

»Alter, ich auch. Mich und meine Freundin haben sie gefickt. Zweihundert Gramm Crystal auf Aussage. Zwei Jahre bekomme ich wahrscheinlich, und nach einem Jahr gehe ich auf Therapie. Komm mit, ich stell dir jemanden vor!«

Wir gehen in die gegenüberliegende Zelle zu Andi Haller. Der sieht aus wie einer, der wegen Steuerhinterziehung sitzt. Wie ein Finanzbeamter sieht der aus. Er ist klein, dick und trägt eine Brille mit Glasbausteinen, durch die seine Augen stark vergrößert wirken.

»Ey, was geht. Ich bin der Dome.«

»Bist du wegen Meth hier?«, fragt der Finanzbeamtenverschnitt.

»Nein, anderthalb Kilo Speed auf Aussage.«

Im gleichen Moment steht Ben, der Zweimetermann, in der Tür. »Anderthalb Kilo? Ich bin wegen zwei Kilo hier auf Aussage. Wo haste geholt?«

»In Köln, besser gesagt in Chorweiler«, antworte ich.

Der Riese lacht: »Krass, Mann, dann haste bestimmt von einem meiner Leute geholt!«

Ich beschreibe, wo ich das Zeug geholt habe, und Ben kennt die Gegend tatsächlich. Auch hat er seinen Stoff in Nürnberg verkauft. Was für ein cooler Zufall.

Mit ihm an meiner Seite habe ich nichts mehr zu befürchten.

Mit Reisner und Haller verbringe ich die meiste Zeit des Aufschlusses. Unsere Gespräche kreisen ständig um das Dealen und wie man das noch weiter ausbauen könnte.

Keine drei Wochen später haben wir den perfekten Plan, genau wie Johnny Depp in *Blow*. Mit etwas Vorkenntnis kommst du in den Knast, mit einem Doktortitel im Drogendealen kommst du wieder raus.

Bevor ich es vergesse: Haller ist alles andere als Finanzbeamter. Er ist seit fünfzehn Jahren im Geschäft, dealte mit achtzigprozentigem Meth und ist ein richtig heller Kopf, der sogar Bomben bauen kann. Er wurde übrigens auch verraten, wie fast alle früher oder später.

Bockhans, der einige Zeit später zu uns stößt, ist richtig krass. Er sieht nicht besonders aus, hat keine dicken Muskeln oder sonst was, aber er hat richtig fett Kohle gemacht. Was ich an Speed verkauft habe, hat er an Meth vertickt. Sobald er Geld hatte, holte er neunzigprozentiges Meth aus Tschechien im großen Stil. Er hatte so viele Abnehmer, dass er den ganzen Tag nur herumgefahren ist und Geld eingesammelt hat. Jeden Tag verdiente er gute siebentausend Euro. Jeden Tag! Knapp drei Jahre ging das gut. Außerdem behauptet er, Verbindungen zu tschechischen Organhändlern zu haben. Dabei ist Bockhans erst zwanzig Jahre alt!

Die Zeit im Gefängnis ist intensiv. Ich meine damit

nicht nur die Gewalt und das Eingesperrtsein, die Trauer, die Angst, die Wut und die Einsamkeit. Das Zwischenmenschliche, das Zusammenleben, die Beziehungen unter den Gefangenen sind etwas Besonderes. Im Gefängnis triffst du dein Spiegelbild. Die Menschen hier haben die gleichen Dinge erlebt wie du. Sie kennen den Stress mit der Freundin, den Ärger mit den Eltern, den Bullen, dem Gesetz. Alle kennen das Gefühl, ganz oben gewesen zu sein, und alle kennen den plötzlichen Absturz nach ganz unten. Und so teilen echte Knastbrüder einfach alles.

So langsam beginne ich, mich wohlzufühlen. Ich habe meine neue Bande gefunden! Reisner, Bockhans, Haller und ich. Wir teilen unsere Einkäufe, verbringen jede offene Minute miteinander. Alle wissen über den anderen Bescheid. Es steht schon fest, dass wir uns draußen wiedertreffen werden. Verbunden durch das gemeinsame Ziel, sich an denen zu rächen, die uns verraten und verkauft haben, um dann wieder richtig durchzustarten.

Unser Plan mit der *CMC* – der *Crystal-Meth-Combo* – ist schnell geschmiedet. Ein Wort ergibt das andere, eine Vision die nächste. Jetzt müssen wir nur noch warten, bis wir wieder rauskommen. Bis es so weit ist, spielen wir Tischtennis oder Schach. Wir machen Scherze, kochen und trainieren zusammen. Obwohl ich im Gefängnis sitze, habe ich echt Glück, dass ich auf einen so lockeren Gang gekommen bin. So schlimm ist Knast doch nicht! Zumindest während des Aufschlusses. Manchmal macht es sogar richtig Spaß, mit den Jungs abzuhängen. Schnell habe ich keine Angst mehr vor dem Knast. Alles lässt sich hier regeln. Alles!

***

Inzwischen bin ich knapp vier Monate in U-Haft. Nach drei Wochen habe ich Rocco kennengelernt, einen Rapper aus Berlin. Er war mir schon öfter beim Hofgang über den Weg gelaufen, doch irgendwie war er mir unheimlich gewesen. Er ist noch um einiges breiter als Ben. Er war einer der ganz Großen in der Bodybuildingszene. Ständig beklagt er sich, dass er auf Zelle abgenommen hat. Abgenommen! Er sieht aus wie Schwarzenegger, der jüngere. Aber unser Hauptgesprächsthema ist die Musik, ab und zu rappt er mir was vor. Das ist richtig krass, wie der abgeht. Nur habe ich keinen Plan, wer er draußen war. Von der Sekte über Frauenarzt zu Blokkmonsta und Uzi kenne ich mich ganz gut aus, aber von ihm und seinem Künstlernamen, den er mir nicht verraten will, habe ich noch nie was gehört.

Wir verbringen viel Zeit miteinander. Rocco ist anders als die Methheads, mit denen ich sonst so herumhänge. Ich unterhalte mich echt gerne mit ihm, die Zeit mit ihm hier im Knast ist etwas Besonderes, weil er etwas sehr Menschliches und Verletzliches an sich hat. Er redet auch nicht ständig davon, sich zuzuballern und irgendwelche Dinger zu drehen. Seine Ziele sind ganz andere.

»Weeste, Digger, wenn icke hier raus bin, werd ick och ne Familie gründen!«, sagt er immer und immer wieder und lacht dabei. Irgendwie ist Rocco echt cool, doch sein Kopf fickt ihn genauso wie uns alle. Meistens geht es dabei um seine Frau. Er hat ständig Panik, sie könnte einen anderen Macker haben.

»Ey, Mann, die wird schon warten«, versuche ich ihn immer wieder aufzumuntern. Ihm erzähle ich nur von den guten Zeiten mit Seven. Dass unsere Beziehung eigentlich eine einzige Katastrophe war, behalte ich für mich. Ich rede mir die Sache immer schön, wenn ich mich mit ihm unterhalte. Allein, in der Zelle, fickt dich das Thema genug. Immer wenn die Tür zufällt, kommt die Trauer, und der Hirnfick beginnt. Die Gedanken dringen in meinen Kopf und kreisen dort umher, immer wieder von vorn und immer die gleichen elenden, niemals endenden Gedanken. Dein Hirn quält dich mit Worten, die du nicht loskriegst. Ich frage mich oft, wie die anderen das aushalten

Draußen stand ich im Mittelpunkt, ich war das Zentrum, um das sich alles gedreht hat. Jetzt bin ich weg, eine Nummer in einem Gefängnis. In Gedanken hoffe, bete und bettle ich, dass die Welt da draußen stillstehen möge. Ich male mir aus, wie meine Freunde ohne mich nur traurig dasitzen und darauf warten, dass ich wiederkomme. Natürlich ist mir klar, dass die Welt sich unaufhaltsam weiterdreht, nur eben ohne mich, weil der kleine Pisser jetzt eingesperrt ist. Aus den Augen, aus dem Sinn! Dieser Satz verfolgt mich seit dem ersten Tag in Haft. Mit meinen Gedanken bin ich allein, und je mehr ich versuche, mich an den Briefen von Seven und den anderen festzuhalten, desto schlimmer wird es. Mir ist klar, dass Seven schnell jemand anderen haben wird und ich in ein paar Monaten vergessen bin. Ich bade in Selbstmitleid und katapultiere mich in ein tiefes, schwarzes Loch. Das ewige Alleinsein mit diesen verfluchten Gedanken frisst mich auf und macht mich fertig. Wenn aber die Zellentür aufgeht, bin ich gut gelaunt. Zumindest tue ich so.

An anderen Tagen wiederum habe ich Depressionen und liege zusammengekrümmt auf dem Bett, unfähig, mich zu bewegen. Die beiden Jungs, die sich in meinen vier Monaten U-Haft umgebracht haben, kannte ich persönlich kaum. Doch manchmal sind sie mir unheimlich nah und vertraut.

***

Auf Gang, während des Aufschlusses, ist neulich einer zusammengebrochen. Er hat Blut gehustet. Diagnose Tbc, also Tuberkulose. Eine tödliche Lungenerkrankung, die Viren können über die Atemwege freigesetzt und durch die Luft übertragen werden. Das heißt im Klartext: Die Tbc-Viren befanden sich in der Luft, und vielleicht haben wir die Viren eingeatmet. Nach und nach werden wir zum Röntgen geschickt. Glücklicherweise ist auf der Station keiner davon befallen. Nur hat es eine ganze Weile gedauert, bis alle beim Arzt waren.

Es hätte jeden treffen können. Es hätte theoretisch alle treffen können. Der Gedanke an Knast, mit allem, was dazugehört, bringt einen schon zum Durchdrehen. Zu dieser Angst kommt dann noch die, mit einer tödlichen Krankheit infiziert zu sein. Du wirst eingesperrt, und wenn du wieder rauskommst, bleiben dir nur noch ein paar Jahre, bis du stirbst, wenn du nicht schon im Knast krepierst.

Verhör

Der härteste Brocken, den ich zu tragen habe, sind die Gespräche mit der Kripo. Bereits auf dem Revier wurde ich mit den Vorwürfen konfrontiert. Ich habe von Anfang an gesagt, dass ich meine Aussage machen werde. Ich habe gedacht, ich kann die Beamten mit fiktiven Personenbeschreibungen in die Irre führen. Aber ich kann mein Lügengebilde nicht lange aufrechterhalten. Durch die gezielten Fragen und den psychischen Druck, den sie auf mich ausüben, komme ich ins Straucheln. Wie Ace!

Zusammen stehen und zusammen fallen. Solche großen Worte sind nicht schwer auszusprechen, wenn man jeden Tag zusammen abhängt, zusammen kifft und zusammen säuft. Doch wenn es hart auf hart kommt, fallen fast alle um. So auch Ace. Über Wochen haben sie ihn bearbeitet, bis er schließlich den Bullen alles erzählt hat. Nicht nur, dass der Stoff, der bei ihm gefunden worden ist, von mir war, sondern alles, was er wusste. Wo, wie viel und von wem ich gekauft hatte, konnte er nicht wissen. Aber an wen ich es verkauft habe, hat er ganz genau gewusst. Die Ratte hat den Stoff, den er von Free holen und für mich verstecken sollte, hinter meinem Rücken verkauft. Hat allen weisgemacht, dass er in meinem Auftrag handelt. Und dann will er auch noch einem Fremden – der Idiot! –, einem Fremden zwei Kilo Speed verkaufen. Der war natürlich ein Zivilbulle. So dämlich muss man erst einmal sein, er kannte den keine fünf Minuten. Wegen seiner Dummheit sitze ich jetzt hier. Die haben ihm mit sieben Jahren gedroht. Bewaffneter Drogenhandel, weil er ein Messer dabei hatte. Da hat er natürlich Schiss bekommen und mich verpfiffen. Die Bullen haben ihm verklickert, dass er, wenn er alles erzählt, vielleicht ohne Haft davonkommt. Daraufhin hat dieser Schwachkopf ihnen von meinem Anbauprojekt mit Free erzählt. Niemand weiß etwas darüber, und ich Vollidiot habe Ace mit zu Free genommen, und der fragte mich noch, ob man ihm vertrauen kann.

Meine Antwort: »Für Ace lege ich meine Hand ins Feuer!«

Tja, die habe ich mir wohl ziemlich verbrannt.

Die Kripo ist nun dermaßen heiß auf mich, dass ich von jetzt an jeden Tag verhört werde. »Gewerbsmäßiger Anbau und Verkauf von Marihuana mit organisierter Bandenkriminalität und bewaffnetem Drogenhandel. Dafür bekommst du Minimum acht Jahre Haft, selbst wenn du nach Jugendstrafrecht verurteilt wirst«, droht mir der Vernehmungsbeamte.

Ich habe von Anfang an zugegeben, dass mir das Amphetamin gehört. Den Vorwurf des gewerbsmäßigen Züchtens von Marihuana konnte ich aufgrund mangelnder Beweismittel abwehren. Die hatten Free und ich in weiser Voraussicht beseitigt. Mein Geständnis ist den Beamten nicht genug, sie wollen eine detaillierte Aufstellung meiner Lieferanten haben. Wenn ich ihnen genug Beweise lieferte, die zu Verhaftungen führten, würden sie mich gehen lassen. Ich sage kein Wort!

Auf Zelle hämmert es in meinem Kopf. Wäre es besser, eine Aussage zu machen? Mache ich die Aussage oder nicht? Wenn ich meinen Mund halte, sitze ich eine ganze Weile. Ist es das wirklich wert? Lohnt es sich, für meine sogenannten Freunde den Kopf hinzuhalten?

Ace hat ausgesagt, dass Free mein Partner sei, er Teile meines Stoffs verkauft und bei sich gelagert habe. Wenn der das bestätigt, bekomme ich die volle Strafe. Wenn wir beide aber nichts sagen, könnten wir rauskommen. Aber hält Free dicht? Ace hat es nicht getan! Wie hoch sind die Chancen, dass Free schweigt? Klar, ich habe mich mit Free gut verstanden, aber der wird auch an seinen Arsch denken. Aber was ist, wenn er tatsächlich dichthält und ich meine Aussage mache?

Nervös laufe ich in meiner Zelle auf und ab. Noch zehn Minuten bis zum Aufschluss. Die letzten Tage wurde ich verhört. Ich habe Stunden mit den Kripobeamten verbracht, auf Gang hat man mich tagelang nicht gesehen. Übers Fenster haben die mich schon ausgefragt, was ich denn ständig mit den Bullen zu quatschen habe. Das ist für meine Mitgefangenen unverständlich und mehr als verdächtig. Als Knacki hat man nicht mit Bullen oder Beamten zu reden!

Ich weiß nicht, wo mir der Kopf steht. Ich will und muss mit den anderen reden. Versuchen, den Kopf freizukriegen und Stellung zu beziehen. Die Situation überfordert mich, dennoch bin ich fest entschlossen, diesen Fotzen nichts zu sagen. Zumindest nichts, was der Wahrheit entspricht. Nichts! Ich halte dicht. Oder?

Ich fange schon an, mit mir selbst zu reden, wenn ich auf meinem Bett liege und nichts als die vier grauen Wände um mich herum anstarre:

»Mach deine Aussage.«

»Häng alle hin!«

»Ace hat dasselbe mit dir gemacht.«

»Das ist völlig okay.«

»Wenn du sie nicht verpfeifst, tun die es mit dir.«

»Du kannst nur dir selber vertrauen.«

Ich bin mir nicht mehr wirklich sicher! Soll ich doch eine Aussage machen? Aber was ist, wenn die mich verarschen und ich trotzdem eingebuchtet bleibe? Wenn die anderen das rausbekommen, vergewaltigen die mich!

Die Tür geht auf, Aufschluss.

Ich will gerade zu Andi Haller, um endlich klarzustellen, was bei mir gerade mit der Kripo abgeht, als die Sprechanlage dröhnt: »Forster – Besuch!«

»Fuck, wieso denn jetzt schon wieder?«

***

Zum gefühlt hundertsten Mal sitze ich im Verhörraum. Die haben wieder angefangen, auf mich einzureden, weil meine Stories, die ich ihnen aufgetischt habe, irgendwann keinen Sinn mehr ergaben. Ich habe mich verzettelt.

Ich lege meinen Kopf auf den Tisch, schlage meine Hände über dem Kopf zusammen. Mit welchen Fragen sie mich bombardieren, nehme ich schon gar nicht mehr wahr. Ich versuche, diese Pein zu überstehen, und will nur noch auf Zelle.

Das Verhör übernehmen seit Tag eins Kommissar Herbstbaum und seine Partnerin Schmidt. Eine Art Sekretärin ist auch immer mit dabei, die die Fragen und meine Antworten in ihren Laptop hackt. Langsam ist es unerträglich!

Ich bin jetzt kurz davor, auszupacken. Denen einfach zu sagen, was ich weiß. Nur damit diese Qual endlich aufhört. An wen ich meinen Stoff verkauft habe, wissen die ja eh schon. Das muss ich mehr oder weniger bestätigen.

Ich bin so mit meinen Gedanken beschäftigt, dass ich überhaupt nicht bemerke, wie die von der Kripo ihre Sachen packen und das Zimmer verlassen wollen.

»Wo wollen Sie denn hin?«, frage ich verwundert.

Ich blicke zu Herrn Herbstbaum hinauf. Er kommt mir riesig vor. Ich versinke immer mehr in meinem ohnehin schon zu schmalen Stuhl.

Herbstbaum hat diesen verständnisvollen und gleichzeitig bemitleidenden Gesichtsausdruck drauf.

»Ich sehe ein, dass du nichts sagen willst, und ich respektiere das! Wir werden gehen. Ich kann für dich nur hoffen, dass deine – ich nenne sie mal Freunde – ebenso schweigen werden. Du erinnerst mich an jemanden. Dieser Jemand hat auch dichtgehalten und wurde aus der U-Haft entlassen. Das Gefängnis war ihm eine Lehre, er hat keine Straftaten mehr begangen. Er hat eine Familie gegründet und sich gut in die Gesellschaft integriert.«

Ich schüttle den Kopf.

»Was ist mit ihm passiert? Warum erzählen Sie mir das?«, frage ich neugierig.

Herr Herbstbaum zieht seinen Stuhl heran und setzt sich wieder.

»Nun ja, vier Jahre später haben wir jemanden geschnappt, der komplett ausgepackt hat. Lebensgeständnis! Der hat auch seinen Namen wieder ins Spiel gebracht und uns von dessen damaligen Straftaten erzählt. Nach der Reihe haben alle Kumpels ausgepackt, wie beim

Domino sind alle umgefallen, die ganzen alten Freunde haben gegen ihn ausgesagt. Er wurde verhaftet und hatte keine Chance mehr, sich herauszureden. Zehn Jahre hat er bekommen und seine Familie verloren. Hätte er damals das gestanden, wofür er angeklagt wurde, wäre er mit ein paar Jahren davongekommen, aber er entschied sich für den anderen Weg. Bei der Gerichtsverhandlung sagte er zu mir, er hätte auf mich hören und seine Aussage machen sollen.«

Ich atme um ein Vielfaches schneller, als wäre ich gerade hundert Meter gespurtet. Mein Herz rast. Mein Gesicht fühlt sich an, als hätte ich einen Sonnenbrand. Warum erzählt er mir das? Warum will er nicht, dass ich mein Leben wegwerfe? Es könnte ihm doch egal sein!

Ich reiße mich zusammen und tue es: »Okay, was wollen Sie wissen?«, frage ich entschlossen.

In diesem Moment fällt mir eine tonnenschwere Last von den Schultern.

In den folgenden Tagen erzähle ich ihnen alles. Herr Herbstbaum verspricht mir, dass ich nur wegen der anderthalb Kilo Speed verurteilt werde, die Pillen fallen ohnehin nicht ins Gewicht. Ich muss aber komplett die Hosen herunterlassen. Wann, wo und wie viel ich gekauft, an wen ich verkauft und wie viel ich selbst konsumiert habe. Ich erstelle ihm eine detaillierte Liste. Es sind zwölf Drogenfahrten gewesen, auf denen ich mehr als zwanzig Kilo besorgt habe: Pillen, Speed, Haschisch und Gras. Von meinen Abnehmern weiß ich nur die Vornamen, deswegen muss ich alles offenlegen, was zu einer Verhaftung führen kann, jedes noch so kleine Detail: Klamotten, Ohrringe, Tattoos, Behinderungen, Akzente, mit welchem Auto die gefahren sind, wer mit mir im Auto saß. Ich erstelle die Grundrisse der Wohnungen und beschreibe die Einrichtung.

Mein Erlebnis mit Walid und Abdelmalek behalte ich für mich. Vor denen habe ich einfach zu große Angst. Die würden sicherlich einen Weg finden, mich auch im Knast plattzumachen. Außerdem waren die mehr als korrekt zu mir. Alle anderen, die ich hinhänge oder beschreibe, haben versucht, mich auf die eine oder andere Weise zu bescheißen. Außer Free! An ihm führt kein Weg vorbei, so leid es mir tut. Ich versuche, ihn so gut es geht in Schutz zu nehmen. Um den Rest ist es nicht schade. In einigen Fällen sogar gut, denn einige Junks haben kleine Kinder.

Bezüglich Love und Seven sage ich zwar, wer wann wo mit dabei war, nehme aber die gesamte Schuld auf mich, so dass sie keine Strafe bekommen werden. Seven wird lediglich Sozialstunden aufgebrummt bekommen.

Mein Geständnis dauert ziemlich lange, mehrere Tage. Es ist richtige Arbeit. Ich werde nur noch während der Einschlusszeiten zu den Kripos geholt. Das war meine Bedingung. Meine Leute auf Gang bemerken glücklicherweise nichts, im Gegenteil, die vertrauen mir. Und trotz allem halte ich an unserem Plan fest und feile weiter mit ihnen an unserer kriminellen Zukunft.

Als ich meine Anklageschrift bekomme, fliege ich fast doch noch auf.

In der Anklageschrift ist der ganze Fall schriftlich festgehalten. Die Aussagen aller Beteiligten. Sprich, es steht drin, dass ich vom Paragraph einunddreißig Gebrauch mache.

Der Paragraph besagt, dass das Gericht strafmildernd urteilen oder von Strafe absehen kann, wenn der Angeklagte durch sein Geständnis wesentlich dazu beigetragen hat, dass die Tat über seinen eigenen Tatbeitrag hinaus aufgedeckt werden konnte, oder wenn er freiwillig sein Wissen so rechtzeitig offenbart hat, dass Straftaten, von deren Planung er weiß, noch verhindert werden können. Diese Chance wird jedem Kriminellen, der mit Betäubungsmitteln zu tun hat und geschnappt wird, gegeben. Ein Großteil der mit Betäubungsmitteln begangenen Straftaten wird durch den Paragraphen einunddreißig aufgedeckt. Der Verräterparagraph hat ja auch mich hinter Gitter gebracht.

Kommt die Anklageschrift in die falschen Hände, bin ich dran. Was heißt *in die falschen Hände?* Liest die irgendjemand, bin ich dran. Ich bekomme meine Anklageschrift glücklicherweise kurz vor Einschluss, so können mir die anderen sie nicht sofort aus der Hand reißen, um sie zu lesen. Fein säuberlich öffne ich den Briefumschlag, löse die Heftklammer und vernichte die Seite, auf der steht, dass ich ein Einunddreißiger bin. Die Seitenzahlen unten gleiche ich an.

Zum nächsten Aufschluss kommen alle in meine Zelle gestürmt, um zu lesen. Sechs, sieben Leute sitzen in meiner Zelle.

»Jetzt haben wir dich, du Einunddreißiger!«, schreit Ben.

Meine Knie knicken weg, ich sacke zusammen, mein Herz schlägt wie wild, mein Mund wird trocken. Ben lacht laut und haut mir auf die Schulter.

»Ich finde das gar nicht lustig, du weißt, dass ich weggezinkt wurde!«, sage ich scheinheilig.

»Jetzt sei mal nicht beleidigt, ich mache doch nur Spaß.«

Mein Schwindel fliegt nicht auf.

Bockhans, der durch die Anklage blättert, schlägt diese eine Seite vor dem gefälschten Teil zu.

»Ist eh nur Justizgelaber!«, sagt er und klopft mir dabei auf die Schulter. Zeitgleich kullert mir eine Angstschweißperle von der Stirn über die Backe. Jetzt kann ich meine Zeit bis zur Verhandlung in Ruhe absitzen. Für den Fall, dass die mich nach der Verhandlung in einen anderen Knast stecken wollen, habe ich auch schon eine Idee. Ich werde so lange gegen mein Urteil Berufung einlegen, bis ich meine Haftzeit verbüßt habe.

Ehrlich gesagt kann es mir in Haft nicht besser gehen als in Haus B, dritter Stock.

Amberg

»Forster, aufwachen, packen Sie ihre Sachen, Sie werden nach Amberg verlegt«, schreit der Beamte. Er klimpert an diesem Morgen wesentlich aggressiver gegen den Türstock.

Ich erschrecke, ich habe nicht damit gerechnet, mit diesen Worten geweckt zu werden. Kommissar Herbstbaum hat mir doch versprochen, dass ich bis zur Verhandlung auf dieser Station bleiben kann. Was soll jetzt diese Scheiße? Hat der mich doch gelinkt? Mich überkommt wieder diese Angst, diese Ungewissheit: Komme ich in eine Zelle, in der sie versuchen, mich zu unterdrücken oder vielleicht sogar zu vergewaltigen? Tausend Gedanken schießen durch meinen Kopf. Während des Morgenaufschlusses kommen meine Zellennachbarn, um mich zu verabschieden.

Bockhans drückt mir Telefonnummer und Adresse in die Hand: »Damit du uns nicht vergisst.«

Für den Transport darf ich meine eigenen Klamotten anziehen. Jogginghose, Lederjacke und Air Max. Mann, das fühlt sich vielleicht gut an. Als würde ich auf einer Wolke laufen. Von diesen Lederimitat-Dreckschuhen habe ich immer blutige Blasen bekommen.

Wenn Gefangene verlegt werden, dann mit dem Schubbus. Da der Bus nicht von A nach B fährt, sondern wie ein Linienbus auf einer festgeschriebenen Route eine JVA nach der anderen ansteuert, kann so eine Verlegung unter Umständen mehrere Tage dauern, bis ein Anschlussbus weiterfährt. Auch bei uns dauert die Reise einige Tage, so dass wir unterwegs in einer anderen JVA Zwischenstation machen werden.

Der Bus sieht von außen fast wie ein gewöhnlicher Reisebus aus. Von innen ist alles mit Gittern verkleidet, und es gibt keine Fenster. Der Bus ist in mehrere kleine Kabinen aufgeteilt, eine Kabine ist ungefähr zwei Quadratmeter groß. Dort werden jeweils vier Häftlinge hineingepresst, Körper an Körper. Ich habe gerade Platz, um mich hinzusetzen. Bewegen geht gar nicht.

Nach einer Stunde Fahrt schwitze ich wie ein Penner, ich will mich bewegen, strecken, ausatmen, frei sein. Doch stattdessen bekomme ich langsam Platzangst. Mein Herz sticht, mir ist schwindelig und schlecht. Ich atme durch den Mund, um den faulig-ekligen Geruch, der aus dem Maul meines Nachbarn strömt, nicht auch noch ertragen zu müssen.

In der JVA Nürnberg angekommen, werden wir in der Schubabteilung einquartiert. Der Nürnberger Knast sieht von außen ja schon hart aus, aber die Schubzellen sind das Letzte. Vor den Fenstergittern sind noch einmal Lochbleche angebracht, damit die Gefangenen nicht pendeln können. Pendeln heißt, dass man an einer Schnur zum Beispiel Tabak oder Ähnliches befestigt und diese dann von Fenster zu Fenster schwingt, um dem Zellennachbarn die Sache zukommen zu lassen. Das erfordert etwas Geschick, weil du nie siehst, wo sich das Pendel gerade befindet. Egal, hier geht es eh nicht.

Die Zelle ist nasskalt, dunkel und von oben bis unten

mit Sprüchen vollgekritzelt, mit denen sich die Häftlinge verewigt haben. Als Bett die gewohnte Betonplatte. Doch im Gegensatz zu vorher ist das echter Abfuck. Die Matratze: ein fünf Zentimeter dicker Schaumstoff mit eingetrockneten Pissflecken. Die Toilette gleicht einer vollgepissten Bahnhofstoilette am Wochenende. Sie ist zwar vom Rest der Zelle abgetrennt, dennoch stinkt es ekelhaft nach Urin. Wenn du Pech hast, kriecht eine Ratte durch die Toilette in deine Zelle. Es ist einfach ein Rattenloch. Es gibt auf Schub keinen Fernseher, nur ein Wandradio. Antenne Bayern ist der einzige Sender, den man reinbekommt. Auf jeden Fall besser, als diese quälende Ruhe ertragen zu müssen.

Dreiundzwanzig Stunden Zelle und eine Stunde Hofgang pro Tag. Wir sind zu dritt auf Zelle. Mit meinem rumänischen Mitgefangenen verstehe ich mich gut, obwohl er fast kein Deutsch spricht. Er fuhr wöchentlich von Rumänien nach Deutschland, klaute Kosmetikartikel und verkaufte diese in Rumänien. Bis er erwischt wurde, das ganze Auto voller Diebesgut. Kosmetik im Wert von fünfundzwanzigtausend Euro hatte er mit seinem Kollegen geklaut, vom Lippenstift bis zum Parfüm. Er musste klauen, um seine Familie zu ernähren. Seine Eltern sind krank, seine Geschwister übernehmen die Pflege, während er das Geld besorgt. Für die nächste Zeit wohl nicht mehr. Was wird aus seiner Familie? Bis er entlassen wird, sind seine Eltern mit Sicherheit gestorben. Ich kann mir genau vorstellen, wie seine Familie hausen muss. Ich habe das kleine heruntergekommene Haus von dem Jungen aus *Charlie und die Schokoladenfabrik* im Kopf. Ich sehe, wie sich die kranken Eltern ein Bett teilen müssen, jeden Tag nur Kohlsuppe essen und darauf warten, dass ihr Junge nach Hause kommt. Aber er kommt und kommt einfach nicht mehr nach Hause! Ziemlich traurig.

Schlimmer als die Zelle ist eigentlich nur das Essen. Zum Abendessen gibt es Brot und Dosenfisch. Das Brot ist steinhart. Härter als der Knast ist nur das Brot, sagt man.

Die Dusche ist am heutigen Tage gesperrt, weil sich einer aufgehängt hat. Vor der Dusche ein Schild: *Vorsicht, kein Trinkwasser.* So etwas habe ich auch noch nie gesehen.

Nach ein paar Tagen geht es endlich nach Amberg weiter, und ich bin wieder ziemlich aufgeregt, versuche aber, mir nichts anmerken zu lassen. Die Gefangenen merken, wenn du Angst hast, und dann bist du leichte Beute für sie. Deshalb immer cool bleiben, zumindest nach außen hin.

Wieder in diesen abgefuckten Schubbus! Das ist aber nicht das Schlimmste, was mir an dem Tag passiert.

Die JVA Amberg sieht von außen ganz schick aus. Ich bin erleichtert, endlich angekommen zu sein. Von Gefangenen auf Schub habe ich gehört, dass es sich in Amberg ganz gut aushalten lässt, ich schöpfe Hoffnung. Neben mir werden sechs weitere Gefangene ins Büro des Direktors gebracht. Das Büro befindet sich ganz oben im Gebäude. Im Treppenhaus hängen viele schöne Bilder, alles ist ziemlich freundlich gestaltet.

Wir kommen wieder auf Kammer, bekommen wieder unsere Haftkleidung, Hygieneartikel und Fressbrett. Die Beamten sind nett und freundlich. Für einen kurzen Moment werde ich nicht wie ein Stück Dreck behandelt und vergesse beinahe, dass ich mich in Haft befinde. Dann betreten wir die U-Haft!

Das Tor zur Hölle!

»Du mieser Einunddreißiger!«, höre ich es schon von weitem.

Ich versuche, mich hinter meiner Habe, die ich in den Händen halte, zu verstecken. Die Stimme kommt mir bekannt vor – es ist Free.

Free brüllt durch den ganzen Gang: »Jungs, der Einunddreißiger ist da. Der Einunddreißiger.«

Ich bekomme Angst!

»Halt doch die Fresse, Mann!«, rufe ich zurück.

Gefühlt schlägt der ganze Gang von innen gegen die Zellentüren. Die dumpfen Schläge pulsieren unter meiner Haut.

»Zinker, Zinker«, brüllen sie.

Panik fährt mir durch die Knochen. Mein Herz pocht wie wild. Ich fange an zu zittern. Der Beamte stößt mir von hinten mit dem Schlüssel in den Rücken. »Los, weiter!«

Holprig setze ich einen Fuß vor den anderen. Meine Zelle befindet sich am Ende des grau vergilbten Gangs. Das flackernde Licht untermalt das gefühllose Gemäuer. Ich kann nur erahnen, was auf mich zukommt. Vor Angst pinkel ich mir in die Hose. Sogar auf Zelle kann ich die leisen und dumpfen Schläge der Gefangenen hören. Glücklicherweise komme ich in eine Zelle mit drei weiteren Leuten, die kaum Deutsch verstehen. Sie verstehen nicht, was *Zinker* bedeutet. Kurz darauf öffnet sich die Zellentür. Ein kahlgeschorener, ein Meter neunzig großer, durchtrainierter Türke verteilt das Essen. Als er mir Kartoffelbrei in mein Blech klatscht, fragt er ganz gelassen: »Du bist also der Zinker? Du weißt, was wir mit Leuten wie dir machen?«

Ich schlucke.

»Das reicht jetzt, Hassan«, greift der Beamte ein.

»Ich jage ihm doch nur ein bisschen Angst ein«, grinst er. »Wir sehen uns, Kleiner!«

Zum Kartoffelbrei gibt es eine Art Haxe. Gekocht, innen noch ein bisschen roh. Richtig eklig, dazu so etwas Ähnliches wie Möhren. Die anderen hauen rein, als hätten sie drei Tage nichts zu essen bekommen. Hilflos stochere ich in meinem Napf herum. Dieser Türke jagt mir eine Heidenangst ein. Der hat eine enorme Ausstrahlung, ich spüre, dass er mir wehtun will. Früher oder später treffen wir aufeinander, er ist Hausarbeiter und kommt überall hin. Ich brauche Hilfe, habe nicht einmal jemanden, den ich um Rat fragen kann.

Als sich die Zelle öffnet, schrecke ich zusammen.

»Wer will zum Hofgang?«

Ich habe Angst, ich will mich an meinem Stuhl festkrallen und nie wieder loslassen, gehe aber trotzdem. Vielleicht tut mir die frische Luft ja ganz gut! Und wenn die anderen sehen, dass ich mich nicht verstecke, akzeptieren sie mich vielleicht.

Ich hole tief Luft, trete vor die Zelle, bleibe stehen. Der Beamte drückt mich auf die Seite. Vorsichtig setze ich einen Fuß vor den anderen. Ich versuche, stark zu sein, mir meine Angst nicht anmerken zu lassen. Der Reihe nach lehnen die Häftlinge an der Mauer. Von beiden Seiten. Wie im Spalier. »Zinker, Zinker«, brüllt mir der eine ins Ohr. Ich rechne mit einer Backpfeife.

»Halt's Maul«, antworte ich aggressiv, keine Reaktion.

Im nächsten Moment schleiche ich zitternd über den Hof, der mit seinem roten Gummiboden einem Sportplatz gleicht. In der Mitte befindet sich ein Basketballkorb, rechts hinten in der Ecke stehen Hantelbank und

Klimmzugstangen, an denen, so wie es aussieht, nur die Stärksten trainieren. Ringsherum sind Bänke verteilt. An der Steinmauer versammeln sich mehrere Grüppchen. Das Gelände ist mit Maschendraht umzäunt, dichter Stacheldraht bildet den Abschluss. An jeder Ecke stehen zwei Beamte. Jeweils einer hält ein Gewehr in der Hand. Höchste Sicherheitsstufe.

Amberg ist ein Hochsicherheitsknast. Alle Häftlinge sitzen zum zweiten Mal. Es sind Gewalttäter und Bankräuber, die mindestens über fünf Jahre bekommen haben. Ein Großteil der hier einsitzenden Gefangenen hat weit über zehn Jahre Knast auf dem Buckel.

Unmittelbar vor mir steht ein Beamter. Im Vorbeigehen flüstere ich ihm zu: »Holen Sie mich bei Einschluss aus der Zelle, ich brauche Hilfe!«

Der Beamte verzieht keine Miene. Ob er mich nicht verstanden hat? Zu ihm zurücklaufen kann ich aber auch nicht. Ich setze mich auf eine Bank. Ich komme mir so klein und mickrig vor. Ich habe Angst und will nach Hause.

Von weitem sehe ich Hassan. Der ist hier der absolute Babo. Er kommt auf mich zu: »Na, du Zinker, hast du Angst?«

Ich sage nichts, Hassan läuft an mir vorbei.

Nach etwa einer Dreiviertelstunde kommt er mit vier seiner Jungs auf mich zu. Sie bilden einen Halbkreis um mich herum. »Hör mir gut zu, du Zinker. Ich gebe dir jetzt die Chance, uns deine Variante der Geschichte zu erzählen. Wer weiß, vielleicht glauben wir dir sogar.«

Mein Mund ist schlagartig staubtrocken, ich kriege kein Wort raus. »Na, was ist denn, mein Kleiner?« Alle lachen.

Ich schlucke und versuche es erneut.

»Ich wurde doch selber verraten. Ace, der Wichser, hat mein Dope an einen Kerl vertickt, den er überhaupt nicht kannte. Der Kerl war ein Zivilbulle. Ace hat mich hingehängt, der hat den Bullen alles gesagt, was er wusste. So ist auch Frees Name ins Spiel gekommen. Ace hat den Bullen erzählt, dass Free mein Partner sei. Ich habe zwar zugegeben, dass er Dope für mich gelagert hat, aber den Bullen gesagt, dass das Speed mir gehört und er nichts damit zu tun hat.«

Ein paar Sekunden herrscht Stille.

»Das ist ja eine lustige Geschichte«, antwortet Hassan, lacht und schlägt seinem Kumpel knüppelhart gegen die Schulter. Mit geballten Fäusten starrt er mich an.

»Willst du mich verarschen, oder was? Ich habe dir gesagt, du hast diese eine Chance, und du lügst mich an! Du schwitzt und bist nervös. Wenn es wirklich so passiert ist, wie du uns das gesagt hast, hättest du doch nichts zu befürchten. Wieso, verdammt, bist du so nervös, du Stricher?« Hassan ist ein Tier, der zerquetscht mich.

»Es war genauso, wie ich sage. Schaut euch doch mal an. Free erzählt Müll über mich, und jetzt habe ich Stress mit euch. Klar bin ich nervös! Ich will keinen Ärger mit dir haben.«

»Du hältst dich wohl für ganz schlau? Glaubst, weil du ein paar Tattoos hast und ein bisschen Dope vertickt hast, kannst du dir alles erlauben? Ich hab sieben Jahre geschnappt und hab davor schon mal sechs Jahre abgerissen. Ich erkenne Zinker, wenn sie vor mir stehen, und du bist einer!«

»Nein, Mann«, stammle ich leise, obwohl ich ganz genau weiß, dass ich auf seiner Todesliste stehe.

»Halt's Maul, halt deine dreckige Fresse! Ich bin noch sehr lange hier, und glaub mir, ich ficke dich! Genieß deine Zeit auf Zelle.«

***

Ich betrete die Dusche, einen schmalen, in die Länge gezogenen düsteren Raum. Das Wasser mehrerer Duschen prasselt auf die Kacheln. Der Dampf nimmt mir die Sicht. Ich kann gerade so ein paar Silhouetten erkennen. Nur keine Zeit verlieren! Hastig seife ich mich ein und dusche mich ab. Ein Auge habe ich immer offen. Die Seife brennt wie verrückt. Hastig versuche ich, mir die Seife aus dem Gesicht zu reiben. Dann geht das Wasser aus. Ich bemerke erst jetzt, dass ich alleine in der Dusche bin. In Panik laufe ich zur Tür, kurz vor der Umkleide höre ich, wie die Tür ins Schloss fällt. Ich sehe niemanden, höre aber jemanden grölen: »Einunddreißiger, jetzt wirst du gefickt!«

Ich renne zur Tür, hämmere mit meinen Fäusten dagegen, versuche sie mit aller Kraft doch noch irgendwie aufzubekommen. »Hilfe, aufmachen!«

Ich schrecke umher, drehe mich, suche einen anderen Weg. Kurz darauf finde ich mich auf dem Boden wieder. Ich spüre einen höllischen Schmerz in meinem Gesicht. Ich kann nicht richtig sehen, erkenne aber Hassan und zwei weitere Personen.

Ich trete blind um mich. Da bekomme ich noch eine ins Gesicht und knalle mit dem Kopf auf den Boden. Das Blut strömt mir aus der Nase, ich kann nicht atmen, ich kann nicht sehen.

»Jetzt wirst du gefickt!« Hassan packt mich mit einem

derart gewaltigen Druck an den Schultern, dass ich mich nicht bewegen kann, stellt mich auf, als würde ich nichts wiegen, und schlägt mir mit einem Gegenstand in den Magen. Keuchend sacke ich zusammen. Es brennt wie Feuer. Einer packt mich von hinten an den Augenhöhlen, zwingt mich, Hassan in die Augen zu sehen. Mir läuft das Blut aus dem Mund.

»Jetzt stirbst du!«

Hassan schlägt mein Gesicht gegen den Boden. Mir werden die Arme senkrecht nach hinten gerissen. Die beiden anderen drücken mich mit aller Kraft runter. Ich habe keine Chance, mich zu bewegen. Ich spüre, wie meine Beine aufgestellt werden.

Kurz darauf spüre ich, wie Hassan in mich eindringt. Durch meinen Körper fährt der schlimmste Schmerz, den ich je gespürt habe.

Schweißgebadet schrecke ich auf, wie wild schnappe ich nach Luft, mein Herz sticht, ich habe Tränen in den Augen. Es ist stockdunkel, ich kann nicht sehen, ich weiß nicht, wo ich bin, und schlage um mich, gebe irgendwelche Geräusche von mir.

Plötzlich höre ich drei laute Schläge: »Forster, halt die Fresse, ich will pennen!«

Ich bin mucksmäuschenstill, mir wird klar, dass ich nur geträumt habe. Es fühlte sich so widerlich echt an. Minutenlang versuche ich, meine Atmung zu kontrollieren. Ich gehe zum Waschbecken. Leise tropft der Wasserhahn. Obwohl ich einen Wahnsinnsdurst habe, bekomme ich fast nichts hinunter. Vor lauter Angst kann ich die ganze Nacht nicht mehr schlafen. Ich spüre zum ersten Mal Todesangst.

Der Tag darauf ist die Hölle. Ich weiß nicht, wie ich

mich verhalten soll. Ich brauche Hilfe, will weinen, muss aber so tun, als wäre nichts gewesen.

Ein Beamter bringt mich zum Knastdoktor. Der Arzt befindet sich im anderen Gebäude, so dass wir etwa hundert Meter über den Hof laufen müssen.

»Bitte helfen Sie mir, die wissen, dass ich ein Einunddreißiger bin, und wollen mich fertigmachen!«

Keine Antwort.

»Bitte, Sie müssen mir helfen, Sie müssen mich verlegen!«

»Ich muss überhaupt nichts, wenden Sie sich an die Psychologin.«

»Nein, Sie verstehen nicht, die wollen mich fertigmachen, tun Sie doch etwas!«

Wir betreten den C-Flügel. Der Beamte schließt erneut eine Tür auf. »Rein da, Sie werden aufgerufen.«

Chance vertan, denke ich mir. Und der hat mir nicht einmal zugehört! Das war vielleicht meine letzte Gelegenheit, mich mitzuteilen.

Im Wartezimmer befinden sich mehrere Personen. Ich bete, dass hier keiner aus der U-Haft sitzt. Sonst bin ich dran.

Nach unerträglichen Minuten des Wartens werde ich aufgerufen. Selbst das Wartezimmer wird hinter mir verschlossen.

»Sie müssen mir helfen, Sie müssen mich verlegen, die wollen mich umbringen!«

Das hochnäsige, über seine Brille schielende Arschloch meint trocken: »Erst mal hallo! Sie sind Gefangener und werden hier durchgecheckt, damit Sie uns ja keine Krankheiten ins Gefängnis bringen.«

»Hallo, haben Sie mir nicht zugehört oder was? Ich

brauche dringend Hilfe, ich bin ein Einunddreißiger und ich werde massiv bedroht.«

»So etwas höre ich öfter. Da sind Sie nicht der Einzige. Die wollen Ihnen nur Angst einjagen.«

»Wie, Angst einjagen, die wollen mich vergewaltigen!« Eine Träne läuft mir über das Gesicht. »Helfen Sie mir, bitte.«

»Das liegt nicht in meinem Aufgabenbereich.«

Wütend stehe ich auf. »Verdammt, hören Sie mir überhaupt zu? Ich brauche Hilfe.«

»Jetzt mal ganz ruhig, Forster – wir können auch anders. Los, hinsetzen!«

Der Doktor ruft den Beamten, der mich zurück auf meine Zelle bringt. »Was führen Sie sich hier so auf? Wir hatten schon ganz andere, die Ärger machen wollten.«

»Sie verstehen nicht, ich ...«

»Ich verstehe sehr gut«, unterbricht mich der Beamte und steckt mich wieder in meine Zelle.

Ich kann nicht glauben, was hier passiert. Mir wird klar, dass ich hier nur überlebe, wenn ich den Ersten, der mich anpackt, absteche. Bei der bloßen Vorstellung wir mir schlecht, aber eine andere Wahl habe ich nicht. Ich muss töten.

Die Nacht über schleife ich den Stiel meines Löffels zu einer Spitze. Wie es sich wohl anfühlt, jemanden abzustechen? Was für ein Geräusch macht es? Ramme ich das Messer lieber in den Hals oder in den Bauch? Muss ich einmal oder öfter zustechen, wird mein Gegner schreien? Geht es leicht oder schwer? Was mache ich, nachdem ich zugestochen habe? Wegrennen? Wohin?

Eine halbe Stunde bis zur Essensausgabe mit anschließendem Hofgang. Dann geht es ab.

»Forster«, rauscht es aus der Sprechanlage.

»Ja, hier Forster, was ist los?«, frage ich verwundert.

»Sie werden verlegt. Sachen packen.«

»Wie denn das?«, frage ich.

»Sie hätten woandershin kommen sollen, das war ein Versehen.«

Ich packe hektisch meine Sachen, ich kann es kaum glauben, ich war noch nie so glücklich.

Zwei Beamte begleiten mich auf die Kammer. Im Hof treffe ich auf Hassan. »Verlässt du uns schon wieder? Schade, wir hätten viel Spaß miteinander gehabt«, sagt er grinsend.

***

Die andere JVA ist ein kleiner Knast, an die dreihundert Leute sitzen hier. Sie befindet sich mitten in der Stadt. Der Bus, mit dem normalerweise verschubt wird, ist zu groß, um durch die Fußgängerzone zu fahren. Also transportiert man mich mit einem Kleinbus. Auch hier sind rings um mich herum Gitter. In Handschellen sitze ich eingequetscht auf der hintersten Sitzbank. Es ist heiß, knappe dreißig Grad im Schatten. Und ich schmore in dieser Blechbüchse. Außerdem sind die Fenster nicht getönt, und so sitze ich da wie auf dem Präsentierteller. Alle Leute können mich sehen. Man glotzt mich an und tuschelt, manchmal meine ich ein Lachen zu hören. Bedrückt beobachte ich Fahrradfahrer und Passanten, die unbeschwert durch die Stadt schlendern, einkaufen oder Eis essen. Ich denke daran, wie es sein wird, wenn ich wieder in Freiheit bin. Wenn ich diese Tortur überstanden habe und endlich wieder leben kann. Wenn ich endlich wieder zu denen da draußen gehöre, einer von ihnen bin. Ich sehe es vor mir, Seven und ich, gemeinsam Hand in Hand.

»Forster, aussteigen. Wir sind da!« Ich werde in den Warteraum gesteckt. Das gleiche Spiel. Ich habe zwar Haftkleidung an, muss diese aber gegen neue Haftkleidung eintauschen. Ich bekomme wieder Teller, Besteck, Rasierer und Seifenstein. Ich bin gerade dabei, meine Goldkette und meinen Ring auszuziehen, als der Beamte mich bremst.

»Hey, mein Junge, behalte die Sachen ruhig an. Wir sind doch hier nicht in Alcatraz«, grinst er mich an.

»Äh, okay, alles klar«, antworte ich und schöpfe ein wenig Hoffnung. Das kommt mir zwar etwas merkwürdig vor, aber vielleicht lässt es sich hier ja ganz gut aushalten.

Ich komme auf Station. Zweiter Stock, Barockbau rechts, Sechsmannzelle. Die Zelle ist länglich geschnitten. Links vorn steht ein Hochbett, direkt dahinter das Klohaus. Auf der rechten Seite befinden sich zwei weitere Hochbetten, hintereinandergestellt. Zwischen den beiden Betten steht ein Tisch. Keinen Meter vom Bett entfernt. Ziemlich eng, ziemlich stickig. Gar nicht gut. Ziemlich beklemmend. Vor den Gittern ist zusätzlich ein Lochblech befestigt.

Im Augenblick befinden sich drei Personen auf Zelle: Igor, Dima und Fleck. Die zwei Russen sind so knapp vierzig. Fleck ist in meinem Alter. Dima, der nur im Unterhemd dasitzt, hat ein fettes Spinnennetz auf sein Schulterblatt tätowiert. Er glotzt mich ausdruckslos an.

»Ich bin Dima, warum bist du hier?«, fragt er mich in gebrochenem Deutsch mit russischem Akzent. »Anderthalb Kilo Speed auf Aussage.«

»Gut. Du nimmst das oberste Bett.«

Russen im Knast sind nicht zufällig tätowiert. Alles bedeutet irgendwas. Je größer das Spinnennetz ist, desto mehr Jahre hat man bereits abgesessen, entsprechend hoch ist der Rang hier im Knast. Dimas Netz besteht immerhin aus acht Waben.

Auf unserem Gang befinden sich nur Gemeinschaftszellen. Einzelhaft ist hier etwas Besonderes. Während des Aufschlusses muss jeder die Zelle verlassen. Von den dreißig Leuten, die auf Gang liegen, sind zwanzig Russen, und die verbringen gefühlt alle den Aufschluss in unserer Zelle. Als ich auf dem Weg zur Dusche bin, höre ich drei Russen, die ein Lied singen und zwischendrin die Worte rufen: »Tanz, du Hund! Los, tanzen!«

Ich blinzle in die Zelle, aus der die Stimmen kommen. Drei Russen bilden eine Art Stuhlkreis. In der Mitte des Kreises hüpft ein verängstigter blonder Irokesenschnitt nackt und völlig verstört auf und ab. Die Russen bewerfen ihn mit Tabak und amüsieren sich köstlich. Der Junge stammelt immer und immer wieder: »Lasst mich bitte in Ruhe. Ich putze euch auch die Zellen und Schuhe, wenn ihr wollt.«

Der bulligste von den drei Russen steht auf und haut dem Jungen ohne weitere Worte drei hinter die Löffel. »Erst tanzt du, dann putzt du!«

Die anderen lachen. Ich bekomme Gänsehaut. Dieses Lachen ist unheimlich. Eigentlich will ich schnell weitergehen, doch ich kann nicht anders, ich stehe da und starre auf das erbärmliche Schauspiel, bis mich plötzlich einer von hinten an der Schulter packt.

»Ey, Neuer!«, raunt eine Stimme. »Ich bin Pablov. Starr da nicht so hin. Der Punk hat beim Hofgang einen auf dicke Hose gemacht. Gleich am ersten Tag, der Vollidiot. Hat gemeint, den Russen erzählen zu müssen, was im Knast so abläuft.« Pablov grinst in die Zelle rein. »Keine Ahnung, was er damit bezwecken wollte. Der Punk ist nicht ganz dicht. Kommt hier rein und labert die Russen oberschlau zu. Jetzt darf er Tag für Tag Hundchen spielen. Manchmal schlagen sie ihn ein wenig, manchmal muss er auf allen vieren durch den Haftraum kriechen, den Boden sauberlecken oder Stöckchen holen.« Pablov zieht mich weiter: »Ist besser, man glotzt da nicht zu lange hin, sonst muss man am Ende auch noch mitspielen. Weißt du, was Stöckchen holen bedeutet?« Pablov grinst längst nicht mehr. »Die werfen den Tabakbeutel quer durch den Raum, und er muss hinkriechen, ihn mit dem Mund schnappen und bringen. Meistens mit der Klobürste im Arsch, die den Schwanz des Hundes spielt. Wenn er nicht spurt, kriegt er Prügel. Das geht bereits seit drei Monaten so, und daran wird sich bis zu seiner Entlassung nichts mehr ändern. Misch dich da nicht ein! Ich habe mich damit abgefunden, und du wirst dich auch daran gewöhnen.«

Nachts liege ich wach. Es ist heiß, ein paar schnarchen. Ich finde keine Ruhe, sehe immer wieder den Pudel mit Irokesen und Klobürste im Arsch. Mir ist zum Kotzen zumute.

Dann ist Montag. Alle zwei Wochen am Montag gibt es die Möglichkeit, Tischtennis oder Kicker zu spielen.

»Deutscher, komm her, spiel mit uns ein Spiel. Ein Spiel! Der Verlierer muss einen Koffer abgeben.«

Ich lehne ab: »Ich habe keinen Koffer, tut mir leid.«

»Spielst du jetzt, wenn du verlierst, zahlst du beim nächsten Einkauf. Du spielst mit Igor.«

Ich habe keine Lust dazu, aber ich traue mich auch nicht, nein zu sagen. Vielleicht kann ich mich mit denen gut stellen.

»Wir spielen bis zehn!«

Igor und ich führen neun zu sechs, bis wir dann zehn zu neun verlieren.

»Machen wir noch ein Spiel. Wieder einen Koffer.«

Jetzt hat mich der Ehrgeiz gepackt, und ich denke keine Sekunde daran, dass das Ganze eine linke Nummer sein könnte. Ich verliere auch das zweite Spiel.

»Okay. Du bezahlst deine Schulden beim nächsten Einkauf.«

Auf dem Weg zurück in die Zelle zieht mich Pablov beiseite.

»Bist du irre, du kannst doch nicht mit den Russen um Tabak spielen! Was ist los mit dir? Das kann gewaltig nach hinten losgehen.«

»Ach was, die waren doch ganz cool«, antworte ich lässig, denk mir aber: *Scheiße, Mann!*

***

Am Dienstag bekomme ich Besuch von meinem Anwalt. Ich freu mich immer, wenn mein Anwalt kommt. Für mich bedeutet der Anwalt die einzige reale Verbindung nach draußen, die Hoffnungsleine, an die ich mich klammere, um hier schnell rauszukommen. Routiniert hängt er sein Jackett über die Stuhllehne, vermittelt mit jeder Faser und Geste Souveränität. Heute bringt er mir den Hauptgewinn!

»Paragraph vierundsechzig, Dominik!« Siegessicher grinst er mich an, seine Finger tippen bestimmt auf den

Tisch zwischen uns. Offensichtlich erwartet er meinen Jubelschrei, Dankbarkeit, Tränen in den Augen, irgend so was …

»Weißt du, was das heißt?«

Natürlich weiß ich, was das heißt. Paragraph vierundsechzig bedeutet Maßregelvollzug: Zwangstherapie in einer geschlossenen psychiatrischen Anstalt. Meine Begeisterung hält sich in Grenzen. Die Ärzte allein bestimmen im Weiteren den Zeitpunkt deiner Entlassung. Kann also auch passieren, dass ich erst in zehn Jahren wieder freikomme. Da hab ich eigentlich überhaupt keine Lust drauf!

Ich bespreche mich jedenfalls mit Fleck. Was ich nicht bedenke, ist, dass Dima und Vadim mit in der Zelle sitzen und jedes Wort mitverfolgen. Beim nächsten Aufschluss gehe ich zu Pablov, vielleicht weiß der einen Rat für mich. Nichtsahnend schlendere ich mit ihm auf dem Gang auf und ab. Plötzlich drückt er mich in eine Zelle.

»Ey, Pablov, was'n los?«, frage ich verwundert.

»Setz dich auf den Stuhl! Wir haben was zu klären.«

Auf einmal stehen zehn Russen um mich herum. Einer steht an der Zellentür Schmiere.

»Ich hab gehört, du willst gehen. Du musst deine Schulden bezahlen, dann kannst du gehen!«

»Ach das meinst du. Ja, mein Anwalt kam heute und hat da was vom Vierundsechziger gelabert. Ich habe das schon mit Fleck geklärt, der kauft dann für euch Tabak, wenn ich wegmuss. Ich zahle meine Schulden schon, keine Angst!« Genervt stehe ich auf, mache auf lässig.

Pablov drückt mich wieder in den Stuhl. »Du gibst mir deine Kette, dann hast du bezahlt und kannst gehen!«

Jetzt begreife ich: Pablov hat von Anfang an zu denen

gehört, und das Tischtennisspiel diente in Wahrheit nur dazu, meine Kette abzuzocken.

Meine Kette hat vierhundert Euro gekostet. Zwei Tabakpackungen kosten gerade sechs Euro. Außerdem hänge ich an der blöden Kette. Mir ist schlecht vor Wut und Ohnmacht. Aber was hat man schon für Optionen? Wenn ich Faxen mache, prügeln die mich zusammen und meine Kette ist auch weg. Außerdem wird es mir dann kaum anders ergehen als dem Hunde-Punk.

»Was ist jetzt?« Pablov wird langsam aggressiv.

»Ich organisiere dir deine zwei Tabak, okay! Meine Kette behalt ich!«, sage ich möglichst entschlossen und will wieder aufstehen.

Pablov nimmt genervt einen tiefen Zug von seiner Zigarette und schnipst sie an mir vorbei.

»Jetzt pass mal auf, mein Freund. Um die zwei Tabak geht es hier nicht. Du wolltest dich von hier verpissen und uns linken. Du gibst mir jetzt deine verdammte Kette! Hast du mich verstanden?«

»Ey, ich kann doch nix dafür, was mein Anwalt da fabriziert!«

Ich versuche mich herauszureden, obwohl mir mehr als klar ist, dass es hier um so eine Art Schutzgeld geht und ich aus dieser Zelle nicht herauskomme, bevor ich nicht gezahlt habe.

Wir sind doch hier nicht in Alcatraz! Du dämlicher Wichser!

Verdammte Scheiße! Ich weiß genau, dass ich gleich richtig Probleme bekomme, wenn ich hier auf dicken Max mache. Ich stehe auf, öffne meine Kette und werfe sie ihm hin.

»Soll er für uns tanzen?«, fragt der bullige, komplett tätowierte, glatzköpfige Bruder von ihm und glotzt mich blöde an. Die Luft ist zum Schneiden. Ich schlucke, sage aber nichts. Zehn Sekunden lang sagt niemand etwas. Pablov starrt mich an, ich starre ihn an. Ewigkeiten vergehen.

»Nein, er kann gehen!«

Vorsichtig ziehe ich an den Russen vorbei. Tag für Tag rechne ich damit, weiteres Schutzgeld zahlen zu müssen oder verprügelt zu werden; doch es passiert nichts weiter. Anscheinend ging es wirklich nur um die beschissene Kette und darum, dass Frischlinge keine Ketten tragen dürfen. Die Ohnmacht arbeitet in meinen Eingeweiden. Ich entwickle brutale Gewaltphantasien, in denen ich Pablov und die Russen aufs Übelste massakriere. Aber natürlich verhalte ich mich still, fast unterwürfig. Ich kotz mich selber an!

***

Wenn man nicht gerade Geschäfte oder Wetten mit den Russen eingeht, sind das an sich ganz korrekte Leute. Im Laufe der Zeit verstehe ich mich immer besser mit Dima. Nicht dass wir jetzt so etwas wie Freunde geworden sind, aber ich habe keine Probleme mehr mit der Gang. Im Gegenteil. Dima zeigt mir eines Tages, wie man Schnaps brennt!

In der ersten JVA haben meine Bande und ich schon mal versucht, Alkohol zu panschen. Wir mischten Obst mit Zucker, Wasser und Brot, füllten dies in eine Flasche ab und ließen es zwei Wochen gären. Schmeckte aber nicht besonders gut, und Alkohol war auch kaum drin.

Dima und Igor machen das schon professioneller. Es funktioniert wie folgt: Zuerst muss man den Hefeersatz herstellen. Dazu eine Dose Tomaten, Zucker, Marmelade und Brot ohne Rinde in ein Einmachglas geben und an die Heizung stellen. Jeden Tag etwas Zucker dazugeben, bis es nach einiger Zeit zu gären beginnt und zur Maische wird. Die Maische zusammen mit sechs Dosen Tomaten, eineinhalb Kilo Zucker, zerbröseltem Weißbrot, einem Glas Marmelade, Senf und etwas kochendem Wasser in einen Zehnlitereimer geben und vermischen. Danach das Ganze mit Plastikfolie und Klebeband so gut es geht verschweißen und drei Tage unter ständigem Wärmen gären lassen. Am vierten Tag den Eimer öffnen und die feste Masse, die oben schwimmt, abschöpfen. Um dann aus der Masse Schnaps zu brennen, muss sie in einen anderen Eimer gefüllt werden. Die Hälfte der Bowle vom Eimer Nummer eins in den zweiten Eimer geben. Tauchsieder einstecken. Inzwischen werden zwei Schnüre über den Eimerrand gespannt und eine kleine Schüssel in der Mitte befestigt. Über das Ganze wird wieder eine Folie gespannt, die alles abdichtet und an der sich der aufsteigende Dampf sammelt, abkühlt und als Tropfen schließlich in die kleine Schüssel rinnt. Der fertige Schnaps tropft also langsam in die Schüssel. Wenn sich das Ganze anzünden lässt, kann der Schnaps getrunken werden.

Es fasziniert mich total, wie kreativ man in Haft wird. Auch der Aufwand, mit dem das Ganze hinter dem Rücken der Schließer stattfinden muss, ist enorm. Und doch lässt sich niemand etwas anmerken, weder beim Vorbereiten noch beim Kochen, und wenn der Schnaps endlich fertig ist, gibt es eine Russendisko. Dann wird Schweinefleisch aus der Dose aufgefahren, irgendwelcher Billigkuchen, rohe Zwiebeln, hartes Brot und

Blindmacher bis zum Abwinken. Als Zellengenosse bin ich natürlich eingeladen, wobei auch klar ist, dass eine freundlich formulierte Absage meinerseits gar nicht in Frage kommt.

Nastrowje! Morgen hab ich Verhandlung.

Gerichtsverfahren

Mit geschlossenen Augen stecke ich meinen Kopf unter den prasselnden Wasserstrahl der Dusche. Mit meiner rechten Hand streife ich mir über den Kopf. Das warme Wasser läuft mir über den Körper. Ich atme durch, genieße diesen Augenblick. Warum? Weil ich seit Monaten das erste Mal alleine unter der Dusche stehen kann, ohne auf meinen Arsch aufpassen zu müssen. Es ist gerade kurz nach sechs. Auf dem Gang herrscht noch Stille, aber in mir brodelt es bereits. In wenigen Stunden beginnt meine Gerichtsverhandlung. Einerseits freue ich mich auf diesen Tag, andererseits habe ich Angst davor. Ich habe immer noch keine Ahnung, mit wie vielen Jahren Freiheitsentzug ich rechnen muss. Meine Mitgefangenen haben mir allesamt fünf Jahre prophezeit. Ich spekuliere natürlich auf wesentlich weniger, denn schließlich habe ich heimlich ein Lebensgeständnis abgeliefert und der Kripo jede Menge Informationen geliefert.

Ich gehe zurück in meine Zelle, ziehe mich an. Jason, ein neuer Mithäftling, wünscht mir viel Glück. Die Russen Dima und Igor tun so, als würden sie mich nicht sehen. Fleck pennt noch.

Ein Beamter bringt mich auf Kammer. Hier tausche ich meine Haftklamotten gegen Straßenkleidung. Ich bekomme ein mintgrünes Hemd, eine schwarze Hose und braune Slipper, die ich mir sofort überstreife. Mein Hemd spannt gewaltig. In den letzten drei Monaten habe ich fünfundzwanzig Kilo zugenommen.

Auf Crystal kam es oft vor, dass ich innerhalb von zwei Wochen gerade mal einen Joghurt gegessen habe und am Ende nur noch aus Haut und Knochen bestand. Der Knastfraß macht fett. Schmeckt zwar scheiße, aber nach Monaten des Feierns tut es gut, etwas im Magen zu haben. Es gibt entweder Nudeln oder Reis oder Kartoffelbrei. In der U-Haft durfte ich zweimal im Monat für je hundertachtzig Euro einkaufen, vorausgesetzt ich bekam Geld geschickt. Das war schon ziemlich de luxe. Meine Eltern haben mich unterstützt, mein Schrank war immer voll, und so vertrieb ich mir die meiste Zeit mit Essen.

Der Beamte bringt mich in eine Art Warteraum. Er ist klein, vergilbt, ohne Fenster und von oben bis unten mit Parolen beschmiert. Mitten im Raum steht eine kleine, vollgekritzelte Holzbank. Ich setze mich, schaue planlos umher, stehe wieder auf, laufe durch den Raum, zwei Schritte vor, zwei wieder zurück, wieder zwei vor und wieder zwei zurück. Dann scheppert der Schlüssel im Schloss, und die Stahltür öffnet sich. Polizeibeamte betreten den Raum. Vor mir stehen zwei alte, dürre Bullen, die mir gerade mal bis zum Kinn reichen.

»Guten Morgen, Herr Forster. Ich werde Ihnen jetzt Hand- und Fußfesseln anlegen. Ist das für Sie in Ordnung?«, fragte der schmalere von beiden.

Was wohl passiert, wenn ich ihm deutlich mache, dass das nicht in Ordnung wäre?

»Na klar«, schnaube ich und strecke dem Beamten meine Hände entgegen.

Fast schon fürsorglich schließt er die Handschellen.

»Ich lasse die Handschellen etwas locker, ansonsten schneiden die in Ihre Haut.«

»Äh, okay. Danke.«

Ich komme mir vor wie in einem amerikanischen Gangsterfilm. Der Gang zum Auto, das im Innenhof der JVA geparkt steht, fällt mir schwer. Die Sonne strahlt. *Ein gutes Zeichen, heute scheint ein guter Tag zu werden*, denke ich mir, während ich zum Auto torkle.

Ich steige in eine Art Lieferwagen, wie ihn Malerbetriebe benutzen. Der Beamte schiebt mich auf die hinterste Sitzbank, schnallt mich an und nimmt vorne neben seinem Kollegen Platz. Die hinteren Bänke sind durch ein Gitter von der Fahrersitzbank getrennt. Vor den Fenstern sind Gitter befestigt. Ich sitze in einer Art fahrbarem Käfig. Dann geht es los. Sechzig Minuten trennen mich von meiner Heimatstadt. Obwohl mir beim Autofahren immer schlecht wird, kann sie mir diesmal gar nicht lange genug dauern. Ich beobachte einfach alles. Die Farben und Formen sind überwältigend. Wir fahren durch die Stadt. Draußen geht die Welt ihren normalen Gang. Menschen huschen über die Straßen, Kinder spielen, besorgte Mütter keifen, Autos fahren, hupen und drängeln. Dass die Leute mich wie einen Zirkusaffen anstarren, stört mich nicht. Es ist schön, endlich wieder das normale Leben zu sehen.

Nach einer knappen Stunde passieren wir das Tor zum Nürnberger Amtsgericht. Die Justizbeamten helfen mir aus dem Auto und führen mich durch einen gesonderten Eingang ins Gebäude. Über einen langen, dunklen, schmalen Gang gelangen wir zum Saal sechzehn zwölf.

Ein Beamter öffnet die Seitentür. Als ich den Raum

betrete, starren mich alle an. Vorne sitzen eine schlechtgelaunte Richterin, zwei Schöffen und die Staatsanwältin. Ich lasse meinen Blick schweifen und suche meine Familie. Aber das Erste, was ich sehe, ist eine dreißigköpfige Schulklasse. Na toll, öffentliche Verhandlung. Endlich erblicke ich meine Mutter und meinen Vater mit Seven. Mama und Seven sehen völlig fertig aus und weinen.

Der Gerichtsdiener führt mich auf einen Stuhl direkt vor dem Richterpult. Mein Anwalt sitzt rechts neben mir und begrüßt mich mit einem Handschlag, gefolgt von einem nichtssagenden Kopfnicken.

Links neben der Richterin sitzt die Staatsanwältin, die die Anklageschrift der Ermittlungen deklamiert.

»Dem Angeklagten Dominik Forster wird Folgendes zur Last gelegt …«

Als die Staatsanwältin mit ihrem Plädoyer beginnt, wird mir flau im Magen. Meine Eingeweide verkrampfen. Zum ersten Mal werde ich mit dem vollen Umfang meiner Straftaten konfrontiert. Im Saal herrscht eine beunruhigende Stille, ich höre nur die kräftige Stimme der Staatsanwältin. Mein Atem wird schneller. Ich kralle mich in die Stuhllehne.

»… beschaffte sich der Angeklagte mindestens tausend Ecstasy-Tabletten …«

Meine Augen brennen wie Feuer.

»… im Zeitraum vom 13. April 2009 bis zum 18. September 2009 tätigte der Angeklagte mindesten fünf weitere Drogenfahrten, bei denen er aus dem Raum Köln …«

Mein Mund ist trocken, mein Hals kratzt, ich muss husten.

»… in Tateinheit mit Einfuhr und Abgabe einer nicht geringen Menge Betäubungsmittel …«

Mir ist heiß, mein Gesicht brennt unerträglich. Mit jedem Wort geht es mir schlechter, ich muss mich bewegen, kann nicht mehr still sitzen, will aufstehen, will schreien, will hier weg.

»… fünf Kilo Haschisch, aufgeteilt in mehrere Platten zu je hundertfünfzig Gramm, zwei Kilogramm Speed und einhundert Gramm Kokain …«

Mit jedem Anklagepunkt, den die Staatsanwältin vorträgt, steigert sich meine Panik. In diesem Moment fühle ich, wie mir jemand unausweichlich den Boden unter den Füßen wegzieht. Mein Gott! Da komme ich nie wieder raus! Das war's! Mein Leben ist mit einundzwanzig Jahren vorbei, ich hab es versaut, ich habe versagt!

Ich versuche, den Fragen der Richterin standzuhalten, aber ich fahre mit meinen Argumenten immer wieder gegen die Wand. Mir kommt es so vor, als hätte ich keine Chance, als wäre das Urteil schon längst gefallen. Das Gerichtsverfahren ist nur noch eine Schau, um mich zu demütigen. Ein Teil meiner Strafe. Mein Anwalt sitzt einfach nur auf seinem Platz, Arme verschränkt und lässig gegen den Stuhl gelehnt. Am liebsten würde ich ihm eine knallen.

Die Richterin erteilt dem Sozialarbeiter der Jugendgerichtshilfe, mit dem ich die Gespräche geführt habe, das Wort.

Aber was labert der denn da? Sein Urteil ist äußerst negativ. Panik fährt mir durch den ganzen Körper, ich kann nicht glauben, was ich da höre.

Und auch das Fazit des Gutachters, der anschließend vorträgt, fällt nicht besser aus. Was reden die für einen Bullshit, die stellen mich als eiskalt planenden Kriminellen dar.

Die Richterin sagt: »Vielen Dank, Herr Gutachter. Das Gericht wird sich jetzt zur Beratung zurückziehen.«

Ich werde von zwei Beamten in eine Arrestzelle gebracht.

Dann sind neunzig Minuten vorbei, und ich werde wieder in den Saal geführt. Ich sitze angespannt auf meinem Stuhl. Die Richterin samt Schöffen und Staatsanwältin betritt den Saal. Alle erheben sich, dann ist es ruhig.

»Im Namen des Volkes ergeht folgendes Urteil. Der Angeklagte Dominik Forster wird zu zwei Jahren und sechs Monaten Jugendhaftstrafe verurteilt. Dem Angeklagten wird der Führerschein mit sofortiger Wirkung entzogen. Der Angeklagte wird zu einer Wertersatzverfallzahlung in Höhe von zehntausend Euro verpflichtet. Der Angeklagte trägt die Kosten des Verfahrens. Bitte setzen Sie sich!«

Endstation

Ich sitze wieder in meiner Zelle.

Wieder einmal fahren die Schlüssel scheppernd ins Schloss. Ich schrecke hoch aus einem unruhigen Schlaf. Gestern noch hat die Richterin ihr Urteil über mich gesprochen, und das Letzte, was ich gesehen habe, als sie mich rausgeführt haben, war meine Mutter, die weinend zusammengesunken an der Schulter von Seven hing.

Die Zellentür öffnet sich. »Ist ja schön warm bei euch, macht doch mal das Fenster auf«, grinst Schneider herein. Wir befinden uns im Jahrhundertsommer mit achtunddreißig Grad Außentemperatur. Auf Zelle kann man locker noch einmal zehn Grad draufschlagen, es ist tierisch heiß und feucht. So warm, dass ich beim Kacken einen halben Liter Schweiß verliere. Schneider ist ein blöder Wichser, der immer mies gelaunt ist und uns richtig spüren lässt, dass wir Gefangenen für ihn das Letzte sind.

Ich gehe in den Hof, spazieren, Ablenkung suchen. Gestern habe ich erfahren, dass ich ein viertes Mal verlegt werde, und diesmal in die härteste JVA Bayerns komme. Deren Name bedeutet im Knastjargon so viel wie *Hölle*. Das ist die Endstation. Jeder kennt sie, jeder fürchtet sie. Hier sitzt die jugendliche Crème de la Crème: S-Bahn-Schläger, Mörder, Bankräuber, Vergewaltiger.

Jede Menge Psychopathen sitzen dort ihre Strafe ab. Immer wieder berichten Zeitungen über junge Gefangene, die sich dort das Leben nehmen. *Häftlinge folterten jugendlichen Straftäter zu Tode* lautet eine der Schlagzeilen, die unaufhörlich durch meinen Kopf rattern.

Im Erwachsenenknast läuft es meist folgendermaßen ab: Wenn du keine große Fresse riskierst, keinen Stress machst und immer loyal gegenüber deinen Mitgefangenen bleibst, hast du relativ gute Karten, die Gefängniszeit unbeschadet zu überstehen. Im Jugendknast ist das allerdings anders. Hier wollen sich alle beweisen. Fressen oder gefressen werden – es gibt nichts dazwischen. Entweder du fickst, oder du wirst gefickt – einfach so, weil du schwach bist. Der Gedanke, dorthin zu müssen, bringt mich um den Verstand. Ich habe Angst, panische Angst. Plötzlich bin ich wieder der kleine Junge mit dem Scout-Rucksack vor der großen grauen Schule, wo alle rauchen und mich anschauen wie ihr kommendes Mittagessen. Kein Speed, kein Crystal, kein Schutzschild, kein selbstherrlicher Wahnsinn ...

Ich suche Rat bei Danny. Danny ist ein Kumpel von Fleck.

»Fuck, Dome, voll krass!« Danny schaut echt betroffen drein, als ich ihm erzähle, wohin ich verlegt werde. Dann versucht er ein Grinsen und klopft mir auf die Brust. »Das wird hart, Alter, aber du beißt dich da schon durch.«

»Laber nicht, Danny! Mann, ich will in Ruhe meine Haft absitzen und hab keinen Bock auf Erpressung und Schlägerei und die Scheiße da!«

»Das kannst du dort auf jeden Fall vergessen. Ich weiß von einem Kumpel, dass eine Horde deine Zelle stürmt, sobald sie das erste Mal aufgesperrt wird. Du darfst dir das auf keinen Fall gefallen lassen, Mann. Sonst bist du voll das Opfer!«

Mir ist kalt. Das war nicht gerade das, was ich hören wollte.

»Mach dir keine Gedanken, Digger. Du mit deinen vierziger Oberarmen haust dem Erstbesten einfach volle Kanne in die Fresse. Am besten nimmst du eine Thunfischdose, stopfst sie in einen Socken und dem Ersten, der dir blöd kommt, ziehst du das Ding über den Schädel.« Danny nickt mir seine Tipps eifrig entgegen. »Ich schwöre dir, Mann, dich fasst keiner mehr an. Du packst das schon, Dome. Schau dich mal an. Mich an deiner Stelle würden die zerbrechen, aber du bist ein Tier, Mann. Du bist eine Maschine, Digger!«

Fleck steht daneben und grinst sich einen.

»Du hast gut reden. Was ist, wenn der nicht mehr aufsteht? Dann komm ich da nie wieder raus. Oder wenn er zum Beamten geht? Oder wenn seine Jungs über mich herfallen wollen? Was mache ich dann?«

»Hey, bleib locker! Das ist dort anders. Die kommen in deine Zelle, um dich zu erpressen und zum Auschecken, ob du ein Opfer bist. Da geht keiner zum Beamten, wenn er was kassiert. Im Gegenteil, die lassen dich in Ruhe. Die suchen sich den nächsten Schwächeren. Und die gibt es genug. Nur du darfst keiner von den Schwachen sein, sonst ist es echt übel, Mann!«

Im Gehen bleibt Danny noch mal stehen und sagt: »Mir fällt ein, mein neuer Zellenkollege, der Jonas, der war schon mal da. Komm beim Aufschluss vorbei. Der kann dir bestimmt noch ein paar Tipps geben.«

Bei Aufschluss gehe ich zu Danny und Jonas.

»Jonas, Mann, du musst mir helfen. Ich brauche Tipps, wie ich da lebend wieder rauskomme.«

»Mann, Mann«, Jonas nickt ein paarmal vor sich hin und schaut auf den Boden, »Ich kann dir nur den Tipp geben, achte darauf, mit wem du abhängst! Das ist dort extrem wichtig. Redest du mit Opfern, bist du selber eins. Niemand hat was mit Opfern zu tun, klar? Du musst dich mit denen anfreunden, die versuchen, dich zu erpressen. Den Opfern musst du sofort klarmachen, dass sie dich nicht anzusprechen haben. Wenn sie es trotzdem versuchen, hau ihnen eine rein! Merk dir das: Rede nicht mit Opfern! Rede mit niemandem.«

Scheiße, Scheiße, Scheiße. Es wird immer schlimmer, je mehr ich darüber höre. Den ganzen Abend liege ich auf meinem Bett, glotze blind in den Flimmerkasten. Am liebsten würde ich mir die Decke über den Kopf ziehen und weinen. Immer wieder schiele ich auf die Briefe und Fotos von meinen Eltern, meinen Jungs und von Seven. In dem Moment wird mir klar, dass es nie mehr so wird, wie es einmal war ...

***

Wieder werde ich durch das Klappern der Schlüssel geweckt. Ich bin gerade eingeschlafen, fühle mich, als hätte ich die ganze Nacht kein Auge zugemacht.

»Forster. Fertig machen. Sie müssen um acht Uhr auf Kammer sein. Sie können davor noch duschen, und ein bisschen Bewegung, wenn ich bitten darf.«

»Jaja, du kannst mich mal«, murmele ich.

Ich hasse es. Seit Monaten werde ich jeden beschissenen Tag von dem Schlüsselgeklapper aus dem Schlaf gerissen und darf mir das Gesülze von diesem Wichser reinziehen.

Geknickt, zerknittert und mit flauem Gefühl in der Magengegend wanke ich in die Dusche. Duschen, Sachen packen, in die Kammer, in den Bus, das war's. Es gibt keine Abschiedsparty, kein *Schön, dich kennengelernt zu haben*, nicht einmal ein *Auf Wiedersehen*.

Dann sitze ich ein weiteres Mal im Zwei-Quadratmeter-Schubkäfig. Mir ist schon wieder kotzübel. Ich kann nicht genau sagen, was mir mehr auf den Magen schlägt, die extreme Busfahrt, zwischen drei anderen Häftlingen auf der Rückbank eingeklemmt, oder der Gedanke an die Hölle, zu der ich unterwegs bin.

***

Wieder machen wir auf Schub eine Woche Station in Nürnberg. Dort lerne ich CJ kennen, der mir ein wenig die Angst nimmt.

»Als ich vor zwei Jahren hierherkam, ging es mir genauso wie dir. Ich hatte echt Schiss und wusste nicht, was auf mich zukommt, aber glaub mir, im Endeffekt ist es ganz locker dort.«

CJ saß jetzt ein Jahr in einer anderen JVA, um dort seinen mittleren Schulabschluss nachzuholen. Olek, der mit uns im Abteil sitzt, meint, dass er schon mal zwei Jahre in der Hölle abgerissen hätte und es für ihn gar kein Stress wär, wieder dorthin zu müssen. Olek hat einem Türsteher einen Maßkrug ins Gesicht gedonnert, weil der ihn vor die Tür setzen wollte. Der Maßkrug hat dem Typen das ganze Gesicht zerschnitten. Ahmed, der Vierte im Bunde, sitzt auch das erste Mal, genau wie ich.

Nach einem guten Stück über die Autobahn geht es nun übers Land. Auf kleinen kurvigen Straßen fahren wir hoch, runter, hoch und wieder runter. Ich muss echt gleich kotzen. Schließlich fällt die Straße ab und kurvt eng in ein tief gelegenes Tal, in dessen Zentrum ein mächtiger Kirchen- und Klosterbau emporwächst. Ein kleines, sehr übersichtliches Dörflein mit netten Einfamilienhäusern umschließt den ehemaligen Klosterbezirk. Penibel gestutzte Rasen- und Gartenflächen mit Plastikrutschen und Trampolinen zwischen Rinderweiden und Waldflächen.

»Wir sind da. Endstation. Alle raus jetzt. Willkommen in eurem neuen Zuhause.«

Verdammt noch mal, jeder Scheißbeamte lässt irgendwelche dummen Sprüche ab. Der Anstaltsleiter empfängt uns im parkähnlichen Innenhof. Tatsächlich beginnt er mit einem Vortrag über die Geschichte des Gebäudes, als wäre er ein Reiseleiter und wir ein Reisebus voller Rentner auf Kaffeefahrt. Wo zum Teufel sind wir gelandet? Die JVA ähnelt von außen einem Kurhotel. Keinesfalls erinnert sie mich an ein Hochsicherheitsgefängnis für jugendliche Straftäter. Vielleicht hat CJ recht und es wird gar nicht so schlimm.

»Forster, mitkommen!«

Ich werde in das Haus eins gebracht. Haus eins diente früher als Schutzhaus, auch Opferhaus genannt. Dort wurden die untergebracht, die in den anderen Häusern misshandelt worden sind. Mittlerweile gibt es das Schutzhaus nicht mehr. Haus eins ist jetzt das Zugangshaus.

Der Zugang läuft folgendermaßen ab: Dauer sieben Tage, eine Stunde Hofgang pro Tag, ansonsten Zelle, ausnahmslos. Die Zugangszellen sind total heruntergekommen, vollgeschmiert und eklig. So auch meine. Alles erinnert mich an eine Hundehütte, so klein ist die. Die Acht-Quadratmeter-Standardzelle für Einzelhaft ist schon sehr eng und beklemmend, aber diese hier ist noch nicht mal acht Quadratmeter groß. Meine Zelle ist lang, schmal und dunkel. Vor dem Fenster und den eigentlichen Gittern ist wieder mal ein Lochblech befestigt, durch das so gut wie keine Sonne kommt.

Rechts hinten, kurz vor dem Fenster, steht ein Schrank, unmittelbar davor ein schmales Bett. Das Bett ist eher ein Betonblock mit einer dünnen und durchgelegenen Matratze. Als Kopfkissen und Bettdecke bekomme ich wieder die üblichen Pferdedecken. Links hinten ein winziger Tisch, der in der Wand verschraubt ist. Davor ein Waschbecken mit verkratztem Spiegel. Direkt davor die Toilette. Einen Deckel gibt es nicht. Der Gestank des Urinsteins sticht so extrem in meiner Nase, dass ich ihn auf meiner Zungenspitze schmecken kann.

»Wollen Sie ein Buch oder heißes Wasser, Herr Forster?«

»Nein, ich will nur meine Ruhe!«

»Die werden Sie haben!«, lacht der Beamte.

Die schwere Stahltür schnappt zu, und schlagartig wirkt der Raum noch viel beklemmender. Im Gegensatz zu diesem Loch war meine vorherige Zelle eine First-Class-Unterkunft. In die Wand ist ein Radio eingelassen, das man durch einen Knopf betätigen kann. Ich drücke den Knopf. Das Radio ist dermaßen laut eingestellt, dass es in meinen Ohren schmerzt. Lautstärke und Sender kann ich nicht verstellen. Nur aus oder ein. Ich kann wählen: entweder ein brüllendes Radio oder quälende

Ruhe. Ich entscheide mich erst einmal für die quälende Ruhe.

Ich verteile mein Hab und Gut, das sich größtenteils auf Haferflocken beschränkt, dann lege ich mich aufs Bett. Ich drehe und wälze mich hin und her. Mir kommt es so vor, als würde ich mich schon Stunden in dieser Zelle befinden. Ich halte das nicht aus, einfach nicht aus! Ich beginne, leise vor mich hinzufluchen. Dann blicke ich ziellos umher. Was gibt's hier schon zu sehen? Nichts! Ich bleibe am Fenster hängen. Der Fensterrahmen und die Löcher des Blechs sind mit alten Zigarettenstummeln gespickt. Eine Kippe fällt in dem Moment zu Boden, als ich hinsehe. Der gammlige Geruch der Stummel bildet ein widerliches Duo mit dem des Urinsteins.

Als ich dann doch das Radio anmache, erfahre ich in den Mittagsnachrichten von dem Loveparade-Unglück, bei dem einundzwanzig Besucher gestorben sind und über fünfhundert verletzt wurden. Wäre ich nicht eingebuchtet worden, wäre ich definitiv zur Loveparade gefahren.

***

»Haus zwei, erster und dritter Stock, fertigmachen zum Hofgang. Für alle Neuen gilt: Wer in den Hof will, Glocke drücken!«, dröhnt es durch die Sprechanlage in meiner Zelle. Ich bin jetzt auf Station. Haus zwei, dritter Stock, Zelle dreihundertdreizehn.

Hofgang war für mich in meiner bisherigen Haft immer eine positive Ablenkung zum Grau in Grau gewesen. Jetzt komme ich das erste Mal mit den anderen in Kontakt. Ich bin tierisch nervös. Ich drücke die Notrufglocke. Es dauert nicht lange, bis der Beamte die Tür aufsperrt. Ich trete aus der Zelle.

Fünfzig Gefangene sind auf diesem Stockwerk untergebracht. Zelle an Zelle. Ich befinde mich im obersten Stock. Der Zellenbau erinnert an ein Gerüst. Vor meiner Tür befindet sich ein schmaler Weg, der rings um das Stockwerk herumführt. Vom Geländer aus kann ich bis ins Erdgeschoss sehen. Auf halber Höhe ist eine Art Fangnetz gespannt, wie im Zirkus bei Trapezkünstlern. Sollte einer übers Geländer stürzen, schlägt er zumindest nicht ganz unten am Boden auf.

Ich bin der Neue. Augenpaare mustern mich argwöhnisch, neugierig, gleichgültig. Hinter mancher Visage glaube ich *Ich ficke dich, Frischling!* geschrieben stehen zu sehen.

Der Erste, den ich sehe, ist CJ, mein Kumpel aus dem Schubbus. Er ist mein Zellennachbar und grüßt mich lässig. CJ ist ungefähr ein Meter achtzig groß und hat seine langen Haare zu einem Zopf gebunden. Er erinnert mich voll an den Typen auf den Mozartkugeln. Er trägt ein Unterhemd, dazu die blaue Hose der Anstaltskleidung und die überall gleichen schwarzen, bekackten Schuhe. Sein Bizeps ist beachtlich, für jedermann sichtbar. Im Bus ist mir das gar nicht so aufgefallen. Seine Taille ist schmal, und sein Brustkorb explodiert fast. Vor zwei Jahren war ich selbst noch gut in Form. Viele beneideten mich um meinen Körperbau, für den ich auch viel getan hatte. Doch davon ist nicht mehr allzu viel übrig. Ich wiege mittlerweile fast neunzig Kilo, bei einem Meter zweiundsiebzig. Fett liegt zentimeterdick über meinen Bauchmuskeln. Ich komme mir vor wie ein Trottel.

Der Zweite, den ich sehe, ist Leon. Er war der Einzige,

mit dem ich im Zugang geredet habe, der gleich auf mich zugegangen ist.

»Ey, Mann, haben sie dich auch hier hoch verlegt?«, frage ich ihn mit erleichterter Stimme das Offensichtliche.

»Was glaubst du denn? Komm, wir gehen in den Hof.«

Es gibt drei Höfe, einen für den Hauptbau, in dem sich alle Gemeinschaftszellen befinden, und zwei für den Zellenbau. Der im Hauptbau ist so groß wie ein halbes Fußballfeld. Der, in dem ich mich gerade befinde, ist gerade mal ein Achtel so groß, eine Grünfläche, auf der Dip- und Klimmzugstangen befestigt sind, umgeben von zwei Bänken. Der Platz wird von einer fünf Meter hohen Betonmauer mit Stacheldraht eingefasst.

Ich bin mit Leon noch keine ganze Runde gelaufen, da werden wir von den ersten Stressern angepöbelt.

»E-e-ey, ihr d-da, k-k-kommt mal her!«, stottert ein Typ, der auf einem Mauervorsprung sitzt, neben ihm ein Asiate und ein Farbiger. Ein richtig fetter Kasten, der aussieht wie der Marshmallowman aus *Ghostbusters*, nur in Schwarz. Schnurstracks gehen wir auf die drei zu.

»So, und jetzt v-v-verpisst euch wieder!« Leon geht, ich bleibe. Ich versuche, mich mit den Idioten anzufreunden, obwohl ich solche Typen mehr als verachte. Seine Geschichte zu erzählen ist so etwas wie der Austausch von Visitenkarten.

»Wegen anderthalb Kilo Speed auf Aussage! Scheiße, Mann, und jetzt bin ich hier gelandet.« Ich bekomme keine Antwort. Das bin ich nicht gewohnt, in den anderen Justizvollzugsanstalten habe ich mir mit diesem Satz meist etwas Anerkennung verschafft.

»Wer ist das da?« Sein Kopf nickt Richtung Leon.

»I-i-ist das dein F-F-Freund?«, fragt mich der stotternde Türke und rotzt mir direkt vor die Füße.

»Nein, Mann, den kenn ich vom Zugang! Der kam auf mich zu!«

»Das i-i-ist ein Opfer, Mann«, stottert er. Die zwei Hornochsen neben ihm grinsen im Kreis. »Ei-ei-ein Opfer! Klar, Mann?«, sagt er wieder. Erst beim zweiten Mal begreife ich, dass dies eine Frage an mich sein soll. Der Wichser stottert nicht nur, sondern kann noch nicht mal richtig reden, und so einer macht mich blöd von der Seite an. Dann fällt mir aber wieder ein, was Jonas mir über Opfer erzählt hat und wie man sich denen gegenüber verhalten muss. Er hat mich genau vor solchen Opfern wie Leon gewarnt.

»Ja, schon«, sage ich in der Hoffnung, dass die das von mir hören wollen. »Aber ich kenn den Typen kaum.«

»E-e-ey, Hässlicher!«, brüllt der Türke zu Leon rüber. »Komm mal her. Der N-N-Neue hat gesagt, dass du Opfer bist.« Auch wenn der Typ stottert, strahlt er eine extreme Selbstsicherheit aus. Leon läuft schweigend auf uns zu.

»D-d-der da sagt, dass d-d-du Opfer bist.«

»Nein, habe ich nicht!«, versuche ich das Ganze abzuwenden. »Keine Ahnung, Mann, ich kenne ihn ja kaum«, sage ich erneut. Ich werde nervös. Was wollen die Penner von mir? Der Türke funkelt mich an. Die Bullen hinter ihm starren auf uns.

»Willst d-d-du sagen, d-d-dass ich lü-lüge, Mann, oder w-was?«

Ich packe Leon an der Schulter und schiebe ihn weg von dem Rudel.

»Ich sag gar nix! Komm, wir gehen.« Ich drehe ab und bete, dass keiner aufspringt und sich uns in den Weg stellt.

»Schau dir die Opfer an ...« Den Rest des Satzes verstehe ich nicht mehr. Ich atme tief ein. Wunderbarer Start. Genau der Psychoterror, den ich befürchtet habe. Täter oder Opfer – das Spiel hat begonnen ...

»Hast du zu denen echt gesagt, dass ich ein Opfer bin, oder was?« Leon ist aufgebracht.

Ich Idiot sage nein, obwohl ich erst ja gesagt habe. Ich hab gar nicht nachgedacht, einfach was gelabert, um gute Stimmung zu machen, Kontakt herzustellen. Keine Ahnung. Und jetzt ist die Scheiße gleich mal am dampfen. Das erste Auftreten ist extrem wichtig. Und ich hab alles falsch gemacht, was man nur falsch machen kann. Verdammter Vollidiot. Ich hätte dem Türken gleich mal eine Faust geben müssen. Doch ich habe viel zu viel Angst vor so etwas. Das ist genau das, was nicht hätte passieren dürfen. Das ist genau das, worauf die lauern!

***

Ich starre durch die Gitter auf die Kuhweide. Seit einer Stunde klebe ich regungslos am Fenster und sehe hinaus, ohne etwas wahrzunehmen. Einfach nur nach draußen sehen, meine Arme vor der Brust verschränkt. Mein Zellennachbar hat mir sein Radio gegeben. Der Empfang ist schlecht, aber hundertmal besser als diese grauenhafte Stille mit dem gelegentlichen Gepolter oder dem Geschrei der Mitgefangenen. Antenne Bayern ist wieder mal der einzige Sender, den ich reinbekomme. Sie spielen gerade das Lied *Hard Life*. Es kriecht mir unter die Haut. Der Sänger hat eine wahnsinnige Stimme. *Hard Life* trifft den Nagel auf den Kopf.

Bibo, der Stotterkönig vom Hofgang, hat mich voll

verunsichert. Der Erste, der mich ohne Grund dumm angemacht hat. Jugendknast halt. Davor haben die anderen gewarnt. Durch die ganzen Horrorgeschichten bin ich total durch den Wind. Draußen läuft der kleine Junge mit seinem Dino-Rucksack über die Kuhwiese, dreht sich um, blickt mich an und verschwindet wie eine Fata Morgana. Dass ich nicht die Fresse aufbekommen habe, macht mich wahnsinnig. Verdammte Scheiße! Als ich auf Crystal war, hatte ich die größte Klappe der Welt. Und jetzt? Nichts! Der Türke stottert, und mein Gehirn setzt aus und fängt auch an zu stottern. Wovor habe ich überhaupt Angst? Davor, dass die mir in die Fresse hauen? Das wird eh früher oder später passieren. Ohne Schlägerei kommt hier niemand durch. Ich muss meinen Mann stehen, darf keine Schwäche zeigen. Aber was ist, wenn die nicht mehr aufhören und mich totprügeln? Beim nächsten Hofgang betoniere ich dem Ersten eine, damit jeder sieht, dass ich kein Opfer bin. Das Risiko, Nachschlag zu bekommen, muss ich wohl oder übel in Kauf nehmen. Aber was, wenn das gar nicht nötig ist und ich auch ohne durchkomme? Es kann doch nicht sein, dass die alle nur auf Stress aus sind?

Meine Gedanken spielen wieder verrückt, mahlen unaufhörlich. Durch das Klicken der Türschlösser werde ich aus meinen Gedanken gerissen. Aufschluss. Duschen! Mich überkommt ein beklemmendes Bauchdrücken; Angst krampft in meinen Eingeweiden. Was passiert jetzt? Ich versuche, mir meine Panik nicht anmerken zu lassen. Ich packe mein Duschzeug und trete auf den Gang. Der Geräuschpegel ist extrem.

Die Dusche ist ein winziger, durchgehend gefliester Raum mit einem kleinen Fenster. Auf der linken Seite befinden sich drei Duschköpfe. Drei Duschköpfe für fünfzig Leute, und zwei Stunden Zeit, in denen sich alle duschen müssen! Gegenüber den Duschköpfen befinden sich einige Haken zum Klamottenaufhängen. In der rechten Ecke lehnt ein Abzieher. Jetzt befinden sich mit mir sechs Leute in der Dusche. Ich fühle mich wie in einem Hühnerstall. Alle reden durcheinander. Keiner von denen kann richtig Deutsch. Als ich an der Reihe bin, unter die Dusche zu treten, ziehe ich blitzschnell die Klamotten aus und dusche in Rekordzeit. Seife brennt in meinen offenen Augen. Ich hetze zum Handtuch, immer auf Habacht, behalte alles und jeden im Auge. Abtrocknen ist nahezu unmöglich. Die nächsten drängen in die Dusche. »Schneller, Mann!«, schreit einer. Ich keuche und schlüpfe halbnass in die Klamotten. Nichts wie raus hier, denke ich. Plötzlich steht der Stotterkönig vor mir.

»Ey, Opfer! Ich habe d-d-dir ja gesagt, d-d-dass wir uns wiedersehen.« Fieses, schräges Grinsen.

»Lass mich in Ruhe, Mann!«, blaff ich zurück, versuche so, ihn einzuschüchtern, und will mich gleichzeitig an ihm vorbeimogeln. Zwei Koffer versperren mir den Weg.

»D-d-du hast wohl nicht verstanden, wie d-d-das hier läuft, Mann! Ein paar von den Jungs kennen d-d-dich von d-d-draußen. D-d-die sagen, du bist ein korrekter Typ. Aber ich glaub, d-d-du bist ein Zinker, stimmt's? Und D-d-du hängst mit den falschen Leuten rum!«

Ich schaue mich um. Ich kenne keinen! Dann geht's schnell. Plötzlich schubst mich einer von hinten. Ich knalle mit dem Kopf gegen Bibo. Bevor ich reagieren kann, bekomme ich zwei harte Schläge, einen auf die Nase, einen gegens Ohr. Ich geh zu Boden. Meine Nase blutet, mein Ohr piepst, Tränen schießen mir in die Augen. Meine Klamotten liegen neben mir auf dem nassen Boden. Plötzlich ist die Dusche leer. Ich stehe auf, drücke mir das Handtuch gegen die blutende Nase, ziehe meine nasse Hose hoch und wanke in Richtung Zelle.

»Ohohooooo. Willkommen in der Hölle!«, schreit mir Bibo hinterher. Nahezu jeder, an dem ich vorbeiwanke, beschimpft oder schubst mich. Endlich in meiner Zelle, setze ich mich aufs Bett. Mein Ohr ist heiß und brennt, das Piepsen wird von einem schmerzenden Druck abgelöst, den Kopf lege ich in den Nacken und drücke vorsichtig an meiner Nase herum. Nix gebrochen wenigstens. Der Schmerz ist ein Witz im Vergleich zu dem Gefühl in meinem Inneren. Abgrundtiefe Wut, Ohnmacht und Panik klatschen sich ab. Ich bin völlig fertig. Ich bete, dass keiner mehr reinkommt.

Die Tür öffnet sich, und ich zucke zusammen.

»Herr Forster, Einschluss! Was ist denn mit Ihnen passiert?«

»Gar nichts, Sie sehen doch, dass alles in Ordnung ist. Machen Sie einfach die Tür zu.«

Was will er hören, der Trottel, dass ich ausgerutscht bin?

Es klopft gegen meine Wand. Ich höre ein Flüstern. »Ey! Ich bin's, der CJ. Komm mal ans Fenster!«

Ich steige auf meinen Hocker. Ich strecke meinen Kopf durch die Gitterstäbe

»Was ist?«, frage ich.

»Du bist ein korrekter Typ, aber mit der Einstellung wirst du nur noch Stress haben, bis sie dich rauslassen. Lass dir nix gefallen, Mann! Geh beim nächsten Aufschluss zu Bibo und zieh ihm irgendetwas über den

Kopf. Du wirst sehen, die lassen dich dann in Ruhe. Du musst dir selber helfen, klar!«

Wortlos lege ich mich aufs Bett. Ich weiß natürlich, dass er recht hat. Das wird jetzt jeden Tag so sein, wenn ich mich nicht wehre. Also reinschlagen oder Opfer sein – tolle Aussichten. Allein der Gedanke, ihn ins Gesicht zu schlagen, an das Knirschen und Knacken von irgendwelchen Knochen oder Zähnen, krampft meinen Magen zusammen und raubt mir den Atem. Ich kann das nicht, nicht wenn ich nüchtern bin, ohne Crystal Meth im Hirn, das dir alle Moral nimmt. Sich verlegen zu lassen, ist auch keine Option; es ist völlig egal, auf welchen Gang ich komme. Die würden wissen, wer ich bin, noch bevor ich mein Bett bezogen habe! Opfer oder Täter? Entscheide dich!

Das Türschloss scheppert. »Forster, guten Morgen.«

Fuck! Ich muss irgendwann weggepennt sein. Ich springe auf, gehe zu meinem Schrank. Hastig packe ich mir eine Thunfischdose und stopfe sie in einen Socken.

»So, jetzt könnt ihr kommen, ihr Wichser«, murmele ich vor mich hin. Dabei schwinge ich meine neue Keule mehrmals im Kreis. Der Wahnsinn nimmt seinen Lauf. Ich verstecke mich hinter der Tür, bin fest entschlossen: Dem Ersten, der hereinkommt, ziehe ich die Dose über den Kopf. Es ist mir scheißegal, alles ist mir scheißegal. Ich könnte heulen, so verzweifelt bin ich, aber jetzt ist keine Zeit für Skrupel.

Die Tür öffnet sich, ich halte die Luft an, die Zähne knirschen ...

»Forster, bist du da?« Es ist Leon. »Forster, Mann, der Wichser hat es voll auf dich abgesehen. Ich habe gehört, dass der beim Abendaufschluss in deine Zelle kommen will und da weitermacht, wo er gestern aufgehört hat. Du musst was unternehmen.«

Ich atme aus und trete hinter der Tür vor. »Ach ja! So was dachte ich mir schon. Am besten geh ich beim Mittagsaufschluss rüber und zieh ihm das verdammte Ding über den Schädel.« Wieder rotiert meine Strumpfkeule durch die Luft. Leon ist begeistert! Noch fünf Stunden bis zum Mittagsaufschluss.

Nervös laufe ich in meiner Zelle auf und ab. Wie ein Tiger im Käfig: Machst du die Tür auf, springt er dich an und tötet dich. Dabei habe ich Angst, wahrscheinlich genau wie der Tiger, der es nicht kennt, eingesperrt zu sein. Ich hab eine Scheißangst. Meine Angst frisst sich durch meinen Körper. Ich zittere, mir ist schlecht. Ich übe, wie ich am besten zuschlage. Einmal muss reichen! Ich will das nicht! Aber was soll ich tun, die lassen mir keine Wahl. Ficken oder gefickt werden.

Um zwölf kommen die Mittagsnachrichten im Radio. Gleich ist es so weit, jeden Moment geht die Tür auf. Meinen Socken habe ich in der Tasche. Die Tür öffnet sich. Der Hausarbeiter, der zwei Köpfe größer ist als ich, blickt zu mir hinunter und grinst: »Gefällt es dir in deiner Zelle, hä? Gleich geht's raus. Guten Appetit!«

Ich nehme mein Essen entgegen. Es gibt Bauerneintopf. Widerlicher Fraß, aber heute hätte mir der weltbeste Döner nicht geschmeckt. Mein Mund ist trocken, mein T-Shirt klebt feucht am Rücken. Ich warte, bis der Beamte zusammen mit dem Hausarbeiter das Essen in die Küche bringt. Mein Puls rast. Mein Herz pocht wie wild, doch ich will mich nicht mehr verstecken. Ich trete aus meiner Zelle, gehe einige Schritte und laufe wieder zurück.

»Fuck, ich kann das nicht, ich kann das nicht!«, heule ich. Mit der Hand schlage ich gegen die Wand. Noch mal nehme ich allen Mut zusammen, federe kurz auf der Stelle, dann laufe ich den Gang hinunter bis zu Bibos Zelle. Das Rattenpack, das an den Türen lehnt, sehe ich kaum, ich habe voll den Tunnelblick. Ich bin nur auf Bibo fixiert. Schweiß läuft mir die Wangen hinunter. Ich atme laut und schnell. Ohne zu zögern quetsche ich mich durch seine Zellentür, die einen Spalt offen steht.

»E-e-ey, d-d-du Opfer, verpiss d-d-dich aus meiner Zelle!«, schreit der König der Stotterer mich an und springt auf. Ich packe meinen Socken aus.

»V-v-verpiss dich, d-d-du Stricher!« Bibo wirft sein Essen nach mir. Ich drehe mich zur Seite weg, und der lauwarme Bauerntopf klatscht mir volles Rohr gegen den Rücken. Im Augenwinkel sehe ich, dass er nach mir treten will. Ich gehe einen Schritt zurück, ziehe auf und schlage ihm den Socken mit voller Wucht gegen die Schulter. Dumpfes Klacken! Er schreit auf und sackt zusammen. Zwei weitere Male schlage ich mit aller Wucht auf seinen Rücken ein, bis er liegen bleibt und stöhnt. Ich lasse kurz von ihm ab, federe zurück. Adrenalin schießt mir durch den Körper. Ich starre ihn an und sehe, wie er nach seiner Gabel greift. Dann trete ich ihm ins Gesicht, knack.

Bibo liegt regungslos am Boden. Ich schnaufe wie ein Ochse, federe immer noch auf der Stelle, bereit, noch einmal zuzuschlagen. Die Sache ist längst vorüber. Was habe ich getan? Dann laufe ich wie im Schockzustand zurück in meine Zelle, sehe nichts und niemanden. Ich glaub, ich muss mich übergeben. Das ist zu viel. Viel zu viel. Ein Beamter steht bereits ungeduldig an meiner

Zellentür. Ich starre ihm ins Gesicht. »Was ist los, Forster? Es ist Einschluss! Los, ab mit Ihnen!«

Immer noch pumpt das Adrenalin durch meine Adern. War es das? War es das gewesen? Wie geht's Bibo, Scheiße, ist der hin oder verletzt? Klar, verletzt, aber wie stark? Arzt? Das muss doch jemand merken. Scheiße, was geht? Ich zwinge mich auf meine Pritsche. Ruhig, Alter, ganz ruhig. Wortlos schließt der Beamte die Türen, eine nach der anderen. Dann fange ich an zu zittern, erst langsam, dann immer stärker. Ich spüre den Wahnsinn. Irgendwas geht kaputt in mir ...

Wahnsinn

Ich erwache mal wieder klatschnass und völlig zerschlagen aus einem Alptraum. Schlaf bedeutet für mich keine Erholung mehr. Ich habe Angst vor dem Schlaf, die immer wiederkehrenden Alpträume nehmen zu, die Gewalt darin eskaliert von Mal zu Mal.

Die Zeit auf Zelle ist ziemlich hart. Ein Fernseher ist Gold wert, um nicht den Verstand zu verlieren. Mit einer Glotze auf Zelle lässt es sich schon ganz gut aushalten. In meiner ersten Haftstation war das kein Problem. Doch hier bekommt man erst einen Fernseher, wenn man Arbeit hat. In den anderen Justizvollzugsanstalten konnte man sich das TV-Gerät vom eigenen Geld leisten. Hier aber nicht. Das hat den Grund, dass viele Gefangene nicht arbeiten wollen oder dafür ungeeignet sind, weil sie während der Arbeitszeit nur Scheiße bauen. Um ihnen das Leben auf Zelle zu erschweren, haben die Herren Beamten diese Regel eingeführt. Theoretisch ist das ja nicht schlecht, in der Praxis sieht das Ganze aber so aus, dass ich in die Röhre beziehungsweise gegen den Schrank glotzen muss.

Ich liege auf meinem Bett. Die Arme hinter dem Kopf verschränkt. Minute für Minute, Stunde für Stunde, Tag für Tag, Monat für Monat. Diese Position ist nicht gerade angenehm, doch meine Arme sind bequemer als der elende Kopfkeil, das sogenannte Kopfkissen, das seinen Namen nicht verdient. Der Keil ist steif und fickt dermaßen meinen Kopf, dass ich mir schon überlegt habe, meinen Schädel so lange gegen die Tür zu donnern, bis ich an nichts mehr denken kann. Ob Seven wohl noch an mich denkt? Ob sie ihr Versprechen hält und jeden Tag um siebzehn Uhr aus dem Fenster schaut und laut sagt, wie sehr sie mich liebt und auf mich wartet? Sie hat mir in einem Brief geschrieben, dass ich jeden Tag aus dem Fenster durch die Gitterstäbe in den Himmel blicken und diese zwei Sätze aufsagen soll. Als eine Art unsichtbares Band, als Zeichen unserer Liebe ...

Ich betrachte mich durch den verkratzten Spiegel. Ich bin verzweifelt, niedergeschlagen, habe Angst – ich muss pausenlos daran denken, was Seven wohl gerade macht. Existiere ich überhaupt noch für sie oder hat sie mich schon vergessen? Vielleicht hat sie schon einen neuen Typen. Ihr Leben geht ja weiter, während meines jetzt auf der Stelle tritt. Ich meine, mir wird hier wahrscheinlich kein Mädchen über den Weg laufen und mir die Sinne rauben. Aber sie? *Aus den Augen, aus dem Sinn*, jetzt spüre ich, was damit gemeint ist, wie es sich anfühlt, auf der Strecke zu bleiben.

Jeden Morgen, wenn ich unsanft vom Beamten geweckt werde, warte ich sehnsüchtig auf die Postausgabe und flehe, dass mein Name genannt wird. Hier drinnen ist jeder Tag ohne Brief wie ein Schlag ins Gesicht. In Freiheit ist es nicht so wichtig, ob du gleich oder erst in der nächsten Woche einen Brief schreibst beziehungsweise brauchst du da keine blöden Briefe zu schreiben. Aber jetzt, hier im Knast, sind Briefe überlebenswichtig. Ohne Briefe hängst du voll in der Luft und bist deinen düsteren Phantasien total ausgeliefert. Briefe sind das Lebenselixier einer anderen, einer lebendigen Welt, ohne das du durchdrehst. Auch wenn man tief drinnen weiß, dass dies alles nur hohles Gerede ist, klammert man sich daran wie ein Ertrinkender an einen Strohhalm, der ja bekanntlich auch nicht hält. Egal, für den Moment ist es lebenswichtig. Ansonsten fühlst du dich verloren, vergessen, überflüssig ...

Durch Sätze wie *Schatz, ich vermisse und liebe dich!* oder *Wir vermissen dich, und wenn du rauskommst, sind wir für dich da und beginnen von neuem!* kann ich mich an meine Illusion von einem Leben nach der Haft klammern.

Oh mein Schatz, es ist so schwer ohne dich. Ich vermisse dich so sehr. Mach dir keine Gedanken. Ich warte auf dich, kümmere mich um Wohnung und Arbeit, und wenn du rauskommst, können wir heiraten und zusammen alt werden.

Ich lese jede Briefzeile immer und immer wieder. Ich kann jeden Brief auswendig, so oft habe ich sie gelesen und die mitgeschickten Fotos angeschaut. Ich hoffe wirklich, dass Seven hält, was sie verspricht, aber ich weiß, sie tut es nicht.

Verdammt, diese Arbeit, von der sie schreibt, ist bestimmt wieder diese Animierbar, sie hat doch nicht mal einen Schulabschluss. Was willst du denn arbeiten, bitte? Das Einzige, was du kannst, ist, alte Säcke zum Trinken zu animieren.

Wenn du mich doch nur einmal besuchen kommen würdest! Du schreibst, dass dir kein Weg zu weit ist, doch die siebzig Kilometer bis zu mir kriegst du nicht hin. Du bist ja nicht mal in der Lage, regelmäßig Briefe zu schreiben und fünfundfünfzig Cent für eine Briefmarke zu investieren. Fünfundfünfzig Cent, Mann, ich habe monatelang Hunderte von Euro pro Tag ausgegeben, und ich bin dir keine fünfundfünfzig fucking Cent wert!

Als ich wieder bei Sinnen bin, starre ich immer noch gegen den Schrank. Den ganzen Tag spielen meine Gedanken verrückt. Jeden Tag, und es hört nicht auf. Ich bin nicht verrückt oder so, noch nicht, aber ich spüre den Wahnsinn jeden Tag ein bisschen mehr. Seit ich dem Schwachkopf Bibo die Keule verpasst habe, geht es ab in meinem Schädel. Ich sehne mich mehr denn je nach einem langweiligen, stinknormalen Leben. Doch werde ich jemals wieder ein normales Leben führen können?

Tag für Tag habe ich Geld aus der Kasse der Autovermietung genommen, und das nur, weil ich Hustler gut dastehen wollte. Weil ich jedem Junk zeigen wollte, dass ich ein Macher bin. Ich weiß nicht genau, wie viel Geld das letztlich war, aber bestimmt an die dreißigtausend Euro. Diese dreißigtausend fehlen jetzt, und das Geschäft ist kurz vor der Pleite. Ich werde mir das nie verzeihen können. Ich bin dafür verantwortlich, dass meine Eltern alles verlieren. Wenn ich es ihnen gestehe, wird mein Vater mich nie wieder sehen wollen, verständlich. Unter Verbrechern gibt es eine Regel: Niemals die Familie bestehlen. Doch genau dort geht es kinderleicht! Auf diese Regel habe ich geschissen. Ich bin eine Ratte.

Ich schiebe die ganze Geschichte einfach auf Seven. Sie ist daran schuld, dass mein Leben den Bach runterging. Das ist auch der Grund, warum ich mit ihr zusammengeblieben bin. Ich gebe ihr die Schuld.

Während ich mir die Wahrheit in meinen Gedanken zurechtbiege, klickt das Schloss. Ich erschrecke! Ich erschrecke immer, wenn das Scheißschloss klickt.

»Forster, Essen!«, ruft der Hausarbeiter.

»Komm schon«, schiebt er brummend hinterher, als ich zögere. Ich greife nach dem Teller. Zum Abendessen gibt es heute zwei mickrige Würste und ein paar Scheiben Brot. Die Prozedur dauert ein paar Sekunden, dann bin ich wieder alleine. Ich weiß nicht, was schlimmer ist – Alleinsein oder Unter-Menschen-Sein. Irre, Idioten, Killer …

»Ey, Arschloch, kauf mir Duschgel und Kuchen!« »Hast du Tabak?« »Rede nicht mit dem, das ist ein beschissenes Opfer!« »Redest du mit dem, bist du auch ein Opfer, klar, Mann?!« Geschwafel von irgendwelchen Arschlöchern, die denken, sie wären der Pimp.

Ich würde gerne jedem von denen die Fresse polieren und meine angesammelte Wut rauslassen. Nur wenn die Tür aufgeht, bin ich gelähmt vor Angst, bin wie versteinert und zittere. Es ist zum Verzweifeln. Ist die Tür verschlossen, kämpfe ich gegen meinen Verstand. Ist die Tür offen, kämpfe ich gegen meine Angst vor den anderen Gefangenen. Ich weiß nicht, was ich tun soll! Ich will weinen, trauern, doch nicht einmal das bringe ich zustande. Ich kann nicht lachen, nicht weinen, nicht wütend sein. Ich kann nichts, gar nichts – ich bin nichts.

***

Ich werde immer mehr zum Opfer. Gegen Bibo habe ich mich zwar bewiesen, aber die anderen fünfzig Gefangenen auf meinem Gang wissen genau, dass ich so etwas nicht noch einmal bringen werde, dass ich eben kein bekackter Schläger bin. *Hau dem Ersten in die Fresse, dann respektieren dich alle*, haben sie gesagt. Innerlich habe ich schon geahnt, dass das nicht so einfach ablaufen wird. Dass ich mich jetzt vor einem Racheakt fürchten muss, noch vorsichtiger sein muss, mich schützen muss.

»Forster, der Hausarbeiter für Haus zwei und drei, dritter Stock, wird in ein paar Tagen verlegt. Haben Sie Interesse an dem Job?«, fragt mich der Beamte, als er beim Abenddurchgang die Zellen kontrolliert.

Hausarbeiter sind meist angesehene, vor allem aber wichtige Posten auf den Gängen. Vielleicht die Chance für mich, aus meinem Dilemma rauszukommen und durch diesen Job Anerkennung zu bekommen.

»Ja klar, mache ich«, antworte ich, ohne groß zu überlegen.

Daraufhin laufe ich zwei Tage mit Jope, dem jetzigen Hausarbeiter, durch mein Revier. Er zeigt mir alles, was wichtig ist.

Die Aufgaben eines Hausarbeiters sind: Gang wischen, Mülltonen ausleeren, die hungrige Meute mit Essen versorgen, Handtücher und Unterwäsche ausgeben und die Duschräume reinigen. Außerdem ist die Tür den ganzen Tag offen. Aber die mit Abstand wichtigste Funktion eines Hausarbeiters ist natürlich das Schmuggeln. Der Hausarbeiter ist so was wie die rechte Hand des Beamten, sozusagen das Bindeglied zwischen Anstalt und Häftling. Der Beamte hat Vertrauen zum Hausarbeiter, der Häftling nutzt das aus.

Wenn das Essen aus der Küche geholt wird, treffen alle Hausarbeiter aufeinander. Das ist der ideale Zeitpunkt für die Übergabe von Drogen, Tätowiermaschinen, Handys, selbstgebastelten Messern – alles kann und wird geschmuggelt.

Die Arbeiten sind schnell erledigt, und so bleibt viel

Zeit, um mit den anderen Hausarbeitern Karten zu spielen. Während des regulären Aufschlusses wird es meine Aufgabe sein, Spülmittel und Putzzeug an alle Häftlinge zu verteilen. Diejenigen, die auf dem Gang etwas zu sagen haben, übergeben mir dann die Schmuggelware. Als Hausarbeiter wird man nur selten kontrolliert. Wenn man allerdings gefickt wird, drohen bis zu zwei Jahre Nachschlag. Das ist der Preis – mir bleibt keine andere Wahl.

Eine Woche später ist es dann so weit. Als neuer Hausler komme ich zunächst ganz gut zurecht. Ich mach keinen auf große Nummer und werde so weit in Ruhe gelassen. Bis zu dem Tag, als ich Tarek, dem Gangchef, unbedachterweise Schweinefleisch zu essen gebe.

Wir sind zur Essensausgabe immer zu dritt unterwegs.

»Moslems bekommen Moha-Kost«, klärt mich einer der Helfer auf. »Ich sage dir, wem du *Moha* und wem du *normal* auf den Teller haust, klar?«

»Okay, klar«, antworte ich.

Anfänglich klappt alles wunderbar, Murat, mein Helfer sagt an, wer Moha-Kost bekommt und wer nicht. Wir sind fast durch.

»Alter, hast du dem gerade Schweinefleisch gegeben?«, fragt Brill, der dritte Mann im Bunde.

»Was, wieso? Ach, du Scheiße – ja!«

Wie von einer Tarantel gestochen rennt Brill zu Tareks Zellentür und hämmert wie wild dagegen. »Alter, nicht essen! Du hast Schweinefleisch auf dem Teller!« Ich stehe vier Zellentüren weiter, wie erstarrt blicke ich auf die verschlossene Zelle. Tarek schlägt von innen gegen seine Tür.

»Du dämlicher Hurensohn, ich bring dich um, Mann!«

Vorsichtig öffnet ein Beamter Tareks Zelle. Der verhältnismäßig kleine Türke stößt den bulligen Schließer einfach beiseite und dampft wild gestikulierend auf mich zu. Sein Blick hat mich längst getötet, er schäumt!

»Du Wichser. Beim nächsten Aufschluss mache ich dich platt!« Sein Zeigefinger lässt keinen Zweifel daran, wen er meint. Tarek brüllt dermaßen laut, dass es der ganze Gang mitbekommt. Alle hämmern wie irre brüllend gegen die Türen. Affenaufstand!

Scheiße, was geht denn jetzt ab?, denke ich mir. Dabei rutscht mir mein Herz in die Hose. Was mache ich jetzt? Verdammt, so eine Kacke!

»Sorry, Mann, das war wirklich keine Absicht!«, rufe ich ängstlich zurück.

»Das ist mir egal, du Opfer – ich ficke dich! Ich fick dich, du dämlicher Wichser!«

Der Beamte drückt Tarek zurück in seine Zelle.

»Ganz ruhig, Forster! Ich versuche Tarek zu beruhigen, machen Sie sich mal keine Sorgen. Und wenn doch was ist, wenden Sie sich einfach an mich.«

Der hat gut reden! Wenn ich den Typen zinke, wird alles noch schlimmer. Ich muss das auf eine andere Art aus der Welt schaffen. Ich nehme mir einfach wieder meine Sockenschleuder mit der Fischdose. Ich werde mich bei Tarek entschuldigen, und für den Fall, dass er auf mich losgeht, hau ich ihn einfach um. Entweder er oder ich.

Wieder nagt der Wahnsinn an mir. Ich bin total nervös, kann nicht eine Sekunde ruhig halten. In meiner Zelle laufe ich auf und ab. Ich zittere wieder am ganzen Körper. Oh Mann, warum gerade wieder ich – ich wollte doch endlich Ruhe haben, und jetzt die Scheiße mit dem durchgeknallten Tarek! Sobald ich seine Zelle betrete, muss ich ganz gelassen sein. Die Ruhe selbst, ihn mit meiner Souveränität beeindrucken.

Punkt siebzehn Uhr öffnen sich die Türen. Schon bin ich vor seiner Zelle, umfasse den Strumpfhals in meiner Hosentasche und atme tief durch.

»Tarek, Alter, ich bin hier, um mich zu entschuldigen.«

Tarek, der gerade seine Zelle verlassen will, packt mich am Arm und zieht mich in sein Zimmer. Dann baut er sich provokant vor der Tür auf. Er stiert mich an, wippt ganz leicht auf den Zehen, die Fäuste geballt.

»Was ist los mit dir? Du gibst einem Moslem Schweinefleisch? Bist du behindert, oder was? Ich sollte dich gegen die Wand klatschen!«

»Es tut mir echt leid. Ich habe nicht aufgepasst. Ich habe das nicht mit Absicht gemacht, Tarek.«

Tarek bewegt sich nicht, starrt mich weiter an. Eine gefühlte Ewigkeit geht das so. Ich versuche, einigermaßen die Ruhe zu bewahren, meine Hände sind klatschnass. Keine Ahnung, wie und ob ich reagieren soll, ich kann ihn nicht einschätzen. Geht er gleich auf mich los, oder entspannt er sich und klatscht mich ab – wohl kaum. Die Hand an der Socke krampft zu, ich bete.

»Pass auf, was du machst, Mann«, zischt er mir schließlich zu. »Das nächste Mal bist du tot! Und jetzt raus hier!«

Wortlos verlasse ich seine Zelle, mein Puls rast auf dem Weg zu meiner Zelle.

So kann das nicht weitergehen! Ich muss mir etwas einfallen lassen. Mir ist von morgens bis abends kotzübel, ich habe ständig Angst, kann nicht richtig schlafen. Und wenn ich schlafe, zerlege ich im Traum irgendwelche Leute. Ich werde langsam, aber sicher wahnsinnig, verrückt! Mein Puls ist ununterbrochen auf hundertachtzig. Der Psychodruck bringt mich an meine Grenzen. Denk nach, Forster, denk nach – solange du noch denken kannst! Ich überlege und überlege, bis sich schließlich eine Idee auftut.

Propellergang

Hallo, Mama, hallo, Papa, und hallo, kleiner Bruder,

unter Tränen schreibe ich euch diesen Brief. Immer wenn ich euch sehe, versuche ich stark zu sein, mir nichts anmerken zu lassen. In Wahrheit geht es mir richtig beschissen. Ich bin ein sogenanntes »Opfer« und werde ständig unterdrückt. Ich habe ständig panische Angst. Ehrlich gesagt spiele ich jeden Tag, jede Stunde mit dem Gedanken, Schluss zu machen. Ich wollte euch dies nie sagen, aber ich weiß nicht mehr ein noch aus. Lange halt ich nicht mehr durch. Ich kann einfach nicht mehr, ich halte das nicht aus. Außerdem habe ich Angst, dass ich den Verstand verliere. Jede Nacht liege ich wach oder falle in Alpträume. Ich kenne mich selbst nicht mehr. Ich sehne mich fast danach, mich aufzuhängen oder mir die Pulsadern aufzuschneiden und endlich Ruhe und Frieden zu finden. Dass dies das Ende wäre, wird mir immer gleichgültiger. Ich glaube, ich überstehe keinen weiteren Monat. Eure Briefe und Besuche geben mir wirklich sehr viel Kraft. Es ist alles, was ich habe. Ich will ja durchhalten, aber ich kann einfach nicht mehr. Sosehr ich auch nach einem anderen Weg suche, ich finde ihn nicht. Von den Beamten ist auch keine Hilfe zu erwarten. Die haben keine Ahnung, was hier hinter verschlossenen Türen abgeht.

Dieser Brief ist der letzte, den ich euch schreiben will. Es tut mir so sehr leid. Ich möchte mich von ganzem Herzen für den Kummer, den ich euch bereitet habe, entschuldigen. Ich hoffe, ihr könnt mir eines Tages verzeihen. Vielleicht ist es auch für euch das Beste, und ihr findet so schneller wieder eure Ruhe. Außerdem hoffe ich, dass ich für Joris ein abschreckendes Beispiel bin und er einen anderen Weg einschlagen wird als ich und niemals so einen Scheiß baut, wie ich es getan habe. Vielleicht hat das Ganze dann so seinen Sinn gehabt.

Ich werde euch immer lieben, egal wo ich bin!

Euer Dominik

Diesen Brief reiche ich noch am gleichen Abend im Beamtenbüro ein. Natürlich habe ich nicht wirklich vor, mich umzubringen. Natürlich weiß ich, dass die Post gelesen wird, ehe sie rausgeht. Also versuche ich, dick aufzutragen, eine andere Sprache sprechen die Justizbeamten und die Knastpsychologen anscheinend nicht. Ich bekomme keinen Fernseher, obwohl ich seit Monaten arbeite. Wochenlang warte ich auf Gespräche mit dem Psychologen, bei denen dann am Schluss nichts, absolut NICHTS herauskommt. Zu einem Beamten kann ich natürlich nicht wirklich gehen, weil die dann nicht mich, sondern denjenigen verlegen, der mich bedroht oder mir Stress macht. Würde ich also Namen nennen, hätte ich erst richtig Ärger am Hals. Die Sache ist an sich aussichtslos. Der psychische Druck, der auf mir lastet, ist enorm.

Nach Abgabe des Briefes dauerte es keine zwei Stunden, bis die Psychologin in meine Zelle stürmt.

»Herr Forster, wir sollten reden, denken Sie nicht?« Sie blickt mich besorgt und ernst an. Ich denke mir meinen Teil, lasse mir aber nichts anmerken. »Wissen Sie, Herr Forster, es gibt für alles eine Lösung. Das mag sich etwas abgedroschen anhören, aber wir finden eine

Lösung, glauben Sie mir.« Sie lächelt mich aufmunternd an.

Ich schweige sie an und versuche, deprimiert zu gucken.

»Hören Sie, Herr Forster. Ich denke, wir werden Sie gleich morgen von hier verlegen. Was halten Sie davon?«

Noch ein Versuch, Zuversicht zu vermitteln. Ich lasse sie abblitzen, wende mich ab, starre zum Fensterloch.

»Wir machen jetzt Folgendes, Herr Forster. Sie und ich – wir beide machen jetzt einen Vertrag. Einverstanden?« Schweigen. »Sie versprechen mir, dass Sie morgen früh noch am Leben sind, und ich verspreche Ihnen, dass Sie morgen hier vom Gang wegkommen. Wollen wir das so machen, ja? Was denken Sie?«

Ich schenke ihr eine Minimalreaktion und lasse ein Schulterzucken raus.

Dann beende ich den Monolog der Psychologin und seufze: »Einverstanden, ich verspreche es.«

Es ist ein Spiel. Der Psychologin geht es nicht wirklich um mich, ich weiß das. Sie wollen sich aber keine Negativschlagzeilen mehr leisten. Als ich in Nürnberg in der Schubzelle saß, habe ich nämlich genau so einen Zeitungsbericht gelesen. Dabei ging es um einen Jungen, der Selbstmord begangen hat, indem er das Gas von zwanzig Feuerzeugen durch eine Tüte inhalierte. Über Monate hinweg war er von Mitgefangenen geopfert worden. Als Rettungskräfte versuchten, den Jungen wiederzubeleben, hämmerten die Insassen des gesamten Zellenblocks gegen die Stahltüren Applaus. Nix als kranke Affen!

Die Psychotante hält Wort. Ich komme zu den psychisch labilen Gefangenen, genauer gesagt auf den Westgang. Unter den Jugendlichen wird er der Propellergang genannt. Propeller, weil hier alle am Durchdrehen sind. Hier landet man, wenn man versucht, sich umzubringen. Für die anderen Häftlinge gelten grundsätzlich alle hier als Opfer.

Als ich jedoch den Gang betrete, bin ich tierisch erleichtert. Zum ersten Mal fühle ich mich nicht sofort in der Defensive oder herausgefordert.

»So, Herr Forster. Auf diesem Gang herrscht Ruhe. Wenn Sie hier Ärger machen, kommen Sie sofort zurück in den Zellenbau oder in den Mittelgang, verstanden?«

Ich komme in eine Dreimannzelle. Meine Zellenkollegen heißen Hägger und Peiler. Peiler ist auf dem Propellergang, weil sie ihn in einen Industrietrockner gesteckt haben. Warum Hägger hier ist, hab ich nie erfahren. Er scheint allerdings ziemlich friedlich zu sein. Er hat ein ehrliches Gesicht. Peiler dagegen ist ziemlich mürrisch, aber mit den beiden komme ich schon zurecht.

Ab jetzt muss ich viermal täglich Medikamente nehmen und einmal wöchentlich an einer Psychogruppe teilnehmen. Einige Teilnehmer sind echt schräg drauf: zum Beispiel Frederik Wilhelm Hönisch. Hönisch ist knapp zwei Meter groß und sitzt wegen Körperverletzung. Aber Hönisch heißt nicht mehr Hönisch, sondern nennt sich Silvana und will auch so angesprochen werden. Er oder sie ist also eine Frau. Eine Frau mit Pimmel allerdings. Gut nachvollziehbar, dass Herr Silvana auf dem Propellergang liegt und nicht den wilden Affen zum Fraß vorgeworfen wird.

Dann gibt's da noch den Grünacker. Der hat acht Jahre bekommen, weil er Mittäter in einem Mordfall ist. Mittäter deshalb, weil er auf sein Opfer eingestochen hat, lange nachdem es schon tot war. Man ging davon aus, dass er das getan hatte, um zu einer Bande zu gehören. Aus ihm ist gar nichts rauszubekommen. Als er eingesperrt wurde, klagte Grünacker über extreme Halsschmerzen. Er würgte und kotzte in einer Tour. Er wurde schon mehrere Male gründlich untersucht, doch hatte man anscheinend nie etwas gefunden. Nach zwei Jahren Gekotze und Gewürge wurde er dann doch operiert, Gerüchten zufolge eher deshalb, damit er endlich seine Jammerwaffel hält. Seitdem trägt er eine acht Zentimeter lange Narbe am Hals wie eine Auszeichnung.

Die kommenden zwei Monate verbringe ich damit, mich mit Grünacker zu prügeln. Jeden Tag, volle Kanne, nur nicht ins Gesicht, damit die Beamten nichts merken. Mein ganzer Körper ist irgendwann mit blauen Flecken übersät. Warum wir das machen, kann ich gar nicht sagen, es gab zumindest nie einen Anlass. Hat sich irgendwann so ergeben, Grünacker hat damit angefangen. Während einer Psychogruppe verpasste er mir eine, als die Psychologin nicht hinschaute, und seitdem prügeln wir uns eben. Immer wenn wir uns treffen, gibt es Schläge, volle Wucht, nur Körpertreffer sind erlaubt. Auch das ist nicht abgesprochen, hat sich ebenfalls so ergeben. Irgendwann habe ich aufgehört, mir Gedanken darüber zu machen. Ich muss allerdings zugeben, dass unsere Prügeleien sich irgendwie gut anfühlen, irgendwie befreiend. Was mich zunächst genervt hat, fing mit der Zeit an, Spaß zu machen. Angst hatte ich dabei zu keinem Zeitpunkt, weil die Beamten eh nichts gemerkt haben.

Trotz dieser Prügeleien mit Grünacker fühle ich mich zumindest auf diesem Gang in Sicherheit.

***

Ich arbeite mittlerweile seit drei Monaten in der Küche. Die anfänglichen Stressbacken wurden rausgeschmissen, und bis zu meiner Entlassung werde ich die Zeit so schon rumbekommen. Falsch gedacht!

»Los, Jungs, die Essenswagen sind da. Die spülen sich nicht von alleine!«, brüllt uns der Beamte lauthals an.

Zum Spülen werden fünf Leute benötigt. Zwei Spüler, die die Behälter, die in den Essenswagen verankert sind, ausleeren und in die Waschstraße schieben, einer, der die Essenswagen mit einem Schlauch abspritzt, einer, der sie trocknet, und einer, der die Behälter wieder aufräumt. Normalerweise machen den Drecksjob die Neuen in der Küche. Da allerdings immer ein reger Wechsel in den Arbeitsbereichen herrscht, gehört man relativ schnell zu den alten Hasen und muss nicht mehr spülen. Relativ deswegen, weil es schon auch Spezialisten gibt, die dauernd spülen dürfen. Denn wie überall gilt auch hier das Recht des Stärkeren: »Wenn du nicht auf die Fresse willst, spülst du!«

Ich spüle also quasi freiwillig. Ich gehöre zwar längst nicht mehr zu den Neuen, doch bevor ich mich auf der Toilette prügeln muss, um meinen Status zu erkämpfen, und mit Sicherheit mächtig eins auf die Glocke bekomme, trockne ich lieber die Wägen weiterhin ab. So habe ich mit den Starken keine Probleme und kann in Ruhe meine Zeit absitzen. Ich stehe eh schon auf der Opferliste, weil ich seit meiner Verlegung als Zinker gelte. Und da ich jetzt auf dem Propellergang liege, versuchen mich eh alle zu unterdrücken, wo es nur geht, pissen zum Beispiel in meine Schuhe, wenn ich nicht da bin. Einfach bisschen Spaß im öden Knastalltag und abends was zu erzählen haben, sich auf die breite Brust trommeln.

Opfer werden ständig unterdrückt, erpresst und geschlagen. Wenn einer das Maul aufmacht, wird das sofort auf der Toilette *geklärt*. Ein zweites Mal macht nur selten einer das Maul auf. Die Beamten haben ihre Scheuklappen auf oder kapitulieren vor dem, was immer schon so war und immer so sein wird. Außerdem kann ich mir vorstellen, dass auch mancher Beamte sich ungern mit dem ein oder anderen von den Gewalttätern oder den eingeschworenen eiskalten Russen anlegen wollen. Die sehen nichts, und wenn sie doch mal etwas sehen, machen sie dumme Scherze.

»Na, spielt ihr schön?«, rufen sie dann, wenn auf der Toilette gerade mal wieder an die Regeln erinnert wird.

Mir geht das alles so auf den Sack! Ich würde gerne helfen, nur kann ich mir nicht einmal selber helfen. Deswegen beginne ich damit, den Starken in die Suppe zu spucken, und das meine ich wörtlich. Das Essen für die starken Jungs müssen in der Küche nämlich die Opfer zubereiten. Manchmal gelingt es mir sogar, ihnen irgendwelche Fäkalien unter das Essen zu mischen. Kurz bevor ich entlassen werde, lass ich die Bombe platzen, das wird ein Freudentanz! Dann werde ich ihnen erzählen, dass sie das letzte halbe Jahr alle miteinander Scheiße gefressen haben! Jeden Tag Scheiße oder zumindest meine Rotze.

Hägger, der jeden Tag den Laufburschen spielen muss, und wenn er nicht spurt, mit der Klobürste die Zähne geputzt bekommt, rate ich: »Rotz ihnen in den Tee.« Was Hägger dann auch tut, nur leider bemerkt einer von denen das. Die Folgen sind bittere Überstunden auf der Toilette!

***

Wir sind mal wieder mit dem üblichen Spülvorgang fertig, und ich will gerade gehen, als mich ein Dampfstrahler voll am Rücken erwischt. Vor Schmerz schreie ich auf.

»Was zum Teufel …«, brülle ich und drehe mich um.

Farin steht vor mir und lacht. Er sitzt bereits seit vier Jahren und gehört definitiv zu den alten Hasen. Er kennt so ziemlich alle, und alle kennen ihn, alle respektieren ihn. Farin ist ein echter Sadist, ihm macht es richtig Spaß, andere zu quälen!

Ohne groß zu überlegen, greife ich mir den zweiten Strahler und schieße zurück. Damit hat er wohl nicht gerechnet. Da flippt er völlig aus und verpasst mir eine, und ich torkle ein paar Schritte zurück. Es ist still! Die Küche ist komplett leer. Nur Farin und ich. Alle sitzen bereits im Aufenthaltsraum.

»Du Opfer, Mann, weißt du nicht, wer ich bin?«, dreht er auf und kommt auf mich zu.

Mein Puls rast. Die Panik ist sofort wieder da, aber da ist auch etwas anderes, etwas Neues. Jetzt reicht's!

Ich greife nach einem riesigen Schöpflöffel.

»Jetzt ficke ich dich, du dämlicher Wichser! Ich schlag dir den Schädel zu Brei, du Assi!«

Ich ziehe auf und knalle ihm die Kelle direkt gegen die Stirn. Ich höre einen dumpfen Knall, und noch bevor Farin auf dem Boden aufschlägt, haue ich erneut zu. Ich führe die Kelle wie einen Vorschlaghammer. Mit voller Wucht dresche ich auf seinen Kopf ein, wieder und wieder und wieder, so lange, bis sein beschissener Schädel knackt und sich sein Blut über die Fliesen verteilt. Mit Schaum vor dem Mund stehe ich über ihm und spucke auf den blutigen Brei unter mir …

Farin schlägt mich erneut ins Gesicht.

»Du Opfer, was ist jetzt?«, provoziert er mich. Er ist sich sicher, dass ich eh nichts tun werde.

Mein rechter Arm schwingt den Schöpfer. »Jetzt ficke ich dich!«, wiederhole ich mit ruhiger Stimme.

Farin entgleist für einen Moment die Mimik, und er wird richtig bleich, starrt auf die riesige Kelle in meiner Faust.

Obwohl alles rasend schnell geht, schießen mir tausend Gedanken durch den Kopf. Was ist, wenn ich zuschlage und er nicht wieder aufsteht? Was passiert dann mit mir?

Für einen Totschlag im Knast gibt es locker zehn Jahre extra. Zehn weitere Jahre!

»Scheiß drauf! Leck mich doch ...«

Ich werfe den Schöpfer beiseite, drehe mich um und gehe. Ich kneife! Wie immer.

Farin bekommt wieder Farbe und ruft mir siegessicher hinterher: »Du beschissene kleine Pussy! Du Opfer, pass bloß auf, Mann!«

Während ich gehe, bereue ich, dass ich nicht zugeschlagen habe. Seit ich hier bin, leide ich immer mehr darunter, mich nicht zu wehren. Gedemütigt zu werden ist gar nicht so das Problem, es sich gefallen zu lassen wird zunehmend zum Problem. Ich hasse mich Tag für Tag mehr. Hasse mich dafür, dass ich Wichsern wie Farin nicht endlich den Schädel einschlage. Wie ein Killervirus arbeitet diese Feigheit Tag für Tag in meinen Eingeweiden. *Domi ist ein verdammter Feigling!*, dröhnt es in meinem Schädel. Ich werde wieder immer mehr zu dem kleinen Jungen mit dem Dinosaurierrucksack, der sich ängstlich und hilflos rumschubsen lässt. Ich hasse diesen Zwerg, will mich nicht mehr schubsen lassen, träume davon, endlich wie ein Hulk zu explodieren und diesen ganzen Mackern den Arsch aufzureißen. Der Hass gärt in mir, und das Schlimme ist, ich weiß, dass ich nicht explodieren werde.

Am Tag darauf verweigere ich die Arbeit.

Daraufhin komme ich in einen neuen Funktionsbereich und baue Bobby-Cars zusammen.

»Hey, du musst der Neue sein. Ich bin Jonael. Komm her, ich zeig dir, wie alles funktioniert.«

Jonael scheint mir ein ganz cooler Typ zu sein. Er ist nicht besonders groß, etwa eins fünfundsechzig, und dünn, richtig dünn, wie einer auf Chemie! Er trägt einen Seitenscheitel und ein Ziegenbärtchen. Er sitzt wegen Drogen ein, das merke ich sofort.

Wegen was genau, verrät er mir allerdings nicht. Vier Wochen arbeite ich Tag für Tag neben Jonael. Hauptgesprächsthema sind natürlich Drogen.

Im Gegensatz zu den anderen ist er korrekt. Er fragt mich öfter, was ich auf dem Propellergang verloren habe, weil dort doch nur Leute seien, die von Mithäftlingen geopfert wurden. Ich erkläre ihm, dass ich einen Selbstmordbrief an meine Eltern geschrieben habe, um schneller auf Therapie zu kommen. Vom Stress auf meinem Gang sage ich nichts. Er selbst sitzt auf dem Mittelgang. Der Mittelgang ist heftig, die Häftlinge dort sind ausschließlich in Gemeinschaftszellen untergebracht. Vier- bis Zehnmannzellen, die in drei verschiedene Aufschlüsse eingeteilt werden. Aus Sicherheitsgründen, denn Gewalt und Erpressung regiert hier genauso wie im Zellenbau.

Was den Hauptbau, sprich den Mittelgang, so schlimm macht, sind die Einschlüsse in den Gemeinschaftszellen.

Bist du da ein Opfer, bist du ständig in Gefahr. Jonael hat mir erzählt, dass sie in seiner Zelle einen Neuen bekommen haben. Sie nahmen ihm sein Essen ab, sperrten ihn über Nacht in die dunkle Toilette und prügelten ihn anschließend wieder aus dem Schlaf. Sie prügelten ihn mit der Klobürste, pissten ihm aufs Kopfkissen, zwangen ihn, Scheiße zu fressen, und so weiter. Als krönenden Abschluss haben sie ihn dann angeblich noch mit Bodendesinfektionsmittel übergossen und angezündet, und das, während sie mit ihm eingeschlossen waren. Wie krank muss man sein? Im Zellenbau haben die Opfer wenigstens während der Einschlusszeiten ihre Ruhe.

Die meisten *normalen* Menschen glauben vermutlich, dass es im Jugendstrafvollzug relativ behutsam und pädagogisch zugeht, während der Erwachsenenvollzug knallhart ist. Knast light. Kann sein, dass das vielleicht sogar so gedacht ist, aber da hat man die Rechnung ohne das jugendliche Testosteron gemacht. Gewalt ist die Sprache im Jugendknast, da kann man so viel Pädagogik reinpacken, wie man will.

Schon klar, dass es bei den Großen richtig zur Sache gehen kann, und wenn das der Fall ist, ist Schluss mit lustig. Allerdings nur dann, wenn du einen auf dicke Hose machst, dich der Gemeinschaft nicht beugst, dich mit den falschen Leuten anlegst, Zinker oder Kinderschänder bist oder Knastschulden machst. Im Jugendknast ist das ganz anders. Die kommen in deine Zelle, zu fünft, zu sechst. Sie wollen dir Angst einjagen, sie wollen dich bestehlen und erpressen, sie wollen dir wehtun, einfach nur, weil du da bist. Dass dir ein Beamter helfen kann, geschweige denn, dass er davon Wind bekommt, ist sehr unwahrscheinlich. Überwachungskameras gibt es nur auf dem Gang. Der Beamte macht keine Kontrollgänge. Er sitzt in seinem Büro, trinkt Kaffee und glotzt hin und wieder auf seinen Bildschirm. Und weil auf dem Monitor alles friedlich aussieht, hat der Beamte seinen Job gut gemacht.

***

Meine einzige Chance, frühzeitig aus dieser Hölle zu entkommen, besteht darin, eine Therapie zu machen. Als Verurteilter nach dem Paragraphen fünfunddreißig des Betäubungsmittelgesetzes hat man das Recht, nach der Verbüßung eines Teils der Haftstrafe den Rest der Strafe in einer stationären Therapieeinrichtung zu verbringen. Auch mir war diese Möglichkeit in meinem Gerichtsurteil eingeräumt worden, und so sehe ich darin die einzige Chance, aus dieser Gedanken- und Angsthölle rauszukommen. Da den Antrag jedoch die knastinterne Drogenberatung bewilligen muss und die sich nicht gerade ein Bein ausreißt, kann es gut und gerne ein Jahr dauern, bis so ein Antrag bearbeitet wird.

Bei mir geht das allerdings bedeutend schneller, denn mein *Abschiedsbrief* hat mir nicht nur dabei geholfen, auf den Propellerflügel verlegt zu werden, er hat auch den Therapieantrag enorm beschleunigt.

Therapie

Ich liege reglos in meinem Bett. Draußen wird es langsam hell. Wieder habe ich eine schlaflose Nacht hinter mir, aber heute fühle ich mich dennoch gut, beinahe beschwingt. In wenigen Stunden geht es für mich auf Therapie, nach einem Jahr. Endlich raus hier!

Was Therapie ist und was dort gemacht wird, ist mir ehrlich gesagt völlig egal.

Mit den Drogen will ich sowieso nicht aufhören! Mein einziges Ziel ist es, hier rauszukommen. Und wenn Therapie der Preis dafür ist, dann zahle ich den gerne.

Mein Mitgefangener im Stockbett unter mir schläft tief und fest und gibt im Minutentakt kleine Schnarcher von sich. Sehnsüchtig warte ich darauf, dass sich ein letztes Mal die Tür öffnet. Ein letztes Mal! Ich starre gegen die Decke und träume mit offenen Augen. Alles wird gut!

Jetzt noch sechs lockere Monate Therapie absitzen und dann werde ich wieder richtig frei sein.

Dann klappert endlich die Tür, das meistgehasste Geräusch erwärmt nun mein Herz. »Forster, aufwachen! Fertigmachen. In einer Stunde müssen Sie auf Kammer sein!«

Wenn ich diesen Satz in der Vergangenheit gehört habe, ist es mir jedes Mal eiskalt den Rücken hinuntergelaufen. Die Angst davor, was auf mich warten würde; wieder eine neue Hölle?

Diesmal nicht! Man hätte mir keine größere Freude machen können.

Auf Kammer bekomme ich meine Klamotten und fünfhundertneunzig Euro, für die ich acht Monate fast jeden Tag gebuckelt habe. Ein Beamter begleitet mich auf meinem letzten Weg. Er öffnet ein Tor nach dem anderen, und mit jedem Tor hüpft mein Herz ein bisschen mehr. Freiheit, ich komme! Ich kann es kaum glauben und noch weniger erwarten, ich drehe fast durch! Auf einen Schlag soll der ganze Spuk vorbei sein!

Körperlich habe ich die Haftzeit überstanden. Irgendwie war ich immer an der Grenze zum Opfer, bin aber nie eines geworden. Keine Ahnung, warum. Ich war immer zwischen den Welten, und so sind mir das meiste und die richtig üblen Dinge erspart geblieben. Opfer sind der Sandsack, auf den man eindrischt, um zu zeigen, wie hart, wie skrupellos, wie krass man ist. Anerkennung, Langeweile, Sadismus, Frustabbau und was da alles mit reinspielt. Ich weiß nur, dass es jede Menge von diesem Zündstoff im Jugendknast gibt. Jede Menge!

Rückblickend würde ich meine Haftzeit als hart, als furchterregend, verrückt, zutiefst verstörend und traurig bezeichnen. Nur selten gab es was zu lachen, und so genoss ich die Eselei meines letzten Tages in Haft aus vollem Herzen. Wenn ich einen Aufsatz *Mein schönster Tag im Knast* schreiben müsste, dann wäre es definitiv dieser letzte: Grünacker hatte mich mit Mehl und Öl attackiert. Das Ende vom Lied war, dass wir uns beide, eingeölt und voller Mehl, vor dem Stationsbeamten kichernd wie kleine Kinder rechtfertigen mussten. Wir hatten natürlich keine Ahnung, wie das passieren konnte. Da musste selbst der Beamte etwas schmunzeln.

Dann ist es endlich so weit. Seit Beginn meiner Haft habe ich mich jede Sekunde nach diesem Moment gesehnt. Frei sein! Was das wirklich bedeutet, weiß ich jetzt. Es ist so unglaublich wertvoll, sich frei bewegen zu können. Ein Spaziergang im Park, frei atmen, sich auf dem Boden wälzen, Blätter, Beeren, Steine anfassen können. Eine Tür, ein Fenster einfach und ohne nachzudenken öffnen zu können! Klingt nach nichts Besonderem, ist aber alles, was zählt!

Das Tor öffnet sich. Ich gelange vom Schatten ins Licht. Die Sonne blendet extrem. Meine linke Hand benutze ich als Sonnenschutz. Ich kann sie förmlich hören, die Engel, die mich mit ihren lieblichen Stimmen willkommen heißen. Ich atme tief ein und wieder aus. Ein enormes Glücksgefühl durchströmt mich. Ich weiß gar nicht, was ich jetzt zuerst anstellen soll. Ich kann machen, was ich will, egal wo und egal was, niemand kann mich hindern, denn ich bin endlich wieder frei, frei, frei!

Hinter mir fällt das riesige Tor ins Schloss und reißt meine Engel mit! Ich stehe da, alleine wie noch nie, und mir wird klar, einen Teufel kann ich tun. Von wegen machen, was ich will! Was ich will, weiß ich, aber das kann ich mir definitiv abschminken, sonst öffnen sich die Tore hinter mir schneller wieder, als sie sich geschlossen haben.

Ich werde von einem kleinen, schmalen jungen Mann mit Brille abgeholt. »Hallo, ich bin Olaf, ich bringe dich jetzt ins Himmelhaus nach Wankendorf«, meint er mit überzogener Freundlichkeit und reicht mir die Hand.

»Äh, bitte wohin?«, erwidere ich.

Olaf ist ein Zivildienstleistender. Extrem höflich und die ganze Zeit freundlich am Grinsen, für mich noch ziemlich ungewohnt.

»Nach Wankendorf, zur Therapie. Wir nennen es das Haus des Himmels! Komm zum Auto, bitte.«

Stirnrunzelnd torkele ich hinter Olaf her. Das mit dem Himmelhaus kann ich gerade nicht so wirklich verarbeiten. Aus der Hölle in den Himmel, das muss ein makabrer Scherz sein.

Im Auto stellt er mir haufenweise Fragen, die ich, wenn überhaupt, nur mit Wortfetzen beantworte. Ich bin gerade hin und weg von der Natur, auch vom Grünstreifen neben der Autobahn. Diese ganzen Farben, die Luft, die durchs offene Fenster hereinweht, sind so wundervoll.

Kurz darauf wird mir kotzübel. Autofahren fühlt sich für meine Innereien sehr, sehr ungewohnt an, und Olaf fährt wie einer aus dem Computerspiel GTA, was eine fünfzehnminütige Kotzpause am Seitenstreifen zur Folge hat.

»Geht es wieder, Dominik? Kann ich dir irgendwas Gutes tun?«, fragt Olaf besorgt vom Fahrersitz aus.

»Wenn wir einen Döner essen könnten, wäre das echt dufte«, schnaufe ich und reibe mir mit meinem Ärmel die Kotze aus dem Mundwinkel.

Olaf schüttelt lachend den Kopf. »Nein, nein, das geht nicht! Du bekommst in Wankendorf was zu essen.«

Ich denke an fetttriefende Pommes und Milchshake, an Burger und Torte, die ich mir in die Futterluke reinpfeffern möchte, bis mir der Hosenknopf platzt!

»Fuck yeah, so muss das wohl sein; weißt du, was es heute gibt?«

»Ja, es gibt Gemüseauflauf.«

Wir fahren eine ganze Weile auf einem kleinen Weg, bis wir auf ein riesiges Grundstück einbiegen. Das Himmelhaus macht seinem Namen alle Ehre: eine kleine alte Villa mit Schrägdach. Das Ganze ist an einen gigantischen Neubau mit Glasfront gekoppelt. Umgeben ist das Haus von einem riesigen Garten und ... na klar: einem Volleyballfeld.

Alles in allem ein sehr beeindruckender Anblick, besonders für jemanden, der zuletzt nur sehr gefiltert gesehen hat. Alter, wenn das zum Therapiemachen dazugehört, bin ich dabei!

Von innen ist das Haus supermodern eingerichtet. Es gibt sogar einen Beamerraum zum TV-Glotzen. Einen Beamer!

Als ich das Haus betrete, werde ich von allen sehr herzlich begrüßt, was mir unangenehm ist und irgendwie komisch vorkommt. Das ist gerade der volle Schock für mich. *Es gibt also doch einen Gott*, denke ich mir! Aber das ist natürlich falsch gedacht.

Im Himmelhaus gibt es an die hundertachtzig Verhaltensregeln, deren Missachtung mit ebenso vielen Sanktionen bestraft wird. Es wird dir vorgeschrieben, was gegessen wird, wann gegessen wird, wie lange gegessen wird, was wann im und ob überhaupt TV gezeigt wird, wann Bettruhe ist! Es gibt allein zwanzig Regeln zum Rauchen. Wann und wo geraucht wird. Wie viel geraucht wird, im Extremfall mit Strichliste. Wenn du keinen eigenen Tabak hast, hast du Pech gehabt, denn Leihen ist nicht! Leiht dir jemand Tabak oder etwas anderes, stehst du bei diesem in der Schuld und schreibst ihn womöglich nicht auf. Aufschreiben bedeutet dabei

Folgendes: Die hundertachtzig Regeln gelten immer! Vergisst ein Klient, seine Schuhe auszuziehen, oder isst einen Apfel außerhalb des gekennzeichneten Bereichs, wird sein Vergehen an eine Tafel geschrieben. Dabei werden der Name, gegen welche Regel verstoßen wurde und wer den Regelverstoß entdeckt hat, aufgeschrieben. Das schlimmste Vergehen hinter Gittern war, jemanden anzuschwärzen. Das wurde mir knallhart und deutlich vermittelt. Hier wird aber genau das von mir verlangt.

Diverse Gruppen und arbeitstherapeutische Maßnahmen bestimmen meinen künftigen Tagesablauf. Ein Psycho-Bootcamp der Extraklasse.

Ich würde am liebsten gleich wieder die Fliege machen, aber ich will nicht wieder zurück. Nicht zurück in die Hölle. Also rein ins Himmelhaus, also Augen zu und durch. Um nicht groß aufzufallen, sage ich die ersten Tage keinen Ton und unterhalte mich mit niemandem. Ich fühle mich total unwohl.

***

Nichtsahnend und wie immer teilnahmslos sitze ich in der Großgruppe. Es wird gerade darüber diskutiert, ob ein Klient in die Stadt darf. Er möchte gerne in einen Gitarrenladen gehen. Sein Ansinnen hat er auf drei Seiten Papier niedergeschrieben. Wann und wo der Zug fährt, was er wann machen wird, wann er diesen Laden betreten möchte, und wahrscheinlich auch noch, wann er sich dazwischen in der Nase bohrt. Sein Therapeut meint allerdings abschließend, dass er noch nicht so weit sei, um selbständig einen Laden zu betreten! Ich fasse es nicht. Was ein Scheiß, Mann!

Ich träume also gerade so vor mich hin und bewundere die Farben vor dem Fenster, alles fasziniert mich noch immer. Das Grün der Bäume vor dem Fenster, das Braun des Holzbodens oder die bunten Klamotten der Mitklienten.

»Dominik, hast du die Frage verstanden?« Mein Mitklient stupst mich in die Seite.

»Der Hausrat hat dir eine Frage gestellt«, erklärt mir Brandon, mein Pate.

Der *Pate* fungiert als eine Art Vorbild und Bezugsperson für die ersten Tage im Haus, der Hausrat besteht aus erfahrenen Klienten, die im Haus ebenfalls eine Vorbildfunktion erreicht haben. Der Hausrat beobachtet alles, was im Haus vor sich geht, und bespricht es in der internen Hausratsversammlung. Und er macht natürlich auch Auffälligkeiten in der Großgruppe zum Thema. Die Therapie ist zum Großteil auf dem Mitwirken der Klienten aufgebaut. Schließlich sollen ja alle mal funktionierende Mitglieder unserer Gesellschaft werden. Pah!

Die erfahrenen Klienten nehmen also mitunter den Platz der Therapeuten ein, so können diese sich entspannt zurücklehnen und alles therapeutisch überwachen, besser gesagt analysieren.

»Dominik, du hast gestern ein Schnitzel gegessen, obwohl du schon satt warst!«, lautet die Ansage, die ich jetzt zwar akustisch vernehme, aber dennoch nicht verstehe. »Du erscheinst mir sehr unsicher. Kann man dich immer so leicht beeinflussen?«, fährt der Typ mit seiner Anklageschrift fort.

Ich verstehe noch immer nur Fragezeichen. Schnitzel, unsicher, beeinflussbar, geht's noch? Nach und nach klinken sich immer mehr Personen in die Diskussion ein, die sich jetzt wie ein ungemütliches Herbstgewitter über mich ergießt.

Ich wähne mich in einer üblen Version von *Versteckter Kamera*, doch so langsam wir mir einiges klar. Gestern Abend gab es Schnitzel zum Abendessen. Wir saßen zu sechst an einem Tisch. Das Schnitzel war sehr gut, und ich war richtig satt nach der kargen Knastkost zuletzt. Ein Schnitzel lag aber noch auf dem Servierteller. Marcel, ein Mitklient, der schon wie ein richtiges Arschloch aussieht, fragte mich, ob ich das letzte Schnitzel noch haben möchte.

»Danke, ich bin satt!«, lehnte ich das Angebot ab.

Brandon jedoch schnappte sich das Schnitzel und legte es mir gönnerhaft auf den Teller. »Komm schon, Junge, iss! Du kommst gerade aus dem Knast, da kannst du doch noch locker eins vertragen, ich kenne das doch.« Dabei zwinkerte er mir aufmunternd zu.

»Danke, Mann, korrekt von dir!«, antwortete ich in dem Glauben, dass er mir etwas Gutes tun wollte.

Das Schnitzel habe ich also noch runtergebracht, obwohl ich schon ordentlich kämpfen musste. Mein Pate freute sich. Mit dem letzten Bissen wäre mir fast die Hose geplatzt.

Und nun erfahre ich, dass die mich mit Absicht reingerissen haben. Was ich aber jetzt bestimmt weiß, ist, dass hier nichts, aber auch gar nichts unbeobachtet bleibt, schon gar nicht der Dominik!

***

In den folgenden sieben Monaten Psycho-Bootcamp höre ich immer nur: »Du musst dich öffnen«, »Du musst frei raussagen, was dich beschäftigt« und natürlich den Dauerbrenner: »Du musst dich auf die Therapie einlassen!«

Das habe ich dann auch neulich gemacht.

Bei meiner ersten Kleingruppe habe ich mich zu dem Thema *Arbeit nach der Therapie und der Weg zurück ins Leben* geöffnet. Ich habe gesagt, dass Sport meine Leidenschaft sei und ich mir gut vorstellen könne, als Fitnesstrainer zu arbeiten oder eine entsprechende Ausbildung anzustreben. Die Therapeutin und einige meiner Mitklienten hat dies sehr belustigt.

Die Therapeutin, und so was muss man sich erst mal geben, sagte: »Du willst Fitnesstrainer werden? So, wie du aussiehst?«

Ich nehme an, sie spielte dabei auf meinen Gewichtsanstieg an, der inzwischen die Hundertkilomarke gesprengt hatte, bei einem Meter zweiundsiebzig Körpergröße. So oder so: ein echter Mutmacher, Respekt vor so viel Einfühlungsvermögen! Ich hatte nichts darauf geantwortet. Ich konnte nicht.

Der Sprung vom Knast zur Therapie ist zu groß für mich. Im Knast konnte man so einem Sprücheklopfer wenigstens eins mit der Kelle überziehen, falls man sich traute. Hier musst du dir alles anhören und darfst nichts sagen. Ich konnte auch nicht. Ich weiß nicht, was sie mit mir gemacht haben, aber ich konnte einfach keine Emotionen mehr zeigen. Wie eine Art lebendige Hülle.

Zum Glück ist die Therapeutin kurz darauf in Rente gegangen. Es gab eine große Abschiedsfeier. Jeder, aber wirklich jeder richtete eine Art Liebesgeständnis an sie. »Du bist so wertvoll« und lauter so Dreck. Ich hätte ihr gerne ins Gesicht gespuckt, dieser arroganten Zicke, ihr die Meinung gesagt. Da *öffne* ich mich einmal und erzähle was von meiner Traumvision für hinterher und werde ausgelacht.

Die darauffolgenden drei Wochen sage ich nichts mehr, bis ich wieder einmal angesprochen werde: »Wenn du nicht anfängst, mitzumachen, kommst du wieder hinter Gitter!«, lautet diesmal die Ansage. Das ist es, was sie eigentlich sagen wollen. Ausdrücken tun sie es so: »Solange du nicht aktiv teilnimmst, darfst du keinen Sport machen, Dominik.«

Sport ist nämlich das Einzige, was mir in diesem Irrenhaus Freude bereitet. Was bleibt mir denn auch sonst?

Gute Gespräche führen? Was soll das denn sein? Gute Gespräche! Mit abgewichsten Möchtegernklienten, die sich für was Besonderes halten, weil sie seit Monaten ihre Kollegen verpfeifen und dadurch einen besseren Status bekommen? Mit Therapeutinnen mit leerem Kopf und ganz viel Rentenphantasien Richtung Provence oder warme Mittelmeerinseln, Hauptsache kreativ sein. Denen erzähl ich bestimmt mein Seelenleben, so ein Schwachsinn. Aber mein eigentliches Problem ist, dass ich überhaupt kein Seelenleben mehr spüre. Etwas ist tot in mir. Ich bin tot.

Dennoch bleibt mir nichts anderes übrig, als mitzuspielen. Ich nehme also an jeder Gruppe teil und fange an, immer und überall mitzureden, mich zu *öffnen*. Hauptsache, ich darf endlich wieder Sport machen.

Bis ich allerdings wieder Sport machen darf, dauert es weitere drei Monate. Trotz meiner neuen Mitwirkstrategie werden mir ständig Strafarbeiten aufgebrummt, weil ich etwas übersehen, eine der hundertachtzig Regeln nicht beachtet oder eine falsche Sichtweise vertreten habe. Während die anderen Volleyball spielen, jäte ich fünf Meter weiter Unkraut. Jedes verdammte Wochenende.

Einerseits wird dir eingetrichtert, frei herauszusagen, was dich stört, aber wenn du es den Therapeuten sagst, kannst du wieder Grünzeug aus dem Pflaster zupfen. Wie kleinen Hunden wird uns Gehorsam, Disziplin und Demut anerzogen. Alles wichtige Kompetenzen, um draußen ein anständiges Leben zu führen!

Fünf von sechs Monaten bin ich nahezu jeden Tag ein Gesprächsthema. Entweder habe ich zu wenig geredet oder zu viel und zu schwammig, entweder habe ich mich mit bestimmten Personen zu wenig oder zu oft unterhalten. Ich hätte Untergruppen gegründet, mich nicht an die Anweisungen gehalten oder gegen Regeln verstoßen. Ich darf mir über Monate jeden Tag reinziehen, wie falsch ich doch mein Leben lebe und dass ich nie wieder in die Disko gehen und diese Musik hören dürfe, die ich mag. Mir kommt es so vor, als wollten die mich komplett zerstören, als wollten die mich so lange niedermachen, bis ich nicht mehr weiß, was richtig und was falsch ist, so weit treiben, bis ich nur noch ein Häufchen Elend bin, welches dann dankbar und bereit ist, wieder neu nach ihren Vorstellungen aufgebaut zu werden. Für mich ist das nichts anderes als Gehirnwäsche. Jetzt weiß ich auch, warum die Knastpsychologin mich nur nach Wankendorf hat ziehen lassen.

Ich denke tatsächlich sehr oft darüber nach, wieder in den Knast zu gehen, weil ich einfach nicht weiß, was die von mir wollen beziehungsweise wie ich das ertragen soll.

Schließlich ändere ich meine Taktik. Ein Mitklient

wurde nämlich nach Frankfurt entlassen, angeblich zur Nachsorge. Als ob der da Therapie macht! Solche Vollidioten, der wollte einfach nach Frankfurt, um wieder ins Geschäft einzusteigen, wie er mir erzählt hat. Und die Therapeuten, die mich wegen jeder Kleinigkeit fertigmachen, kaufen ihm das einfach ab. Und warum? Weil er das gesagt hat, was die hören wollen!

Daraus lerne ich und beginne denen das zu erzählen, was ich von den alten Klienten so aufgeschnappt habe. Das Ganze leicht umformuliert und realitätsnah reproduziert, fertig ist der neue Musterklient. Ich verklickere denen das, was die hören wollen, mache das, was sie sehen wollen. Ich entwickle mich zu einem *echten Vorbild*. Ich spiele brav mit und halte die Fahne der Therapie hoch. Dominik ist geheilt! Endlich entlassen werden, nichts wie raus hier, bevor die mich tatsächlich noch verdrehen können. Aber so einfach lassen die mich nicht gehen!

Obwohl ich also durchgehalten habe und mich soooo toll entwickelt habe, lassen sie mich nicht einfach nach Hause zurück. Im Gegenteil, die nötigen mich, an die Therapie noch eine stationäre Adaption ranzuhängen. Vielleicht nehmen die mir die wundersame Wandlung doch nicht ganz ab.

Adaption ist eine stationäre Therapie, die mehr nach außen orientiert ist, quasi das Zwischenstück zwischen der Käseglockentherapie und der Realität.

Auch auf alle anderen Klienten, die gesagt haben, sie bräuchten keine Adaption oder Nachsorge, wird so lange eingeredet, bis sie sich doch dafür entscheiden. Um dem ganzen Stress zu entgehen, bewerbe ich mich einfach. Außerdem habe ich immer noch den gerichtlichen

Druck im Nacken, also beschließe ich halt, weiterhin mitzuspielen.

Mein Plan ist es, erst mal dorthin zu fahren und, wenn möglich, abzubrechen, vorausgesetzt, ich komme dafür nicht wieder in den Bau. Ich darf gehen, doch so richtig frei bin ich immer noch nicht.

Heinz, der Schreinermeister im Himmelhaus, bei dem ich auch einige Monate gearbeitet habe, fährt mich zum Bahnhof, bringt mich zum Gleis und verabschiedet sich. Ich bin eine halbe Stunde zu früh dran, und wie ich so auf der Bank sitze und mir die Sonne ins Gesicht scheint, bin ich ganz nah dran, in den anderen Zug zu steigen und nach Hause zu fahren. Endlich wieder nach Hause! Nach Hause, nach so langer Zeit. Aber was heißt das für mich, nach Hause?

Seven hat mich verlassen, unsere Beziehung hat die Monate der Haft und der Therapie nicht überstanden, mit meinen Freunden habe ich seit Monaten keinen Kontakt, und wieder zurück zu meinen Eltern ziehen? Ich weiß nicht. Da fühle ich mich nicht mehr daheim. Außerdem hatte ich immer eine Riesenklappe, dass ich nichts und niemanden bräuchte und so. Und jetzt steh ich da! Meine Freude wandelt sich relativ schnell in Furcht. Urplötzlich habe ich eine panische Angst vor der Zukunft.

Seit dem Tag meiner Verhaftung habe ich diesem Augenblick entgegengefiebert. Frei sein, einfach wieder frei sein! Alles tun, worauf ich Lust habe. Im Knast sind mir Hunderte von Dingen eingefallen, die ich machen wollte, sobald ich draußen bin. Aber ohne Geld und ohne Freunde? Dort am leeren Gleis wird mir schlagartig bewusst: Ich bin allein! Trotz der strahlenden Sonne beginne ich, bitterlich zu frieren.

Adaption

Also doch zur Adaption. Die Therapieeinrichtung befindet sich mitten in einem netten Vorort. Ich werde sehr herzlich von einer Praktikantin begrüßt, und mir ist sofort klar, dass es hier ganz anders werden wird als im Himmelhaus.

Das Haus ist wirklich schön. Zwei Mehrfamilienhäuser sind durch einen gemeinsamen Flur miteinander verbunden. Im Erdgeschoss befinden sich die Büroräume der Therapeuten, der Kleingruppenraum und ein Telefonzimmer. Zwei der drei WGs mit Platz für je sechs Klienten und die Gemeinschaftsküche sind im einen Haus untergebracht, eine weitere WG mit ebenfalls sechs Plätzen befindet sich zusammen mit einem Großgruppenraum und einem Fernsehzimmer im zweiten Haus. Im Kellergeschoss sind außerdem eine kleine Sauna sowie ein schlecht ausgestatteter Kraftraum und eine Tischtennisplatte. Mein Zimmer muss ich mir mit einem Mitklienten teilen.

Es geht alles sehr locker zu. Die Gruppensitzungen sind ein Witz, hauptsächlich reden die Therapeuten. Der Schwerpunkt in Wankendorf lag größtenteils auf der Mitwirkung der Klienten, die Therapeuten haben nur den Gruppenverlauf gelenkt. Hier, so kommt es mir jedenfalls vor, ist das alles anders. Mir fällt gleich auf, dass eigentlich nur zwei bis drei Klienten reden. Die anderen sitzen belämmert auf ihren Stühlen. Die Thematik ist allerdings im Prinzip dieselbe wie in Wankendorf, nur wesentlich schwammiger.

Als ich mich vorstelle, werden mir nur ein paar sporadische Fragen gestellt, auf die ich antworten kann ohne groß auszuholen. In Wankendorf glich das Ganze eher einem Kreuzverhör bei der Kripo. Nun gut, ich bin sowieso nicht hier, um noch mehr Therapie zu machen.

Ich darf außerdem sofort das Haus verlassen, allerdings die ersten drei Tage nur in Begleitung, was aber völlig in Ordnung ist, alleine wäre ich sowieso nicht rausgegangen.

Alles in allem ein sehr entspannter Einstieg in eine scheinbar sehr entspannte Therapie, die ich nach den Erfahrungen in Wankendorf locker auf einer Backe absitzen werde.

Die meiste Zeit verbringe ich am Computer. Mit den anderen Klienten kann ich nicht wirklich viel anfangen. Einige Verhaltensweisen meiner Mitbewohner regen mich ziemlich auf, aber ich will keinen unnötigen Streit verursachen, wobei genau das mein Thema ist: Meinungen vertreten und Konfliktbewältigung. Streitereien hatte ich bis jetzt immer auf zwei Arten gelöst. Entweder habe ich gar nichts gesagt und mir auf der Nase herumtanzen lassen oder ich habe völlig überreagiert. Das hier wäre definitiv eine gute Übung gewesen, um einen Mittelweg zu finden, aber ich warte nur auf grünes Licht, dann bin ich eh weg.

Durch die Bank kommen mir hier alle seltsam vor. Vor allem mit meinem Zimmerkollegen komme ich überhaupt nicht klar, kein bisschen. Obwohl wir uns das Zimmer teilen, schaffen wir es, kein einziges Wort miteinander zu reden. Noch eine Woche, dann wird er entlassen.

Gleich am Montag nach seiner Entlassung kontaktiere ich meinen Anwalt. Ich will von ihm wissen, ob die mich wieder einsperren würden, wenn ich die Adaption abbreche. Zu meiner Verwunderung bejaht er dies und rät mir dringend, die drei Monate noch durchzuziehen. Ich habe so die Schnauze voll, will nichts und niemanden mehr sehen. Ich liege einen ganzen Tag lang nur da und überlege, dann beschließe ich, doch in der Therapie zu bleiben. Die Angst, zurück ins Gefängnis zu müssen, ist zu groß, und die frische Luft schmeckt noch immer weit besser als die Erinnerung an die stickige Atmosphäre aus Angst und Terror. So werde ich die letzten drei Monate auch noch herumkriegen, und dann habe ich regulär meine Strafe abgesessen, und keiner kann mir mehr ans Bein pissen.

***

Eine Woche ist inzwischen vergangen. Mit zwei Typen, dem Wayne und dem Rick, habe ich mich nun doch angefreundet und verstehe mich mit ihnen ziemlich gut. Wayne ist groß, dünn und hat eine echt abgefahrene Lache. Die geht einem durch Mark und Bein, und man muss einfach mitlachen. Mit ihm verbringe ich den Großteil meiner Freizeit.

Rick sieht aus wie der perfekte Schwiegersohn: blaue Augen, blondgefärbte, immer gut gestylte Haare, schicke Klamotten und ein vermeintlich ehrliches Gesicht. Er ist schon dreißig Jahre alt und hat bereits ein Drittel seiner Lebenszeit hinter Gittern verbracht. Von wegen perfekter Schwiegersohn. Eine echte Ratte. Ich kann es mir nicht erklären, aber ich finde solche Menschen einfach irre spannend und interessant.

Bei einer der abendlichen Großgruppen erfahre ich, dass morgen ein neuer Klient zu uns kommt und ich sein Pate werden soll. Der Pate hat wie in Wankendorf die Funktion, sich um die Neuen zu kümmern und sie beim Tagesablauf zu unterstützen, bis sie sich einigermaßen eingelebt haben. Ich fühle mich schon ein bisschen geehrt, gleich nach einer Woche Pate zu werden. Im Himmelhaus wurden nur Vorbildklienten Pate. Der Grund meiner Patenschaft ist allerdings schlicht und ergreifend der, dass keiner Bock auf den Scheiß hat und so die Verantwortung mir zugeschoben wird. Ganz anders als in Wankendorf.

Lukas kommt direkt von der Entgiftung. Er ist einen Meter siebzig groß, hat braune kurze, fettige Haare. Seine beiden vorderen Zähne fehlen. Außerdem ist er spindeldürr und hat pechschwarze Augenringe. Rolf, ein Mitklient, tauft ihn auf den Namen *Herr der Ringe*. Der sieht einfach richtig fertig aus. Genauso, wie sich Normale einen Drogensüchtigen, einen Junkie vorstellen. Äußerlich also richtig scheiße, und von seinem Geisteszustand gibt es auch nichts Weltbewegendes zu berichten. Ich habe noch nie einen so nervösen Menschen kennengelernt wie Lukas. Schon nach wenigen Minuten hat er mich total genervt. Wenn man ihn fragt, wie es ihm geht, labert er einen den Rest des Tages zu.

***

Ich wache auf. Das Licht brennt. Lukas sitzt zusammengekauert auf seinem Bett und würgt. In der Luft liegt ein beißender, ekliger Geruch. Verschlafen greife ich nach meiner Brille. Lukas bemerkt noch nicht mal, dass ich wach bin, er ist zu sehr damit beschäftigt, den Eimer zwischen seinen Beinen zu umklammern. Dieser ist randvoll mit Kotze. Lukas zittert, und die Kotze schwappt mit jeder Bewegung über den Rand und tropft in sein Bett. So etwas Ekliges habe ich lange nicht mehr gesehen. Ohne groß zu überlegen, ziehe ich mir meine Decke über den Kopf und bin auch schon wieder im Land der Träume.

Ich erwache erneut. Diesmal durch einen dumpfen Schlag. Mein erster Gedanke: *Scheiße, der Eimer ist umgefallen.* Alles in mir sträubt sich dagegen nachzusehen, was passiert ist, ich tue es dennoch. Lukas' Bett ist leer.

»Lukas, alles klar bei dir?«, frage ich genervt.

Keine Antwort. Der Eimer ist weg und die Badezimmertür verschlossen.

Fuck, der ist bestimmt zusammengeklappt!, spreche ich zu mir selbst. Hastig steige ich aus dem Bett und trete volle Kanne in eine schleimig-feuchte Brühe. Lukas hat den gesamten Teppich vollgekotzt. Leck mich! Ich bin keine Minute wach und stehe mit beiden Beinen im Erbrochenen eines Heroinopfers! Ich hau ihm jetzt so eine vors Maul …

Ich stoße die Badezimmertür auf.

»Tickst du eigentlich noch ganz sauber?«, schreie ich ihn an.

Der beißende Geruch steigt mir sofort wieder in die Nase, was zur Folge hat, dass es mir selber hochkommt.

Lukas sitzt in seiner Kotze und wischt nervös mit einem Lappen um sich herum. Der dumpfe Schlag kam von seinem Kotzeimer, den er umgestoßen hat. Der Typ hat es tatsächlich geschafft, in nur einer Nacht das komplette Zimmer einzusauen.

Schlagartig verlasse ich das Badezimmer und renne die Treppe hinunter zur Therapeutin. Ich rutsche fast noch auf dem aus, was mir zwischen den Zehen klebt. Ich stoße die Tür zu Fraukes Büro auf.

»Ey, ich will ja echt nicht unhöflich sein, aber das mit Lukas halte ich keine Sekunde länger aus. Der kotzt die ganze Zeit, hat das Bad und den Teppich tapeziert. Bitte, ich pack das nicht. Ich weiß, er kann nichts dafür, aber ich baller dem gleich so eine!« Die Worte sprudeln nur so aus mir heraus.

Am nächsten Morgen bekomme ich ein anderes Zimmer.

Lukas erholt sich Tag für Tag. Er kotzt nicht mehr alles voll, aber er hat nach wie vor mächtig einen an der Waffel. Er bringt es fertig, stündlich die Küche einzusauen und so ziemlich jeden, mit dem er sich unterhält, zur Weißglut zu treiben. Aber am meisten nervt er mich. Jeder von uns hat im Haus gewisse Dienste zu erledigen wie Bodenwischen oder sonst etwas, und Lukas, der nicht mal sein Geschirr vernünftig abspülen kann, hat die bescheuerte Angewohnheit entwickelt, mich in einer Tour verbessern zu wollen. Er hat damit begonnen, meine Arbeiten zu kontrollieren, weist mich ständig auf Fehler hin und fuchtelt oberlehrermäßig mit seinem Finger vor meinem Gesicht herum. Und das ständig! Das macht mich wahnsinnig. Wer zum Teufel musste mir den senden? Kann der mich nicht endlich in Ruhe lassen, verdammte Scheiße! Ich packe es einfach nicht, seine bekackte Art, seine hässliche Zahnlücke und seinen Scheißfinger, den ich ihm am liebsten abreißen würde.

»Lukas, hör auf, mich ständig so dumm von der Seite anzulabern. Du machst mich aggressiv, hör auf!«

Meiner Meinung nach eine für jedermann verständliche Aussage. Lukas aber hört nicht auf, ich sage es ihm noch hundertmal. Ich stelle ihn in der Gruppe bloß, ich rede mit meinen Therapeuten. Es nützt alles nichts.

***

Freitagabend im Fernsehraum. Wayne und ich sind gerade dabei, uns einen Film anzusehen. Ich bin am heutigen Tag mit der Aufsicht dran. Aufsicht bedeutet, jeder Klient, der das Haus verlässt, muss sich bei der Aufsicht abmelden und bei der Rückkehr wieder anmelden. Die Aufsicht hat die Aufgabe, die Therapeuten zu informieren, wenn der Verdacht besteht, dass ein Klient konsumiert hat.

Jedenfalls sehen Wayne und ich einen Film an, bis Lukas und Kai sich dazusetzen. Ich bin sofort genervt. Inzwischen genügt es, wenn der Trottel um die Ecke gebogen kommt, dass mir der Kamm schwillt. Aber das Fernsehzimmer ist ja für alle da, also bitte!

Nach zwei Minuten fangen die beiden an, sich lautstark zu unterhalten.

»Lukas, halt die Fresse, wir wollen hier den Film anschauen!«

Lukas hört nicht. Im Gegenteil, er spricht noch lauter und lacht.

Wayne schreit ihn an: »Lukas, halt dein Maul oder verpiss dich!«

Lukas hört nicht! Ich bin mittlerweile schon ziemlich angepisst. Ich stehe auf, packe Lukas am Arm und ziehe ihn vom Sofa. Dann befördere ich ihn nach draußen. Ich schließe die Tür. »Kai, wenn du dableibst, hältst du die Fresse, klar? Wir wollen den Film sehen.«

Ich sitze gerade wieder, als Lukas erneut hereinkommt und sofort anfängt, uns vollzulabern. Jetzt reicht es!

»Ey, was ist denn mit dir los? Was stimmt mit dir nicht? Ist das so schwer zu kapieren, dass du leise sein sollst, oder was?«

Einsicht? Nein! Lukas geht sofort auf Konfrontationskurs. Wenn ich es nicht besser wüsste, würde ich sagen, er sucht Streit. »Von dir lass ich mir gar nichts sagen, ich unterhalte mich, wo ich will und wann ich will.«

Lukas schubst mich. Er versucht es zumindest. Ich kann mich nicht länger zurückhalten, ich klatsche ihm eine, packe ihn und schmeiße ihn auf das Sofa. Wayne geht dazwischen.

Es ist zwar die falsche Art, diesen Konflikt zu lösen, aber seitdem ist er freundlich und labert mich nicht mehr dumm an. Teilweise verstehen wir uns sogar recht gut.

Alkoholrückfall

Endlich Freitag! Heute ist unser erster Nachtausgang. Heute machen wir Party! Das ist der erste Gedanke, den ich heute früh hatte. Eigentlich denke ich seit Tagen, seit Wochen ununterbrochen daran. Wayne, Rick und ich gehen heute feiern. Es ist das erste Mal seit meiner Inhaftierung, dass so etwas möglich ist. Es passiert nicht oft, dass Klienten ein Nachtausgang genehmigt wird, aber weil wir gute Fortschritte gemacht haben, dürfen wir. Wir haben alle möglichen Rückfallmöglichkeiten in der Gruppe durchgesprochen und wissen genau, wie wir uns zu verhalten haben. Ich bin sowieso übertherapiert. Nach der strengen Therapie in Wankendorf, die ich hinter mir habe, ist das kein Wunder. Ich freute mich riesig.

»Jungs, seid ihr so weit?«, frage ich Wayne und Rick. »Es ist einundzwanzig Uhr, wir müssen jetzt langsam mal los!«

»Hetz doch nicht so«, antwortet Rick, obwohl er sich genauso freut wie ich.

Wir haben vor, mit der Straßenbahn in die Stadt zu fahren. An der Straßenbahnhaltestelle angekommen, stehen wir schweigend im Kreis und schauen uns an. Es ist eine seltsame Atmosphäre. Uns allen ist klar, was heute passieren wird. Heute ist der perfekte Abend für einen Alkoholrückfall, das spüren wir alle ganz genau. Ein Teil von mir will sich an die Abmachungen, die wir in der Gruppe diskutiert haben, halten. Ein seltsamer, fast schon biblischer Ehrgeiz, nach all den cleanen Monaten auch heute der Versuchung zu widerstehen, die sich uns allen bietet. Doch meine Neugier ... die ist ein echtes Problem. Vor allem weil die Chance, erwischt zu werden, sehr gering ist, da sich der Alkohol relativ schnell abbauen würde und am Morgen danach nicht mehr nachzuweisen wäre. Zumindest, wenn wir uns nicht voll die Kante gäben. Aber wir sind ja nicht völlig bescheuert, nur eben gierig!

»Jungs, wenn heute einer von euch etwas trinkt, habe ich das nicht gesehen!«, eröffnet Rick die *Diskussionsrunde* und grinst dabei.

Wayne springt drauf an: »Also, ich bin auf jeden Fall dabei, wenn wir was trinken.«

Beide schauen mich an. *Trinken schön und gut, aber wenn die morgen einen Test machen, sind wir gefickt*, spricht wie immer in solchen Situationen der ängstliche Domi zu mir, der alles richtig machen und niemanden enttäuschen will.

»Wir können ohne Probleme bis Mitternacht ein paar Cocktails trinken. Bis wir wieder in der Einrichtung sind, hat sich der Alk auf jeden Fall wieder abgebaut. Und zur Not trinken wir davor ein Glas Öl. Das hab ich früher in den anderen Therapien auch so gemacht, und es ist nie was rausgekommen«, erläutert Rick oberlehrermäßig.

Das ist der Satz, der mich überzeugt.

Das alles ist viel zu verführerisch für mich, um standhaft zu bleiben, und so gehen wir in die Teakholzbar.

Jeder von uns bestellt sich einen Cocktail. »Auf die Therapie!«, eröffne ich unser Gelage und fange an, Witze über Mitklienten zu machen. Nach dem ersten folgen ein zweiter und dann noch ein dritter Cocktail. Die Dinger fahren gewaltig ein, und ich habe schnell ganz schön einen sitzen. Weil in der Bar sonst nichts los ist, ziehen wir durch die Stadt. In der Straßenbahn labert Wayne alle Mädels an. Er stolpert betrunken auf eine Frau zu, die zwei Plätze weiter sitzt, und lallt sie voll.

»Ich bin Wayne! Ich bin neu in der Stadt!«

Es scheint, als würde sie zunächst darauf einsteigen, dann fährt jedoch die Straßenbahn ruckartig los, und Wayne gerät ins Stolpern und legt sich komplett hin. Rick und ich schauen uns an und lachen los. Ich lache so laut wie schon ewig nicht mehr. Es zerreißt mich fast. Rick kugelt sich schon auf dem Boden der Tram. Wayne lacht auch mit. So viel zu dem Thema: immer schön unauffällig bleiben.

»Ey, wo kann man denn hingehen, wenn man Techno hören will?«, frage ich höflich einen jungen Fahrgast, der hinter mir sitzt.

»Da geht ihr am besten in den Club Perfetto, ich bin auf dem Weg dorthin, ihr könnt gleich mitkommen.«

»Alles klar, top, da sind wir dabei! Los, Wayne, aussteigen!«

Die dreihundert Meter bis zum Club führen wir uns auf wie die letzten Idioten. Wir pöbeln und schreien herum, als hätte man uns sonstwo freigelassen.

Der Perfetto ist eine typische Druffi-Disko, genau wie das Raumschiff in Nürnberg. Genau so einen Ort hätten wir tunlichst meiden sollen! Ohne viel nachzudenken, kippen wir noch ein paar Wodka-Energy auf unsere Topstimmung, und dann geht es auf die Tanzfläche. Mittlerweile ist es ein Uhr nachts. Wir hätten schon vor einer Stunde aufhören müssen zu trinken, um morgens nicht gefickt zu werden.

»Rick, Mann, es ist ein Uhr!«

Rick ist voll in Feierlaune. Er hört nicht im Geringsten darauf, was ich zu ihm sage, stattdessen grölt er mir zu: »Ach was! Wir können locker bis drei Uhr trinken. Da ist trotzdem alles draußen.« Rick und Wayne erheben die Gläser. »Scheiß drauf! Party!«, schreit Wayne.

Ich schließe mich diesen überraschend neuen, aber im Suff völlig überzeugenden Erkenntnissen nur zu bereitwillig an. Alles klar! Ab auf den Dancefloor. Wir tanzen so heftig und wild, dass wir schnell bei allen in der Disko Aufmerksamkeit erregen. Jedem, mit dem wir ins Gespräch kommen, erzählen wir, dass wir im Knast waren und jetzt hier sind, um eine Drogentherapie zu machen. Keiner will uns glauben. Eigentlich auch nicht sehr verwunderlich, da wir nicht gerade den Eindruck vermitteln, Therapie zu machen, geschweige denn dort schon irgendwas gelernt zu haben.

Alles ist viel zu geil, um wahr zu sein, und wir trinken bis um vier Uhr weiter. Der Abend gerät völlig außer Kontrolle. Wie junge Hunde, die endlich losgelassen werden, geben wir uns unseren Instinkten hin, und die haben genau ein Ziel: feiern!

Bevor wir in die Straßenbahn torkeln, um nach Hause zu fahren, zieht Rick noch einen Trumpf aus dem Ärmel: »Rico hat Nachtwache und macht uns die Tür auf. Der lässt uns durch. Dafür schulden wir ihm dann allerdings was.«

Wir stehen alle drei betrunken vor der Einrichtung

und klingeln. Ich bin vermutlich am wenigsten betrunken, Rick definitiv am meisten.

»Ihr bescheuerten Suffköpfe. Ihr seid ja völlig blöd!«, begrüßt uns ein missgelaunter, unausgeschlafener Rico, der dann aber doch lachen muss. Unser Anblick, wie wir da im Türrahmen hängen, ist auch echt ein Bild für *Galileo Big Pictures*. Schnell und kichernd verziehen wir uns in die Betten.

Bis zur Mittagsgruppe um zwölf haben wir uns aufgerafft. Ich habe natürlich Schiss, dass irgendjemand etwas bemerkt hat, zum Beispiel mein Zimmerkollege Josef; der muss doch was gerochen haben! Aber anscheinend ist echt alles glattgegangen. Das war vermutlich so auffällig, dass es schon wieder unauffällig war.

»Na, wie war denn euer Nachtausgang?«, fragen uns die Mitklienten. Wir antworten nur kurz und knapp. Wir wissen alle drei, dass am Wochenende keiner Bock hat, unseren Ausgang ernsthaft therapeutisch aufzuarbeiten. Das würde uns dann am Dienstag bei der Großgruppe bevorstehen. Bis dorthin muss unsere Legende sitzen.

***

Dienstag, Großgruppenraum: Überpünktlich versammeln sich alle, und wir beginnen zu erzählen, alles ganz genau so, wie wir es vorher besprochen haben. Hart an den Regeln, die wir einstudiert haben und unter denen uns der Ausgang genehmigt wurde. Wir diskutieren über Suchtdruck und wie schwer es doch für uns gewesen sei, beim Ausgang den Alkohol zu meiden, und welch wichtige Erfahrung das für uns war. Dafür seien wir sehr dankbar. Und auch wie gut es sei, diese Erfahrung im Rahmen der Adaption machen zu können, man müsse ja wissen, wie es werde, und so weiter und so fort ... heuchel, heuchel.

Während wir mit der Gruppe diskutieren, schauen wir uns immer wieder in die Augen und wissen, dass wir uns aufeinander verlassen können.

***

Es sind knapp zwei Wochen vergangen. Ich bin wieder mit Wayne im Studio trainieren gewesen. Auf dem Weg in die Einrichtung kommt uns ein merkwürdig aussehender Typ entgegen. Der sieht total fertig aus, wie ein Drogenopfer eben. Wayne und ich gehen stur drauf zu. Als er uns ausweichen will, verliert er einen Flyer. Wayne hebt ihn auf.

Elektro-Tanz-Tag im Schwimmbad. Zwölf Uhr bis null Uhr.

»Alter, Dome, Party im Schwimmbad. Da sind wir doch auf jeden Fall dabei. Und zu der Uhrzeit müssen wir uns noch nicht mal eine Befreiung holen. Wir können optimal rechtfertigen, dass wir ins Schwimmbad wollen!«

Wayne grinst mich an und nickt auf und ab. Ich tue das Gleiche und wortlos sind wir uns einig. Wayne reicht seinen Antrag gleich zu Hause ein. Ich zögere wieder bis zur letzten Gruppe am Freitag. Natürlich kommt wieder der kleine Domi in mir durch, der sich ängstlich auf die Lippe beißt angesichts eines absehbaren und geplanten Regelverstoßes. Ich habe Bedenken, dass wir diesmal durchkommen werden. Dass es letztes Mal keiner gemerkt hat, erscheint mir noch immer wie ein wundersames Rätsel. Ich sollte mein Glück nicht so herausfordern, sonst wartet doch wieder die JVA auf mich. Diese Angst ist nach wie vor sehr lebendig in mir.

In der Gruppe wird Wayne gefragt, mit wem er denn ins Schwimmbad gehen wolle. »Ja, ich wollte eigentlich mit Dome gehen, aber er fühlt sich scheinbar nicht so gut.«

Ich mische mich ins Gespräch ein: »Ich fühle mich nicht so gut, und außerdem habe ich kein Geld. Ich würde lieber im Haus bleiben.«

Ich hoffe, dass ich somit der Gefahr aus dem Weg gehe. Wayne blickt mich enttäuscht an. Ada, unsere Therapeutin, meldet sich zu Wort: »Wenn du möchtest, kannst du dir was aus der Gruppenkasse leihen und mit Wayne ein paar Runden schwimmen gehen – tut dir vielleicht ganz gut. Was meinst du?«

Wayne grinst mich an und nickt. Das ist seine Standardgeste, immer wenn er von etwas begeistert ist. Ich weiß, dass ich dafür in die Hölle komme, aber ich stimme zu.

Am nächsten Tag packen wir unsere Schwimmsachen und machen uns auf den Weg. Wir brauchen ewig, bis wir das Schwimmbad finden. Dort angekommen, trifft mich voll der Schlag. Die Mensa ist ein total abgefuckter, heruntergekommener Schuppen.

»Alter, Wayne, ich packe das hier nicht!« Beim Anblick der druffen Heinis, die voll am Abspacken sind, gibt es keine zwei Meinungen, wie der Tag verlaufen wird. Aber anstatt abzudrehen und das Weite zu suchen, mache ich den Vorschlag, erst einmal was zu trinken. Es folgt der totale Absturz. Nachdem unser Geld alle ist, schleichen wir uns ins Getränkelager der Mensa und klauen Schnaps, den wir literweise saufen. Schließlich spacken wir so ab, dass wir rausgeworfen werden. Unser zweiter Rückfall wird diesmal gleich von dreien, Rico, Rick und Lukas, gedeckt. Rick kann allerdings schlecht was sagen, weil er bei unserem ersten Rückfall dabei gewesen ist. Bei den anderen beiden können wir uns allerdings nicht sicher sein. Ein Wort, und die Koffer wären gepackt. Ich elender Vollidiot.

Todesschwelle

»Rick, Mann, was geht denn bei dir ab?«, frage ich, als er total abgehetzt vor mir in der Tür des Fernsehraums steht. Ich sehe gleich, dass mit ihm etwas nicht stimmt. Ich sitze auf dem Sofa, ich habe heute Aufsicht.

»Du bist eine halbe Stunde zu spät, du weißt, was ich jetzt machen muss!«, sage ich.

Rick weiß das ganz genau! Aber Rick weiß auch ganz genau, dass wir uns aufeinander verlassen können.

Als ich am Ende meines Dienstes, nachdem ich im Haus alle Lichter ausgemacht habe, in unsere WG zurückkomme und mich gerade in mein Zimmer verziehen will, bemerke ich, wie Rick in unserer Küche steht und sich irgendeine Flüssigkeit in seine Tasse kippt. Ich habe schon die ganze Zeit den Verdacht, dass er sich heimlich irgendeine Scheiße reinpfeift.

Mir wird plötzlich klar, dass er immer über alles, was in der letzten Zeit im Haus passiert ist, Bescheid weiß. Es ist nämlich so, dass seit einigen Wochen hier im Haus merkwürdige Dinge vor sich gehen. Mehrere Klienten sind zusammengebrochen, und einer davon ist sogar kurzzeitig ohnmächtig gewesen. Und Lukas war die ganze Zeit total neben der Spur. Das hängt natürlich alles zusammen, wird mir in dem Moment klar. Und Rick hängt immer irgendwie mit drin.

Ich gehe in die Küche. »Rick, hör mal. Ich will jetzt wissen, was hier Sache ist. Also: Ansage, bitte!«

Rick sieht mich von der Seite an und zögert, dann beginnt er zu erzählen: »Das, was ich mir gerade in den Tee gekippt habe, ist GBL. Geiles Zeug! Nur wenn du zu viel davon erwischst, wirkt es heftig! Du brichst zusammen oder kriegst spastische Anfälle.«

GBL kenne ich natürlich vom Hörensagen, es ist auch bekannt als Liquid Ecstasy, eine sehr gefährliche Droge. Die sogenannte Vergewaltigungsdroge wird den Opfern ins Getränk gemischt. Es handelt sich dabei um eine durchsichtige Flüssigkeit, von der bereits ein paar Tropfen ausreichen, um das Opfer willenlos zu machen. In geringen Dosen wirkt es allerdings wie Ecstasy, man fühlt sich lebendig und euphorisch. Mit GBL habe ich bisher noch nie zu tun gehabt. Im Jugendknast habe ich jemanden kennengelernt, der damit gehandelt hat. GBL ist ein echtes Scheißzeug, erfreut sich aber dennoch in mancher Szene einer gewissen Beliebtheit. Es wird im Internet angeboten, um zum Beispiel Felgen zu reinigen oder um Graffiti von den Wänden zu waschen.

Ein Vorteil oder Nachteil – je nachdem, wie man es sehen mag – von GBL ist allerdings, dass es nur wenige Stunden im Test nachweisbar ist. Für ein Vergewaltigungsopfer ist das ein großes Problem, weil es den Nachweis der Betäubung nicht mehr erbringen kann; für Jungs auf Therapie ist GBL dagegen die perfekte Droge, um sich wegzuballern, ohne im Test aufzufallen. Ideal für Typen wie mich, die nur Therapie machen, um dem Gefängnis zu entgehen. Ich sage nichts, sondern lasse Rick weiterreden.

»Für einen Trip benötigt man nur ein paar Tropfen.

Der bedeckte Boden einer Flaschenkappe reicht vollkommen aus.«

Er zeigt es mir. Dann sieht er mich ernst an, und seine Stimme wird eindringlich, als er weiterspricht: »Stell dir mal vor, es gibt eine Grenze zwischen Leben und Tod. Mit GBL kannst du verdammt nah an diese Grenze kommen, und dann wird der Hit megafett! Aber wenn du zu viel erwischst, kann die Sache auch voll danebengehen. Und wenn ich voll sage, meine ich voll!«

Diese Nummer mit der Todesgrenze kenne ich von einigen fertigen Ketamin-Junkies, die ebenfalls voll auf diese Grenznummer abfahren, für mich aber immer zur Kategorie *Zombies* gehörten. GBL will ich schon lange wegen seiner euphorisierenden Wirkung versuchen. Dass es auch was mit Todeserfahrung zu tun haben kann, ist neu für mich, schreckt mich aber nicht wirklich ab.

»Morgen gehen wir in die Stadt! Bisschen Party machen. Bist du dabei?«

Es ist mehr eine Ansage als eine Frage, und mir fällt es nicht schwer, zuzustimmen.

»Gute Nacht.«

Ich kann ewig nicht einschlafen, ich muss die ganze Zeit an GBL denken. Total übermüdet sitze ich am nächsten Morgen beim Blitzlicht.

Das Blitzlicht ist die morgendliche Kleingruppe, in der du den anderen und den Therapeuten mitteilst, wie du dich heute fühlst, was du für Pläne hast, welche weltbewegenden Erkenntnisse dir über Nacht gekommen sind, was du am Wochenende vorhast und lauter so Zeugs.

Ich bin an der Reihe. Der kleine, artige Domi ergreift das Wort: »Mir geht es überhaupt nicht gut. Ich habe enormen Suchtdruck. Rick hat Unmengen von GBL auf dem Zimmer gebunkert. Er ist für die vielen Ohnmachtsanfälle verantwortlich. Er, Rico und Lukas ballern sich seit einigen Wochen gnadenlos den Schädel weg und verarschen uns alle miteinander!«

Das hätte ich vermutlich sagen sollen und wollen, hätte ich dem Kleinen nachgegeben. Stattdessen sage ich: »Ich habe schlecht geschlafen, aber es geht mir ganz gut. Ich gehe heute wieder trainieren, das war's.«

Ziemlich plump, ziemlich einfallslos, ziemlich scheiße, ziemlich effektiv. Jeder der Beteiligten faselt irgendwas daher, und kurze Zeit später bin ich wieder auf meinem Zimmer. Meine Arbeiten erledige ich mehr oder weniger. Ich hau mich wieder aufs Ohr. Schließlich muss ich den Tag irgendwie herumbekommen. In ein paar Stunden ist es so weit, dann probiere ich zum ersten Mal GBL! Ich freue mich wie ein kleines Kind an Weihnachten, muss aber so tun, als wäre nichts Besonderes los, so dass niemand Verdacht schöpft. Gefühle vorspielen, das habe ich während meiner Zeit im Knast und in Wankendorf perfekt gelernt.

Das, was unser Vorhaben so schlimm macht, ist nicht der Rückfall an sich, das kann immer passieren, sondern die Tatsache, dass wir unseren Rückfall planen. Das ist schon noch eine andere Kategorie als zufällig dumm in etwas reinzugeraten. Aber mal ehrlich, jeder auf Therapie ist irgendwie auch geil auf Rückfall. Wäre dem nicht so, wäre man auch nicht abhängig! Und dennoch: Sich bewusst einen Rückfall vorzunehmen und zu planen, ist dann doch eher wieder die Ausnahme, denke ich. Oder auch nicht. Was soll's.

Ein bisschen Respekt habe ich dennoch vor dem Zeug.

Ein bisschen viel Respekt! Lukas ist vor dem Büro der Therapeuten zusammengeklappt, Rico hat den Garten vollgekotzt, und Nick lag mehrere Stunden bewusstlos in seinem Bett. Alles wegen GBL. Und die kennen sich damit aus!

Dennoch will ich es ausprobieren und riskiere damit meinen Rauswurf, und wenn es so weit kommt, katapultiere ich mich damit zurück in den Jugendknast. Einen Monat, bevor ich regulär nach Hause gehen darf!

»Rick, es ist jetzt sieben, wie sieht's aus?«

Rick sitzt auf seinem Stuhl in seinem Zimmer. Toto ist bei ihm. Toto ist erst seit einigen Tagen bei uns und schon der Nächste im Bunde der GBL-Freaks.

»Klar, Mann. Wir gehen in einer halben Stunde los«, sagt Rick. »Wie sieht's aus, willst du einen Schluck?«

Da ist sie, die Frage, auf die ich die ganze Zeit sehnsüchtig warte.

Dennoch zögere ich einen Moment. Ich bekomme Angst. »Ich weiß nicht, das drückt mich doch voll weg, und ich habe keinen Bock, hier umzufallen«, stammele ich unsicher, »außerdem habe ich überhaupt keine Erfahrung mit dem Zeug.«

»Ach was, nur ein bisschen, und du hast XTC am Start, und das kennst du ja bestens. Vertrau mir einfach!« Rick ist für mich eine Art Vorbild, wie ein großer Bruder. Ich kaufe ihm alles ab, vertraue ihm voll. Dabei ist er eigentlich eher so ein glatter, mieser Vertretertyp und ich sein williger Kunde, gierig und doof!

»Ich hab nichts gehört und nichts gesehen, aber ich will es mir heute so richtig besorgen, ich bin Torsten aka die Rückfallsau!«, fügt Toto hinzu.

Toto ist Niederbayer: groß, blonde Haare, riesige

Wampe und beachtliche Oberarme, obwohl er seit über einem Jahr nicht trainiert hat. Er sieht aus wie ein typischer bayerischer Biergartenbesucher.

»Na gut, hau her«, sage ich schließlich.

Rick füllt ein paar Tropfen in ein Glas. »Trink alles auf einmal, es hat einen richtig beschissenen Geschmack.«

Ich setze an. Was passiert jetzt?

Rick hat nicht übertrieben. Es schmeckt so dermaßen bitter und chemisch, dass ich fast kotzen muss. Ich trinke ewig viel Limo nach, doch dieser eklige Geschmack bleibt. Ich erinnere mich, damit entfernt man normalerweise Graffiti. Dass das nicht besonders gut schmeckt, leuchtet ein. Doch weil ich ein Süchtiger bin, trinke ich gleich ein zweites Glas hinterher, ohne zu wissen, wie es wirkt oder wie mein Körper darauf reagieren wird.

»Jetzt aber nix wie raus hier!«, dränge ich, weil ich vermeiden will, dass die Wirkung kommt, bevor wir das Haus verlassen haben.

Auf dem Weg zur Straßenbahn merke ich dieses smoothe Gefühl. Dieses leichte, unbeschwerte Dahinschwanken. Ich habe diesen lässigen Gang drauf, bei dem meine Knie bei jedem Schritt total einsinken, ich spüre den Wind, das Freisein, das Reden ohne Punkt und Komma, das Lässig-an-der-Zigarette-Ziehen.

Rick nehme ich gar nicht mehr wahr. Ich bin total ins Gespräch mit Toto vertieft. Wir führen eines dieser tiefen Gespräche, die man nur mit seinem besten Freund oder seiner besten Freundin führt. Natürlich geht es um Drogen. Jetzt, genau in diesem Moment, fühle ich mich um ein paar Jahre zurückversetzt, als wäre die Zeit stehengeblieben und ich unterwegs mit Ace oder einem der alten Veteranen.

Ich habe Gänsehaut. Ich spüre, wie sich jedes einzelne Haar auf meinem Körper aufgestellt hat. Ein enormes Kribbeln steigt vom Rücken über meinen Nacken direkt in meinen Kopf. Unbeschreibliche Glücksgefühle schießen mir in die Birne, es wird von Minute zu Minute toller, schöner, größer und geiler zugleich.

Bis es plötzlich anfängt, unangenehm zu werden. Alles dreht sich auf einmal, ich kann nicht mehr richtig geradeaus schauen, mir wird warm, extrem warm. Mein Bauch verkrampft sich. Ich kralle mich an den Sitz der Straßenbahn. Alles passiert in Sekundenschnelle. Mein Hals schnürt sich zu, ich kann nicht mehr richtig atmen. Ich beginne zu kämpfen, denke, dass nun das Ende kommt. Es war zu viel. Es ist aus. So endet es also, denke ich, plötzlich nüchtern …

Rick zieht mich aus der Straßenbahn. Die frische Luft tut gut. Die Krämpfe lösen sich.

»Da vorne ist es, da wohnt Rico!«, sagt Rick und deutet in die Ferne. Rico ist aus der Adaption geflogen und lebt jetzt in einer Hochhaussiedlung. Klar, wo sonst. Ich glaube, in jeder Stadt befindet sich so eine hässliche Anlage, wo du dir schon von weitem einfach nur denkst: *Oh, mein Gott!*

Rico öffnet die Tür. Rick und er fallen sich in die Arme. Rico sagt: »Ey, alles klar, Dome, bist jetzt auch im Club der GBL-Junks?«

Ich nicke, grinse und versuche mich zu freuen. Gelingt mir aber nicht so richtig, denn mir wird klar, dass Rico nicht in einem megageilen Penthouse, sondern in einem Drecksloch haust. Ricos Castle erstreckt sich über ein Zimmer mit gammligem Sofa, einem viereckigen Wohnzimmertisch und einem kleinen, alten Röhrenfernseher.

Auf dem Tisch stehen haufenweise Bierflaschen, überfüllte Aschenbecher, halbvolle, verdreckte Gläser und Teller mit eingetrockneten Essensresten. Die eine Wand ist mit Edding vollgeschmiert, an der anderen hängt die Tapete runter. Der Teppichboden ist übersät mit Flecken. Ein modriger Geruch liegt in der Luft. Irgendeine Erinnerung blitzt in meinem breiten Schädel auf. Ich atme die abgestandene, stinkende Luft. Auf dem Sofa liegt Nick, der vor fünf Tagen die Einrichtung verlassen hat. Er sieht einfach nur scheiße aus. Unsere Ankunft lässt ihn völlig kalt, er starrt einfach leer vor sich hin. Wahrscheinlich hat er sich vor kurzem erst Heroin in die Venen gedrückt. Rico kocht. Spaghetti mit Knoblauch und Öl, das gibt es wohl seit Tagen. Mehr ist nicht drin, alles geht fürs Heroin drauf.

Rick hat eine ganze Flasche mit hundert Millilitern GBL mitgenommen. Ich habe ungefähr zehn Tropfen intus und bin völlig verpeilt. Hundert Milliliter bedeuten den sicheren Tod.

»Nick, rutsch mal«, sage ich, während ich Nick an der Schulter rüttele.

Keine Reaktion. Dann halt nicht. Ich bekomme erneut eine Hitzewallung. Ich lege mich auf das Sofa und merke, wie es meinen Körper in die Couch drückt. Ich versuche dagegen anzukämpfen, versuche meinen Kopf oben zu halten, sinke tiefer und tiefer in den gammeligen Stoff, als wäre er Treibsand. Panik!

»Hey, Forster, alles klar?«

Ich öffne meine Augen. Es dauert eine Weile, bis ich Rico erkenne, der mir leichte Backenklatscher verpasst. »Ich fahre mit Rick zurück in die Therapie, GBL holen. Das ist ausgelaufen, und wir brauchen dringend Nachschub.«

Meine Augen hängen auf halb acht. Mir ist kotzübel, und ich fühle mich mehr tot als lebendig. Mir ist alles egal. Ich bekomme keinen Ton heraus, bin völlig hilflos, wie gelähmt. Rico lässt mich los, und ich bin sofort wieder weg.

Ich öffne erneut meine Augen. Keine Ahnung, wie lange ich ohnmächtig gewesen bin. Mir geht es besser. Ich kann mich zum ersten Mal wieder aufrichten. Mein Kopf tut fürchterlich weh.

Rick und Rico sind wieder da, auch erkenne ich zwei neue Gesichter. Rick sitzt mir gegenüber. Wie ein Hexenmeister, der seinen Zaubertrank mixt, füllt er das GBL in Gläser ab. Ich kann sehen, wie es den anderen vor lauter Gier den Speichel aus dem Mundwinkel drückt. Die sind so spitz auf das Zeug, dass die jetzt alles dafür tun würden.

Mein Mund ist staubtrocken, richtig pelzig. Mir ist das alles zu viel, ich will nur noch weg von hier. Ich schnappe mir irgendein Glas, um diesen widerlichen Geschmack wegzuspülen.

»Sieh an, der Foschda pfeift sich gleich noch eine Ladung hinter die Binde«, feiert mich Rico.

»Seid ihr bescheuert, ich will nix mehr von dem Zeug, ihr seht doch, wie ich drauf bin, was ist los mit euch?«

Offensichtlich war in dem Glas auch schon wieder ein GBL-Cocktail. Ich bekomme Angst, schreckliche Angst. Mein Hilfeschrei geht unter, keiner beachtet mich, keiner bemerkt, dass es mir richtig beschissen geht, alle lachen.

Toto brüstet sich wieder damit, wie viel er verträgt: »Aka, ich bin die Rückfallsau«, brüllt er und trommelt sich auf die Brust. Mir verdrehen sich die Augen, dann wird es schwarz.

Als ich das nächste Mal zu mir komme, habe ich den Mund voller Kotze und ersticke gerade. Wie oft ich jetzt schon weggetreten bin, weiß ich gar nicht mehr genau. Mit letzter Kraft zerre ich mich aufs Klo.

Ich kotze sieben Mal einen dichten, ekligen Megastrahl, der mit Blut vermischt ist, in die Toilette und rings um sie herum. Ich habe null Kontrolle mehr, kann nicht dagegen ankämpfen, die Kotze schießt aus mir heraus wie das Wasser aus einem Feuerwehrschlauch. Es fühlt sich an, als würde es mich zerreißen. Die Kotze verteilt sich im gesamten Bad. Ich klappe zusammen, raffe mich wieder hoch. Ein Blick in den Spiegel, aus dem mich meine knallroten, blutunterlaufenen Augen anstarren.

Nach jedem Kotzen geht es mir ein wenig besser. Völlig erschöpft hänge ich überm Waschbecken und sehe den blutigen Speichelfäden zu, die sich in der Schüssel zu einem schaumigen Brei sammeln. Plötzlich schnürt ein eiserner Ring meine Brust zu. Ich muss zurück in die Therapie! Ich habe nicht mehr viel Zeit! Ich wanke ins Wohnzimmer, wir haben noch genau eine Stunde, bis wir zurück sein müssen, und das *nüchtern*. Ich öffne die Tür.

Toto kriecht auf allen vieren im Gang herum. Seine Arme zittern, aus seinem Mund tropft Blut. Er kracht unzählige Male mit dem Kopf auf den Boden, richtet sich wieder auf, knallt wieder auf den Boden. Ich stolpere zu ihm, reiße irgendwas von der Wand, an der ich Halt suche. Ich starre auf das Elend zu meinen Füßen, sehe auf Toto, der mit verdrehten Augen irgendetwas durch den Schaum in seinem Mund hindurch röchelt. Seine Rechte greift nach meinem Fuß, er blickt zu mir hoch, dann knallt die Birne mit einem hässlichen *Pock!* wieder auf den versifften Boden. Es ist der Horror! Ich kann nicht helfen, mich nicht bewegen. Ich starre und starre und schnaufe wie ein Boxer nach zehn brutalen Runden. Bin völlig out und sehe alles klar und krass vor mir ablaufen wie auf einer Leinwand.

»Hilfe!«, stammele ich, und versuche weiter ins Wohnzimmer zu gelangen. »Rick, wir müssen gehen!« Es ist mehr ein Flüstern, obwohl ich mit aller Macht auf ihn einbrülle.

Rick liegt auf dem Sofa, er zuckt, ihm tropft weißer Schleim aus dem Mundwinkel. Zwei der anderen liegen am Boden und kotzen. Ich habe volle Panik!

Rico rennt an mir vorbei. »Geil, geil, geil! Voll die Megaaktion«, schreit er wie im Wahn. Ich starre ihn ungläubig an, will nach ihm greifen und falle fast zu Boden.

Anstatt zu helfen, filmt Rico mit dem Handy den ganzen Horror um uns herum. Nick, der inzwischen auch wieder bei Bewusstsein ist, kickt auf die beiden Körper am Boden ein und lacht. Als dem einen das Handy aus der Tasche flutscht, greift er es sich und steckt es ein.

»Ihr elenden Spastiker! Schaut euch nur an, wie ihr abkackt!«, feiert er den Irrsinn vor meinen Augen. Dann beginnt er, in ihren Taschen zu wühlen. Was für ein Film!

Ich halte meinen Bauch, die Krämpfe lassen mich immer wieder einkrümmen. *Die Leute brauchen Hilfe, die krepieren doch! Seht ihr das denn nicht*, denke ich mit aller Macht. Ein paar Minuten zuvor haben alle noch gelacht, jetzt ersticken sie einer nach dem anderen. Es ist die Hölle.

Toto greift mein Bein. Er sieht mir von unten direkt in die Augen. Die Kotze blubbert aus seinen Mundwinkeln.

Rico hält die Kamera drauf.

»Ey, Rückfallsau! Steh auf, stell dich nicht so an!«

Bitte, bitte kommt doch endlich zur Vernunft!

Toto keucht und hustet, krallt sich mit den Fingern in den Fußboden, sein Gesicht ist tiefrot, fast schon violett.

Der stirbt, der stirbt, was mache ich denn nur?

Ich greife mit meiner Hand in Totos Maul und fische ihm Kotze raus, versuche ihn irgendwie zu retten. Rico, der endlich zur Vernunft gekommen ist, kommt mir zu Hilfe, richtet ihn auf. »Halt seinen Kopf fest.«

Ich halte Totos Kopf so fest ich kann, nur rutscht er mir immer wieder durch meine verschmierten Finger. Aus seinem Mund sprudelt weiterhin Erbrochenes.

»Foschda, Mann, halt seinen Kopf hoch, der stirbt uns weg!«

Ich würge selbst! Ein Szenario des Schreckens. Ich will nur noch nach Hause.

Inmitten der ganzen Kotze erinnere ich mich daran, wie ich mir selber einmal ein Knäuel aus Schleim und glibbriger Masse aus dem Rachen gezogen habe. Mitten auf einer Party, mitten auf der Tanzfläche. Hätte ich mich nicht selber gerettet, wäre ich an diesem Tag erstickt, mitten beim Tanzen!

Rick kommt nun auch zu Hilfe. Er ist mittlerweile aus seinem Koma erwacht und hat so langsam die Tragweite der Situation um ihn herum begriffen.

Ich habe nur noch Panik. *Das war's, du fliegst und kommst wieder zurück in den Knast.* Die Erkenntnis ist mir egal, Hauptsache, dieser Horror hier findet eine Ende.

»Rick, verdammte Scheiße, was sollen wir machen?«

»Wir müssen ihn mitnehmen. Was meinst du wohl, was los ist, wenn der morgen beim Blitzlicht fehlt?«, keucht ein kreidebleicher Rick.

»Bist du bekloppt, wie sollen wir den denn mitnehmen? Ich hab noch nie jemanden sterben sehen und schon gar nicht in meinen Armen.«

»Ich rufe jetzt den Krankenwagen!«, schreit Rico.

Das ist das Richtige, obwohl die mit Sicherheit die Bullen im Schlepptau haben werden.

»Du und Forster, ihr haut ab. Wir kommen schon zurecht.«

Rick zerrt mich aus der Wohnung.

»Rico kümmert sich um ihn.«

Vollgepumpt mit Adrenalin, rennen wir die Treppen hinunter und den ganzen Weg weiter bis zur Straßenbahn. Die Straße wird durch blinkendes Blaulicht erleuchtet, das schrille Geräusch der Sirenen pfeift mir in den Ohren.

Ich habe keinen Plan, wo oben und wo unten ist. Ich renne einfach Rick hinterher. Mich wundert, dass wir überhaupt rennen können. Ein paar Minuten zuvor hingen er und ich bewusstlos und vollgekotzt in der beschissenen Junkiebude.

»Verdammte Scheiße, was sollen wir jetzt machen?«, heule ich los. Rick packt mich mit beiden Händen am Kopf.

»Jetzt hör mir mal zu!« Seine Augen bohren sich in mein Gehirn. »Wir sagen, wir haben uns von Toto getrennt. Wir waren in einer Kneipe, Fußball schauen. Wir haben uns getrennt. Wir sind in die Stadt, und wo er hin ist, wissen wir nicht, klar!« Keine Frage, ein klare Ansage, ich nicke dankbar.

Eine beschissenere Ausrede ist ihm auch nicht eingefallen. Trotzdem glaube ich ihm, glaube, dass alles gut wird und wir davonkommen. Ich weiß nicht, wie er das macht. Ich glaube ihm alles. Ich will nur noch, dass es vorbei ist. Will nach Hause, mich verkriechen und nie mehr aufwachen. Tränen laufen mir über die Wangen.

Die letzte Straßenbahn erwischen wir gerade noch so. Wir schaffen es tatsächlich pünktlich in die Einrichtung.

Die Chancen, dass wir damit durchkommen, sind gleich null. Korrekt würde ich mich verhalten, wenn ich den Nachtdienst anrufen und den Vorfall schildern würde. Stattdessen gehen wir erst mal hoch zu Wayne, der im Fernsehraum sitzt.

»Wir sind wieder da«, sagt Rick mit einer derart gelassenen Stimme, als ob nichts gewesen wäre. Ängstlich stehe ich daneben, zittere wie Espenlaub. Ich kann Wayne gar nicht in die Augen blicken. Ich schäme mich zu Tode.

Wayne schreibt uns alle drei wieder ein.

Wortlos verziehe ich mich in mein Zimmer. Josef, mein Zimmerkollege, ist zum Glück nicht da. Ich dusche mindestens eine halbe Stunde, um den Gestank wegzubekommen und die Erinnerungen an diesen verfickten Abend. Dann lege ich mich ins Bett.

Alles dreht sich. Mein Magen tut höllisch weh, meine Lungen brennen wie Feuer. Im Minutentakt kommt mir Galle hoch. Schlafen geht gar nicht. Ich frage mich, ob Toto noch am Leben ist. Gleichzeitig überlege ich, wie ich das jetzt meinen Eltern erklären soll, dass ich wieder in den Knast muss.

Meine Mutter wird zusammenbrechen, mein Vater völlig ausflippen.

Und ich?

***

»Ey, Forster, wach auf, Frauke will mit dir reden«, flüstert Rick, der mich aus dem Schlaf rüttelt.

»Was hast du gesagt? Was soll ich sagen?«

»Bleib locker, Mann. Geh runter und bleib bei unserer Geschichte. Alles klar?« Er klatscht mir auf die Wange und verzieht sich.

Der hat gut reden, denke ich mir, während ich in Richtung Büro taumle. Mein Gesicht ist durch die chemischen Drogen geschwollen, alles dreht sich. Wie ein Häufchen Elend stehe ich im Gang.

Frauke checkt sofort, was abgeht, als sie mich auf dem Gang stehen sieht.

»Dominik«, begrüßt sie mich mit ruhigem, kaltem Blick.

»Toto ist gestern nicht nach Hause gekommen. Meine Nacht ist seit drei Uhr morgens vorbei.« Sie spricht sehr unaufgeregt, lässt mich dabei nicht aus den Augen. Ich versuche ihrem Blick zu entkommen, schaue zum Fenster, zum Boden, zu ihr, zum Fenster.

»Toto liegt auf der Intensivstation. Er ist noch nicht ansprechbar. Er hatte jede Menge GHB im Blut.« Ich erinnere mich, dass sich GBL im Körper zu GHB wandelt, ein Wissen, das mir aber im Moment auch nicht weiterhilft.

»Du und Rick. Ihr habt euch doch zusammen mit Toto ausgetragen. Erzähl mir, was passiert ist, und lüg mich, verdammt noch mal, nicht an.« Ihre Augen nageln mich endgültig fest.

»Ja also. Es war so …« Ich beginne unsere absolut unglaubwürdige Geschichte zu rezitieren. Ich labere und stammele, gucke mal hierhin, mal dorthin, dann wieder, von meinem Geschwafel überzeugt, direkt in ihr Gesicht.

Ich fühle mich beschissen und merke natürlich, dass sie mir kein Wort abnimmt. Dennoch lässt sie mich weiterreden, was mich noch mehr verunsichert.

»Dominik. Wem willst du das denn erzählen?«, sagt sie schließlich, fast ein wenig zu sanft. »Ihr seid zu dritt in eine Sportbar gegangen. Dort habt ihr dann ein Fußballspiel angeschaut. Wer gespielt hat, weißt du nicht mehr so genau, weil dich Fußball ja eigentlich nicht interessiert. Dann bist du zusammen mit Rick und ohne Toto in die Stadt gefahren. In die Teakholzbar – richtig? Toto ging lieber wieder nach Hause, weil er Joggingklamotten angehabt hat und so nicht in eine Bar wollte. Also habt ihr euch getrennt und ihr seid zumindest pünktlich um fünf vor zwölf wieder hier gewesen?« Sie schaut mich an. »Hab ich alles so weit richtig verstanden, Dominik?«

»Ja, genauso ist es passiert«, entgegne ich Frauke.

»Wie erklärst du es dir dann, dass der Raffael um halb elf nachts gesehen hat, dass Rick noch einmal hier gewesen ist? Er war mit dem Taxi da, eine weitere Person saß im Auto. Raffael glaubt, Rico erkannt zu haben. Rico ist hier rausgeflogen, wie du weißt. Du weißt auch, dass ihr deswegen Kontaktverbot habt.« Ihre ruhige, unaufgeregte Art macht mich fertig. »Wo warst du eigentlich um halb elf in der Nacht?« Pause. »Dominik, was ist passiert?«

Zu diesem Zeitpunkt lag ich bewusstlos in einer Fixerbude, denke ich mir. Ich werde von Sekunde zu Sekunde nervöser. Frauke ist echt okay, und es peinigt mich tierisch, sie so belügen zu müssen. Aber was soll ich tun? Ich überlege die ganze Zeit, wie das sein kann. Wie kann Raffael den Rick gesehen haben? Das ist ein Bluff von ihr, oder?

Dann fällt es mir wieder ein: Rick ist das Scheiß-GBL ausgelaufen. Er ist zusammen mit Rico Nachschub holen gegangen. *Verdammte Scheiße, was mache ich denn jetzt nur?*

»Rick sagte mir, dass er noch mal heimgefahren ist, um Geld zu holen«, bietet Frauke mir an.

»Ja, genau«, antworte ich.

»Wieso geht ihr denn ohne Geld in die Teakholzbar? Wegen einer Stunde tanzen fährt Rick doch keine halbe Stunde hin und zurück, um Geld zu holen?«

Frauke nimmt mich auseinander. Fragen über Fragen, auf die ich nicht die Spur einer Antwort habe, geschweige denn den Kopf dazu. Ich bin damit beschäftigt, ihr nicht volle Kanne über den Tisch zu kotzen, meinem kaputten Magen tut dies hier gar nicht gut. Wieder stößt mir dieser eklige, beißende, chemische Geschmack in die Fresse. Es ist einfach zu krass.

»Okay, Dominik! Wenn dir noch was einfällt, rufst du die Bereitschaft an, ansonsten sehen wir uns morgen, wenn Robert wieder da ist. Er wird entscheiden, was mit dir passiert. Einen schönen Sonntag noch!«

Plötzlich ist das Verhör vorbei. Sie steht auf und geht, sieht mich nicht noch einmal an.

Oh Mann, in was für eine Scheiße habe ich mich denn da wieder gebracht? Mein erster Weg führt mich zu Rick, der im Fernsehraum flackt.

»Rick, ich bin echt am Ende! Die glaubt uns kein Wort. Ich glaube mir ja selber nicht! Sollten wir nicht lieber die Wahrheit sagen?«, frage ich.

»Auf keinen Fall, Mann! Wenn keiner von uns auspackt, können die gar nichts machen. Überleg doch mal. Das ist total bescheuert. Die schmeißen uns einfach raus, und du kommst zurück in den Knast«, antwortet Rick.

Dem scheint das gar nichts weiter auszumachen, und ich dachte wirklich, er könnte recht haben, dass wir mit unserer dämlichen Geschichte durchkommen. Doch wie viel kann man auf die Aussage eines Zweiunddreißigjährigen geben, der ein Drittel seines Lebens hinter Gittern verbracht hat? Nichts, doch so weit denke ich nicht. Denken ist im Moment eh etwas schwierig. Mein Hirn ist totaler Matsch. Ich kann keinen klaren Gedanken fassen.

So verbringe den ganzen Tag vor der Glotze, mit Bauchkrämpfen, unfähig, mich zu bewegen. Mittlerweile weiß das ganze Haus, dass mit uns etwas nicht stimmt. Es liegt auf der Hand, dass wir rückfällig geworden sind. Alle sind stinksauer und versuchen uns auszuquetschen. Ich sage gar nichts mehr. Rick dagegen antwortet auf alle Fragen wie selbstverständlich.

***

Am Tag darauf findet wie jeden Montag der Hausputz statt. Während das ganze Haus mit Fegen und Saubermachen beschäftigt ist, werden Rick und ich verhört. Sie trennen uns, damit wir uns nicht weiter absprechen oder uns Zeichen geben können.

Ich betrete das Büro. Ich bin total nervös. Schreit Robert mich an, schmeißt er mich gleich raus, oder was passiert mit mir?

Robert, der Chef der Einrichtung, sitzt rechts am Tisch, Frauke links von ihm. Beide haben die Arme verschränkt, keiner von beiden sieht mich an.

»Setz dich, Dominik.« Pause. »Wie ist der Samstag abgelaufen?«

Ich fühle mich total beschissen, die nehmen mich auf

und wollen mir helfen, clean zu werden, und ich habe nichts Besseres zu tun, als sie zu hintergehen. Trotzdem erzähle ich unsere ausgedachte Geschichte ein weiteres Mal.

Ich will die Wahrheit sagen. Nur will ich auch unter keinen Umständen wieder ein Verräter sein. Im Knast musste ich lernen, die Fresse zu halten. Ich will keine Ratte sein. Ratten werden vernichtet. Ich weiß, dass mein Verhalten völlig falsch und unangebracht ist. Doch kriege ich den Knast einfach nicht aus meinem Kopf. Ich kann einfach nicht. Es geht nicht.

»Was ist Samstag passiert?«, fragt Frauke erneut.

Ich erzähle noch einmal die Geschichte. Sie stellt Fragen, denen ich mit immer schwachsinnigeren Antworten ausweiche.

Robert schlägt schließlich mit der Faust auf den Tisch. Es knallt dermaßen laut, dass ich zusammenzucke. »Wem willst du die Scheiße eigentlich erzählen, Dominik?« Er ist aufgestanden und stiert mich wütend an. »Sag jetzt die verdammte Wahrheit, Dominik, sonst fliegst du hier raus! Es ist mir jetzt einfach zu blöd. Hopp oder topp – du entscheidest!«

So habe ich Robert ja noch nie erlebt. Ich weiß nicht, was ich tun soll. Ich will ja reden, nur traue ich mich nicht.

»Wir gingen in eine Fußballkneipe ...«, beginne ich erneut.

Robert schreit mich an, immer lauter, so dass es mich beinahe vom Stuhl fegt. Ich traue mich schließlich nicht mehr, irgendwas zu sagen.

»Du wartest jetzt vor der Tür und schickst mir Rick noch mal rein.«

Rick wartet vor dem Büro. Er sieht mich nicht an, geht an mir vorbei und verschwindet im Büro. Keine dreißig Sekunden später öffnet sich die Tür, Rick geht an mir vorbei, würdigt mich keines Blickes.

»Dominik, kommst du noch mal?«, sagt Frauke.

»Was ist gestern passiert?«, fragt mich Robert.

Bevor ich ein Wort sagen kann, fällt er mir ins Wort: »Rick ist oben und packt seine Sachen. Er muss gehen. Dein ach so toller Freund hat dich vorhin schon verpfiffen. Er hat gleich behauptet, dass du GBL ins Haus gebracht hast.«

»Was hat der?« Ich bin fassungslos. »Ist der bescheuert?« Wuttränen schießen mir in die Augen, ich stehe auf, gehe zur Tür, drehe wieder um. Ich heule wie ein kleines Kind. Das darf doch nicht wahr sein – diese Scheißratte! Und ich ...

»Wir wissen, dass das nicht stimmen kann, aber jetzt wollen wir von dir wissen, was wirklich passiert ist.«

Mir kommen noch mehr Tränen. »Es tut mir leid!«

Und es tut unendlich gut, die Wahrheit zu sagen, und ja, ja, es tut mir wirklich leid. Das alles tut mir jetzt so unendlich leid. Die Sache mit Toto, die Sache mit dem ständigen Lügen. Es wird mir plötzlich klar, was für eine Chance ich vertan habe. Für was eigentlich?

»Ich wollte nicht, dass so etwas passiert. Ich habe nicht gewusst, dass das Zeug so schlimm ist, es tut mir leid, es tut mir leid!«

Wie dumm kann man denn überhaupt sein, denke ich mir und warte darauf, auch nach oben geschickt zu werden und die Koffer zu packen.

Ich begreife erst jetzt, in diesem Moment, dass ich wieder für jemanden, der sich einen Dreck um mich kümmert, immer und immer wieder gelogen habe. Dass ich wieder komplett in mein altes Verhaltensmuster gerutscht bin. Im Knast hätte ich von den Jungs Anerkennung bekommen, weil ich dichtgehalten habe. In der Realität habe ich wieder einmal die Menschen zutiefst enttäuscht, die mir helfen wollen. Wo will ich eigentlich leben? Im Knast oder draußen? Die Frage stellt sich nun leider nicht mehr.

Ich erzähle alles genauso, wie es passiert ist. Ohne Abweichung. Das ist vermutlich ein Grund, warum ich bleiben darf und jetzt nicht in Handschellen im Bus zurück zum Jugendknast sitze. Ich bin so unendlich dankbar dafür. Die ganze Zeit über habe ich die Therapie als eine Art Strafe und nicht als Chance angesehen. Ich schäme mich für mich und meine Blödheit, meine beschissene Gangsterblödheit!

Die Blicke meiner Mitklienten treffen mich hart, aber sie sind mir auch egal. Etwas ist anders. Ich bin anders.

Ich habe eine Woche Ausgangssperre und darf das Haus nicht verlassen, was eine lächerlich milde Strafe für mein Vergehen ist.

Als ich gerade den Flur wische, kommt Lukas. »Na, weißt du jetzt, was GBL ist?«, grinst er mich blöde an. Ich wische an ihm vorbei.

Lukas hat die ganze Scheiße mit ins Haus gebracht. Es sollte ihm eigentlich leidtun, stattdessen freut es ihn, als wäre das alles der beste Witz seit langem.

Er ist noch immer stolz darauf, anderthalb Liter GBL ins Haus geschmuggelt zu haben, natürlich auch darüber, über Wochen unentdeckt drauf gewesen zu sein.

In der nächsten Gruppe nehme ich ihn mir vor. Ich bombardiere ihn mit Fragen. Ich bin so aggressiv, dass ich ihm beinahe eine knalle und die Therapeuten mich zurückhalten müssen. Ich frage ihn, ob er weiterhin GBL konsumieren will? Er sagt nein, sein dämliches Grinsen aber verrät mir genau, was er wirklich denkt, dass er die Therapie nur macht, um nicht in den Knast zu müssen. Ich frage die Therapeuten und alle anderen, ob sie denn nicht merken, dass der nur eine Show abzieht! Der hat doch überhaupt keinen Willen, aufzuhören. Ich richte meinen ganzen Hass auf ihn, der eigentlich mir selber gilt.

Mich regt noch immer auf, dass ich wieder mal so blöd gewesen bin und auf diese Junkiescheiße reingefallen bin. Ehrencodex, Gangsterehre, Bruderscheiße! Ich habe es so satt.

In diesem Moment bin ich fest entschlossen, nie wieder Drogen anzufassen. Mir ist klar, wenn ich so weitermache, bin ich es, der das nächste Mal ins Krankenhaus eingeliefert oder mit dreiundzwanzig Jahren beerdigt wird. Die Junkie-Ehre kann ich mir dann ja in Stein meißeln lassen.

***

Es ist ziemlich schwierig für mich, gemeinsam mit Lukas in einer WG leben zu müssen. Einige meiner Mitklienten sehen das ähnlich. Meiner Meinung nach hat Lukas hier nichts mehr zu suchen. Leider Gottes hat er seine Chance, hierzubleiben, genauso verdient wie ich. Aber reden werde ich nicht mit ihm, genau wie die anderen.

Nach einigen Tagen des Schweigens tut er mir dann aber doch wieder leid. Ich fange an, wieder mit ihm zu sprechen. Mit der Zeit bemerke ich, dass Lukas eigentlich doch ein guter Kerl ist. Vorausgesetzt, man schafft den Blick hinter diese abstoßende Junkiefassade. Mir scheint dies gut zu gelingen, und langsam sind wir uns einig und verstehen uns mit jedem Tag besser. Vielleicht liegt es daran, dass er jetzt nüchtern ist. Vielleicht können wir uns gegenseitig stabilisieren und motivieren? Vielleicht …

Wir sind gerade beim Abspülen. Im Radio läuft Bayern 3, *Cocain* von J. J. Cale. Wir singen beide lautstark mit. Die Stimmung ist super. Lukas fragt mich, ob ich die Dokumentation *Cocaine Cowboys* kenne.

Und schon bin ich wieder drinnen im Teufelskreis. Bis jetzt war es immer so gewesen, dass, wenn ich mich mit Menschen gut verstanden habe, irgendwann der Punkt kam, wo die Drogengespräche wieder anfingen.

»Ja klar kenne ich die. Die Jungs, die ich in U-Haft kennengelernt hab, haben mir davon erzählt, und ich wollte mit ihnen später die *Crystal Cowboys* gründen. Verrückte Geschichte, aber du weißt ja, wie das ist. Im Knast hast du nichts zu tun, und alles, was dich und die anderen verbindet, sind Drogen.« Tick, tick, tick … »Krass war es für mich, dass die, mit denen ich mich so gut verstanden habe, im Prinzip dasselbe durchgemacht haben wie ich. Zeug verkauft, um jemand zu sein, superchaotische Beziehungen, Verrat durch Freunde, krasse Drogenabstürze, und schließlich dann Knast.« Ich tauche wieder ein in diese seltsame Welt. Unser Gespräch geht noch eine ganze Weile so weiter.

Die darauffolgenden Tage bestimmt das Thema Drogen meinen kompletten Tagesablauf. Ich hänge nur noch mit Lukas herum. Ohne es wirklich zu merken, bin ich wieder voll in mein altes Verhaltensmuster gerutscht. Dieses Im-Schatten-der-Nacht-Gefühl. Heimlich und leise, im Verborgenen agieren. Etwas aushecken, so dass keiner es mitbekommt. Cleverer zu sein als die anderen.

Kriminell sein hat mich bis zur GBL-Katastrophe fasziniert, und jetzt merke ich, dass es mich noch immer reizt.

***

Ich bin gerade mit Lukas beim Einkaufen, beim Realitätstraining, wie es so schön heißt. Wir reden über Kokain! Über diese gewaltige Macht, die man verspürt. Dieses Gefühl, der Beste, Größte und Tollste zugleich zu sein.

»Ich würde schon gerne mal wieder Koka nehmen, es gibt nichts Geileres auf der Welt«, schwärme ich mit ihm um die Wette. »Aber ich will auf keinen Fall wieder abstürzen, und außerdem, mit Bewährung und Pisstests ist mir das alles zu filmig!«, füge ich noch an.

Lukas überlegt eine Weile. »Na ja, mit dem Nichtnachweisen-Können, da wüsste ich ein Lösung!«

Mit diesem einen Satz habe ich schlagartig vergessen, dass ich vor kurzem fast an GBL gestorben wäre. Ich spitze die Ohren und brenne vor Neugier.

»Ach ja? Welche denn?«, frage ich gespannt.

Lukas holt aus. »Ich kenne da jemanden, einen Chemiker. Kurz bevor ich eingesperrt wurde, waren wir an einer Sache dran. Kokain gewinnt man durch einen chemischen Prozess. Durch eine bestimmte Formel. Das Erzeugnis ist dann so lange *legal*, bis die Chemiker der Bullen hinter diese Formel kommen und diese verbieten. Diese Formel kann man durch eine chemische Reaktion verändern und dennoch auf das gleiche Ergebnis kommen.« Er doziert sein Halbwissen. Ich bin sofort fasziniert. »Das ist ungefähr das gleiche Prinzip wie beim Spice. Spice war so lange legal, bis die Bullen hinter die Formel kamen und diese verboten haben. Danach sind aber immer weiter neue Produkte auf dem Markt gekommen. Das war möglich, indem die Hersteller die Formel geändert haben. Das ist ein Katz-und-Maus-Spiel mit den Bullen und dem Gesetz. Und gewinnen tun immer die Guten.« Er lacht dabei dreckig.

»Also willst du mir damit sagen, dass du jemanden kennst, der so was wie Koka herstellen kann, das man nicht nachweisen kann?«, stelle ich klar.

Lukas nickt. »Ich hab das schon getestet. Das ist eins a und nicht wie dieser Badesalz-Crystal-Verschnitt, den es schon länger gibt.«

»Lukas, ich bin schwer begeistert von deiner Idee! Koka, das man nicht nachweisen kann. Komm, lass uns was aufziehen, das wird eine richtig große Nummer.«

Die Phantasie nimmt sofort Gestalt in meinem Kopf an. Dominik, King of the Universe. Clean sein, scheiß drauf! Ich bin völlig in meinem Film. Für mich zählt nur noch eins: Nicht nachweisbar heißt: kein Stress mit dem Gesetz.

Wir überlegen, wie wir am besten vorgehen. In den zwei Jahren, in denen ich weggesperrt war, habe ich das unendlich oft getan. Der Plan steht. Ich habe trotz Verlängerung durch meinen Rückfall keine ganze Woche mehr bis zu meiner Entlassung. Lukas muss eine Woche länger bleiben.

Und dann geht's ab! Dann geht's richtig ab.

Als ich am Tag darauf mit Wayne vom Training komme, wird eine Sondergruppe einberufen. Lukas und Andy sind erneut mit GBL rückfällig geworden. Da dies Lukas' vierter Rückfall ist, wird er ohne Zögern rausgeschmissen.

Ich habe keine Chance, mit Lukas noch Adressen oder Telefonnummern auszutauschen. Ich habe nur noch seinen Facebook-Account, der nicht über seinen Klarnamen läuft.

Aber all das spielt im Endeffekt keine Rolle mehr, weil wir zwei Wochen nach seiner Entlassung die Nachricht erhalten, dass Lukas tot in einer Münchner Wohnung aufgefunden worden ist. Er ist an einer Überdosis gestorben. Die Polizei geht davon aus, dass es sich um Heroin handelt. Ich gehe davon aus, dass er sich einen Heroin-Kokain-Cocktail gegönnt hat, so wie er es sich immer ausgemalt hatte. Ob dabei sein Zauberkokain eine Rolle gespielt haben mag, werde ich nie erfahren.

***

Seit meiner Inhaftierung habe ich mit einer Vielzahl Menschen Drogenproduktionen und Vertriebsmöglichkeiten ausgetüftelt. Mein, nennen wir es Glück, war, dass immer etwas dazwischengekommen ist. Irgendwas hat mich immer vor der Umsetzung der Pläne gerettet, sei es eine vorzeitige Verlegung im Knast, die Mitwirkung der Therapeuten oder nun der Drogentod von Lukas.

***

Ich bekomme von meinen Therapeuten eine sogenannte Rückfallanalyse. Rückfallkatalog wäre ein passenderer

Begriff. Ein Rückfall beziehungsweise Drogenkonsum beginnt nicht mit der Einnahme einer Substanz, sondern viel früher. Der Rückfall beginnt dann, wenn ich anfange, mir den Konsum vorzustellen, und mir den Gedanken so zurechtrücke, dass es doch völlig okay wäre, wenn ich es täte. Nur einmal.

Ich persönlich denke, dass mein Rückfall begonnen hat, als ich das erste Mal von GBL gehört habe. Nämlich im Knast. Zu diesem Zeitpunkt wusste ich zwar nicht, was Therapie, Konsum und Abhängigkeit eigentlich bedeuten, jedoch stand ab diesem Tag eines für mich fest: Bei der ersten Gelegenheit pfeife ich mir die Scheiße rein. Als ich dann Rick dabei erwischt habe, wie er GBL konsumierte, war es nur eine Frage der Zeit, bis ich es auch tun würde. Ich weiß genau, was ich hätte tun können, um den Rückfall zu verhindern, aber gegen meine Neugier hatte ich keine Chance.

Die Rückfallanalyse gehört zum Standardprozedere. Ich bekomme einige Fragen von den Therapeuten zum Rückfall und muss diese in Kombination mit dem Ereignis an sich noch mal wiedergeben. Wann der Rückfall begonnen hat, wie man ihn hätte vermeiden können und so weiter. Ich hätte die Bereitschaft rufen müssen, als Rick mir das GBL gezeigt hat. Ich hätte Rico und Rick in der Gruppe ansprechen müssen, nachdem ich gehört hatte, wie sie über GBL redeten. Ich hätte beichten müssen, dass sie zusammen GBL konsumierten.

Wenn ich mein Cleanwerden als Weg betrachte, bin ich in diesem Fall wieder falsch abgebogen. Hätte ich es nicht getan, würde ich mich aber mein Leben lang fragen, wie es ist, GBL zu nehmen. Jetzt weiß ich es, und ich brauche das nie wieder. Mir kommt heute noch die

Kotze hoch, wenn ich an diese eklige chemische Vergiftung denke. Ich spüre immer noch, wie sich das GBL durch meinen Hals und Magen frisst.

Frei

Endlich ist der Tag gekommen, auf den ich so lange gewartet habe. Seit dem ersten Klicken der Handschellen fiebere ich diesem Moment entgegen. In den letzten Monaten habe ich die Hölle des Öfteren betreten müssen, durfte sie aber auch wieder verlassen. Mein Schicksal wurde von Menschen bestimmt, die ich noch nie zuvor gesehen hatte, die ich belogen habe, vor denen ich Angst hatte, aber auch von jenen, denen ich vertraut habe. Zuletzt bei meinem GBL-Missbrauch. Ich hätte es verdient, wieder in einer Zelle zu landen. Drei wundervollen Menschen verdanke ich es, dass ich nun endlich nach Hause darf. Ich weiß nicht, was sie in mir gesehen haben, das ich selbst noch nicht erkannt habe, aber es berührt mich noch immer tief, wenn ich an diese Augenblicke der Wahrheit zurückdenke.

Während ich nach Hause fahre, geht mir irrsinnig viel durch den Kopf. Ich stehe jetzt kurz vor meinem vierundzwanzigsten Lebensjahr, bin hafttraumatisiert, vorbestraft und tief verschuldet. Dreiundzwanzigtausend Euro, um genau zu sein. Die Beziehung zu meinem Vater ist wohl unwiederbringlich zerstört, weil ich ihm aufs Drängen der Therapeuten hin den Geldklau gebeichtet habe. Er hatte es sicherlich die ganze Zeit geahnt, aber meine Beichte brachte das Fass zum Überlaufen.

Meine Mutter steht zwar zu mir, egal, was passiert. Aufgrund ihrer Krankheit versuche ich aber erst mal selber klarzukommen.

Ich bin also alleine, niemand wartet auf mich, und vor mir liegt eine Zukunft in völliger Ungewissheit.

Als mein Vater in meinem Alter gewesen ist, war er gerade von seiner Indienreise zurückgekommen. Diese Reise hatte sein Leben verändert. Er nutzte jeden erdenklichen Anlass, um davon zu erzählen. Mit erhobenem Finger und stolz wie Oskar gestikulierte er dann stundenlang herum: »Barfuß bin ich durch Indien gelaufen ...«

Immer wieder höre ich von Freunden und Bekannten, die auf Entdeckungstour gegangen oder gerade zurückkommen sind. Als naive Jugendliche haben sie ihr Zuhause verlassen, die wunderschönen Orte der Welt bereist und kommen mit unzähligen und nachhaltigen Erinnerungen als reifere Menschen wieder zurück. So was wie die Initiationsriten einer verwöhnten Luxusgesellschaft. Es ist nichts daran auszusetzen, loszuziehen und eigene Erfahrungen zu sammeln, Entscheidungen zu treffen, Menschen und Orten zu begegnen, die fremd und anders sind, sich einzulassen auf das Spiel, das Leben heißt, ohne die Eltern links und rechts.

Auch ich habe jetzt meine *Weltreise* hinter mich gebracht. Auch ich war letztlich auf mich selbst gestellt und musste sehen, dass ich nicht dabei verloren gehe. Auch ich bin Orten und Menschen begegnet, die anders und fremd waren. Nur komme ich nicht reich beschenkt mit einem glühenden Herzen voller exotischer und wundersamer Erlebnisse zurück.

Ich bin zurück mit weniger als nichts und einem Herzen aus Angst.

Dank

Ein besonderer Dank gilt Norbert Wittmann, ohne den dieses Buch nicht möglich gewesen wäre. Du hast mich immer wieder aufgerichtet und motiviert. Ohne dich hätte ich diesen Gipfel nicht erklimmen können.